全国中医药行业高等教育"十四五"创新教材

中医药人工智能导论

（供中医学、中药学、中西医临床医学等专业用）

主 编 叶 青

全国百佳图书出版单位
中国中医药出版社
·北 京·

图书在版编目（CIP）数据

中医药人工智能导论 / 叶青主编 . -- 北京 : 中国
中医药出版社 , 2025. 6. --（全国中医药行业高等教育
"十四五"创新教材）.
ISBN 978-7-5132-9469-0

Ⅰ . R2-03

中国国家版本馆 CIP 数据核字第 20250GS544 号

中国中医药出版社出版

北京经济技术开发区科创十三街 31 号院二区 8 号楼
邮政编码　100176
传真　010-64405721
北京联兴盛业印刷股份有限公司印刷
各地新华书店经销

开本 787×1092　1/16　印张 19　字数 439 千字
2025 年 6 月第 1 版　2025 年 6 月第 1 次印刷
书号　ISBN 978 – 7 – 5132 – 9469 – 0

定价　78.00 元
网址　www.cptcm.com

服 务 热 线　010-64405510
购 书 热 线　010-89535836
维 权 打 假　010-64405753

微信服务号　zgzyycbs
微商城网址　https://kdt.im/LIdUGr
官 方 微 博　http://e.weibo.com/cptcm
天猫旗舰店网址　https://zgzyycbs.tmall.com

如有印装质量问题请与本社出版部联系（010-64405510）

全国中医药行业高等教育"十四五"创新教材

《中医药人工智能导论》编委会

编写说明

随着现代计算机技术、人工智能和中医药理论的深度融合，中医药数智化已成为推动中医药传承与创新发展的强大动力。《中医药人工智能导论》正是在这一时代背景下应运而生，它不仅是一部跨学科的融合性教材，更是中医药与现代人工智能技术交汇融合的桥梁，为培养既精通中医药理论又掌握人工智能技术的高素质复合型人才提供坚实的理论支撑与实践指导。

本书系统而深入地阐述中医药的核心理论、基本概念及其在临床实践中的广泛应用。同时，结合现代信息技术、人工智能及大数据等前沿领域的最新成果，深入探讨这些技术在中医药领域的应用潜力与未来发展方向。本书内容全面覆盖了中医药信息学基础理论、大数据处理与分析技术、中医智能诊断系统构建、中药研发与智能制造等多个关键领域，旨在使学生全面理解中医药数智化的内涵、技术原理及实践应用，掌握运用现代信息技术解决中医药领域实际问题的能力。

本书以提高学生的信息素养和人工智能技术应用能力为主线，采用案例导向、面向应用、注重实用的教学模式，通过丰富生动的案例，将理论知识与实践应用紧密结合，使学生在学习过程中能够直观感受到人工智能技术对中医药领域的深远影响，激发其学习兴趣和创新思维。

本书不仅可以作为中医药类相关专业必修课和选修课教材，还可作为中医药研究和临床工作者、科研人员及信息技术人员的参考用书。通过对本书的学习，读者将能够紧跟时代步伐，把握中医药智能化的发展趋势，为中医药事业的传承与创新贡献自己的力量。

本书的编写团队由多年从事中医药、计算机及信息技术教学与研究的一线教师组成，他们具有丰富的理论和实践经验，可以确保本书内容的科学性、前沿性和实用性。在编撰过程中，我们广泛参考国内外相关领域的最新研究成果和文献资料，力求使本书成为中医药人工智能领域的创新教材。全书共 12 章，由叶青担任主编。根据编委会的分工和安排，第一章由叶青、黄强编写，第二章由吴地尧编写，第三章由朱彦陈、陶青编写，第四章由彭琳编写，第五章由朱懿敏编写，第六章由李智彪编写，第七章由熊旺平编写，第八章由程春雷编写，第九章由聂斌编写，第十章由姚磊岳、李智彪、朱彦陈编写，第十一章由余瑛编写，第十二章由罗计根编写。全书由叶青统稿，贺佳参与资料收集整理和本书的排版校对工作。

尽管我们在编写过程中倾注了大量心血和努力，但由于中医药数智化领域的知识体系庞大且更新迅速，书中难免存在不足之处。我们衷心希望广大读者、专家及同行不吝赐教，提出宝贵意见和建议。您的每一条反馈都将成为我们不断改进和完善本书的重要动力。在此，向所有为本书编写和出版提供支持和帮助的人士表示最诚挚的感谢！

《中医药人工智能导论》编委会
2025 年 3 月

目 录

第一章 绪论 ▷▷▷▷

在 1956 年夏日的一天，美国汉诺斯小镇的达特茅斯学院正在进行一场讨论会，正是在这场会议上"人工智能"一词被首次提出。人工智能经过 60 余年的发展，不仅在学术界激起了广泛的兴趣与探索，更跨越了学科界限，吸引了各国政府及企业的关注。随着社会的进步与科技的飞跃，人工智能紧跟时代步伐，持续创新，现已成长为一门理论体系日益成熟、应用领域不断拓展且高度交叉的前沿科学。

第一节 人工智能概述

一、人工智能

（一）人工智能的定义

人工智能（artificial intelligence，AI）是一门综合性前沿学科，其研究内容横跨技术科学、自然科学与社会科学等领域。人工智能触及的深层次议题，如人类智能的本质、记忆机制、心智与身体的交互、语言的起源、符号逻辑推理及信息处理等，需要以哲学、数学、经济学原理、神经科学、心理学、计算机工程技术、控制论及语言学等学科作为基础支撑。

"人工智能"的概念，最早在由约翰·麦卡锡、马文·明斯基、克劳德·香农、艾伦·纽厄尔、赫伯特·西蒙等学者发起的达特茅斯会议（Dartmouth conference）上被提出，旨在探索如何让机器模拟人类的认知活动，如思考和学习，且能够在实际应用中展现出类似甚至超越人类的智能水平。从诞生之初，人工智能就承载着复制并拓展人类智能边界的宏伟愿景，涵盖了创造力、自我进化能力及对语言的灵活运用等核心要素。人工智能的最终目标是创造出能够在复杂环境中灵活应对、持续学习并自主创新的智能体，从而为人类社会带来前所未有的变革与进步。

与众多新兴学科相似，人工智能至今仍缺乏一个普遍认可的定义。尝试精确界定人工智能的边界与内涵，无疑是一项极具挑战性的任务。人类的智能出现在我们日常生活的方方面面，如体育竞技、思维辩论、规划决策、编程创作等。当机器能够模仿并成功执行这些原本专属人类的智能任务时，我们便可初步认定该机器已具备了一定程度的"人工智能"。

（二）人工智能的流派与类型

1. 人工智能的三大学术流派

人工智能历经 60 余年的发展，不同学科背景学者以独特视角对人工智能提出多元见解，形成诸多学术流派。其中，符号主义、连接主义与行为主义三大流派在人工智能研究中影响较大。

（1）符号主义（symbolism） 符号主义又称逻辑主义，是一种基于逻辑推理的智能模拟方法。它认为人类认知和思维的基本单元是符号，智能是符号的表征和运算过程。计算机同样是一个物理符号系统，因此，符号主义主张将智能形式化为符号、知识、规则和算法，并用计算机实现这些元素的表征和计算，从而模拟人的智能行为。

符号主义的起源可以追溯到 20 世纪 50 年代，其理论基础主要来源于数理逻辑和计算机科学。在计算机出现后，符号主义得到了迅速发展，并成为人工智能领域的主流学派之一。符号主义的特点包括立足于逻辑运算和符号操作，适合模拟人的逻辑思维过程，解决需要逻辑推理的复杂问题。其应用领域广泛，包括启发式程序（如国际象棋程序）、专家系统（如医疗诊断系统）和知识工程（如百度百科）。

（2）连接主义（connectionism） 连接主义又称仿生学派，是一种基于神经网络和网络间的连接机制与学习算法的智能模拟方法。它强调智能活动是由大量简单单元通过复杂连接后并行运行的结果。

连接主义认为，既然生物智能是由神经网络产生的，那么就可以通过人工方式构造神经网络，并训练其产生智能。连接主义的起源可以追溯到 20 世纪 80 年代，其理论基础主要来源于神经科学和计算机科学。随着神经网络技术的不断发展，连接主义在人工智能领域的应用越来越广泛。连接主义通过神经元之间的并行协作实现信息处理，处理过程具有并行性、动态性和全局性。其应用领域包括图像分类、语音识别、自然语言处理等。连接主义的代表性成果包括感知器、霍普菲尔德神经网络、反向传播神经网络、卷积神经网络等。

（3）行为主义（behaviorism） 行为主义又称控制论学派，是一种基于"感知－行动"的行为智能模拟方法。它认为智能取决于感知和行为，取决于对外界复杂环境的适应，而不是表示和推理。生物智能是自然进化的产物，生物通过与环境及其他生物之间的相互作用发展出智能，人工智能也可以沿这个途径发展。

行为主义的起源可以追溯到 20 世纪 90 年代，其理论基础主要来源于心理学和控制论。行为主义对传统人工智能进行了批评和否定，提出无须知识表示和无须推理的智能行为观点。行为主义强调智能行为的基础是"感知行为"的反应机制，摒弃了内省的思维过程，把智能的研究建立在可观测的具体的行为活动基础上，其应用领域包括机器人技术、自动驾驶等。行为主义的代表性成果包括六足行走机器人（如 Genghis 机器人、RHex 机器人等）、波士顿动力机器人（如 BigDog 机器人、Atlas 机器人等）及进化算法（如遗传算法、粒子群算法、蚁群算法等）。

2. 人工智能的类型

人工智能根据智能化的程度，可将人工智能分为三个类型：弱人工智能（artificial narrow intelligence，ANI）、强人工智能（artificial general intelligence，AGI）和超人工智能（artificial super intelligence，ASI）。

（1）弱人工智能（ANI）　指机器或系统只能在特定的领域或任务中表现出人类的智能，如语音识别、图像识别、自动驾驶等。弱人工智能擅长垂直领域的人工智能，如战胜象棋世界冠军的人工智能 AlphaGo，但它只会下象棋，无法处理其他领域的问题。目前人工智能的发展主要集中在弱人工智能的层面，这类人工智能已经广泛应用于我们的日常生活中。

（2）强人工智能（AGI）　指机器或系统能够在任何领域或任务中表现出人类的智能，甚至超过人类的智能，如通用人工智能、人工生命等。强人工智能具备类似人类级别的智能，能够像人类一样处理各种复杂的问题和任务。强人工智能目前还处于理论和探索阶段，实现起来比弱人工智能难得多。

（3）超人工智能（ASI）　指在几乎所有领域比最聪明的人类大脑还聪明很多的人工智能，包括科学创新、通识和社交技能等。超人工智能具有在所有领域或任务中远远超越人类的智能，具有极高的智能水平和自主决策能力。超人工智能目前仅停留在理论设想阶段，尚未有实际实现的案例。

（三）人工智能的起源与发展

1. 孕育时期

古代哲学家亚里士多德、培根等为人工智能提供了早期的思想基础，如形式逻辑、归纳法等。莱布尼茨提出万能符号和推理计算的思想，为数理逻辑和现代机器思维设计思想奠定了基础。1936 年，年仅 26 岁的图灵在《论数字计算在决断难题中的应用》中提出自动机理论（图灵机模型），为电子计算机设计奠定了基础，特别是思维机器的研究，促进了人工智能的发展。

阿塔纳索夫与贝瑞在 1937—1941 年开发了世界上第一台电子计算机——阿塔纳索夫 – 贝瑞计算机，为人工智能研究奠定了物质基础。1943 年，麦卡洛克和皮茨提出了第一个神经网络模型（M-P 模型），为后来人工神经网络的研究奠定了基础。

人工智能开拓者在数理逻辑、控制论、信息论、自动机理论、神经网络模型和电子计算机等方面做出的创造性贡献，奠定了人工智能发展的理论与物质基础。

2. 形成时期

1956 年夏季，约翰·麦卡锡、马文·明斯基、克劳德·香农、艾伦·纽厄尔、赫伯特·西蒙等学者在美国的达特茅斯学院举办了长达 2 个月的研讨会，认真、热烈地讨论用机器模拟人类智能的问题。会上正式使用了"人工智能"这一术语。这是人类历史上第一次人工智能研讨会，标志着人工智能学科的诞生，具有十分重要的历史意义。

1957 年，弗兰克·罗森布莱特提出感知器（perceptron）概念，并建造感知器的机电模型"Mark I"。感知器的出现激起一股人工智能研究热潮。罗森布莱特对人工智能的未来十分乐观:"感知、识别和辨认周边环境,无需人工训练或控制,我们即将见证这样的机器的诞生。"他将其称作第一台"具有原创思想能力的机器"。

1957 年,纽厄尔等研制了一个称为逻辑理论机的数学定理证明程序。1958 年,麦卡锡建立了行动规划咨询系统。1960 年纽厄尔等研制了通用问题求解程序,麦卡锡发明了列表处理语言 LISP。1961 年,马文·明斯基发表论文《走向人工智能的步骤》,推动了人工智能的发展。

3. 暗淡时期

许多人工智能理论和方法未能得到落地和应用,专家系统也尚未被广泛开发,人工智能的价值未得到体现。同时,过高的评价和期待,给人工智能的声誉造成重大伤害,导致人工智能的研究进入了一段低谷期。

1969 年,马文·明斯基对罗森布莱特的感知器提出质疑。在《感知器》一书中指出,单层感知器本质上是一个线性分类器,无法求解非线性分类问题,甚至连简单的异或问题都无法求解。明斯基对感知器的批评导致神经网络研究停滞了 10 年。当然,这也要归咎于低估了人工智能课题的研究难度,做出各种不切实际的计划,且受限于当时的模型和硬件计算能力,使这些计划无法按预期实现。研究和应用的停滞,导致各国削减了人工智能方向的研究经费。1973 年,英国科学研究委员会削减对人工智能研究的资助力度;1973—1974 年,美国国防高级研究计划局大幅减少人工智能研究的资助经费。人工智能迎来第一次寒冬。

4. 知识应用时期

人工智能发展研究的遇冷,让研究者的研究热点转向专家系统。知识库系统和知识工程成为人工智能研究的主要方向。

"专家系统和知识工程之父"费根鲍姆领导研究小组于 1968 年成功研究第一个专家系统 DENDRAL,用于质谱仪分析有机化合物的分子结构。1972—1976 年,他们又成功开发 MYCIN 医疗专家系统。

此后,许多闻名的专家系统开始涌现,如斯坦福大学研发的 PROSPECTOR 地质勘探专家系统,引领了地质勘探领域的智能化进程。与此同时,麻省理工学院的 MACSYMA 系统成为符号积分与数学领域的专家级助手,而计算机结构设计专家系统则专注于优化计算机硬件设计。此外,ELAS 钻井数据分析专家系统和 ACE 电话电缆维护专家系统也相继问世,分别在石油勘探和电信维护领域展现了强大的数据处理与分析能力。费根鲍姆在 1977 年第五届国际人工智能联合会议上正式提出知识工程这一概念,并预言 20 世纪 80 年代将是专家系统蓬勃发展的时代。事实也如此,20 世纪 80 年代,专家系统和知识工程在全世界得到迅速发展,专家系统为企业等用户创造了巨大的经济效益。

5. 集成发展时期

在专家系统快速发展的过程中,其劣势逐渐显露。应用领域狭窄、不具备通用性、知识获取困难、系统建立和维护成本高等缺点,使专家系统发展和商业化面临困境,从而引发了人工智能的第二次寒冬。

自 20 世纪 80 年代后期以来，机器学习、计算智能、人工神经网络等研究不断深入，掀起研究热潮，深度学习开始萌芽。在这个时期，值得一提的是神经网络的复兴和智能真体的突起。

1982 年，霍普菲尔德提出离散神经网络模型，又于 1984 年提出连续神经网络模型。1985 年，杰弗里·辛顿提出受限玻尔兹曼机，后又发明了适用于多层感知器的反向传播算法，推动了人工神经网络的研究，人工神经网络再次出现研究热潮。1987 年，在美国召开的第一届神经网络国际会议上，成立了国际神经网络学会（International Neural Network Society，INNS）。至此，神经网络已成为人工智能的一个重要分支。

智能真体，自 20 世纪 90 年代起，伴随着网络技术，尤其是计算机网络通信技术的发展，智能真体逐渐崭露头角，并迅速发展成为人工智能领域的一个新兴且备受瞩目的研究焦点。人工智能的核心追求在于创造出能够展现一定智能行为的实体，因此，真体的概念自然而然地成为人工智能研究的核心问题之一。

新兴的人工智能理论、方法与技术已摒弃了以往单打独斗的发展模式，转而采取携手并进、优势互补的策略，共同踏上了一条协同发展的光明大道。这一转变预示着人工智能学术界曾经激烈竞争与对立的态势或将逐渐成为历史，取而代之的是更加和谐共进的学术氛围与合作精神。

6. 人工智能新时期

21 世纪后，人类社会进入了人工智能的新阶段。深度学习算法的突破性进展为人工智能领域注入了前所未有的活力，历经十多年的深耕细作，人工智能成功在自然语言处理、图像处理等领域实现了广泛应用。这些研究成果强有力地推动了机器学习技术和人工智能领域的蓬勃发展。

2006 年，杰弗里·辛顿等人提出深度信念网络（deep belief network，DBN），这被看作近代深度学习方法的开始。2012 年，亚历克斯提出的 AlexNet 在 ImageNet 大规模视觉识别挑战赛中取得巨大成功，标志着计算机视觉研究迎来转折点。2016 年，Google DeepMind 开发的 AlphaGo 击败了围棋世界冠军李世石，向世人展示了深度强化学习的潜力。2018 年，OpenAI 提出了 GPT，这是一个具有里程碑意义的大规模预训练模型。2022 年 11 月，OpenAI 发布了 ChatGPT，引起了全球学术界和工业界的大语言模型热潮。2022 年 12 月，Stability AI 发布开源人工智能绘画模型 Stable Diffusion。2024 年 2 月，OpenAI 发布了 SORA，是一种通过文本生成视频的模型，实现了高质量文本到视频的转换。同年 5 月，DeepMind 提出了 AlphaFold 3，以前所未有的精确度成功预测了所有生命分子（蛋白质、DNA、RNA、配体等）的结构和相互作用。

二、医学人工智能

（一）医学人工智能的概念

医学人工智能（medical artificial intelligence，MAI）是人工智能与医学交叉的新兴领域，强调医学和人工智能技术的融合和应用，致力于通过机器学习、深度学习等算法，从海量的医疗数据中提取信息、分析规律、进行推理和决策，以提升诊疗水平、改善患者体验、降低患病风险等。从医学角度来看，医学人工智能是研究人工智能相关的医学基础；从人工智能技术视角出发，医学人工智能等同于"智能医学"，其内涵是基于人工智能技术，辅助或部分替代人类进行医学相关行为的科学。

近年来，医学人工智能受到来自学术界和产业界的广泛关注。随着人工智能技术的快速发展，医学人工智能模型正从任务特定模型转变为具备更强通用能力的多模态模型。然而，现有医学人工智能技术仍面临着至少来自以下三方面的挑战：①当前模型未能学习整合基于临床训练积累的"人类智能"；②当前模型更关注疾病状态的治疗，但忽略了从健康到疾病的演变过程应用；③当前模型依赖从发达国家收集的数据，忽略了缺少数据的发展中国家的医学问题。

（二）医学人工智能发展简史

1. 医学人工智能的孕育

在20世纪50—70年代，医学人工智能围绕逻辑推理进行了初步探索。1959年，美国学者莱德利及其团队率先将数学模型融入临床医学领域，成功构建了用于诊断肺癌病例的计算机辅助诊断数学模型，这一创举不仅标志着计算机辅助诊断时代的开启，也预示了医疗诊断技术的一次深刻变革。随后，莱德利在1966年正式提出了计算机辅助诊断（computed aided diagnostic，CAD）这一概念，为医学诊断的智能化发展奠定了理论基础。

在这一时期，人机对话技术也被应用于医学领域。1966年，麻省理工学院计算机科学家约瑟夫·维森鲍姆开发了Eliza聊天系统，用于模拟心理治疗师与精神病患者进行对话。Eliza是世界上第一个真正意义上的聊天机器人，心理治疗师期待Eliza可以用来进行心理治疗。随后，在1972年，精神病医生肯尼斯·科尔比基于Eliza开发了Parry聊天系统。与Eliza不同，Parry模拟的不再是治疗师，而是精神病患者本身，这一创新不仅丰富了人机对话系统的应用场景，也深刻体现了人机交互中角色模拟的多样性和复杂性。1974年，斯坦福大学成立了医学实验计算机研究项目，其重要的目标即促进人工智能在医学中的应用。

受限于当时的计算能力，计算机还不能完成大规模数据和复杂任务的处理及分析，很多设想无法实现，从而使人工智能在医学领域的应用一直处于探索阶段。

2. 医学人工智能的快速发展

在20世纪70—80年代，医学人工智能步入快速发展时期。专家系统逐渐成为人工智能技术商业化应用的代表。最早的医学专家系统是1976年由斯坦福大学研制的MYCIN。该系统通过建立临床知识库，尝试模仿医生决策过程，为病毒感染者提供诊断和抗生素处方。1978年，北京中医医院关幼波教授研制出我国第一个医学专家系统"关幼波肝病诊疗程序"，这是将医学专家系统应用到中医学领域的首次尝试。

在此期间，医学人工智能逐渐形成较为完整的理论体系框架，其学术价值和应用前景受到广泛关注。1985年，首届欧洲医学人工智能学术会议在德国海德堡召开，标志着该领域在国际学术界的影响力显著提升。随后，1986 年反向传播神经网络算法的提出及其在医学领域的应用，为医学人工智能的技术发展提供了重要支撑。1989 年，《医学人工智能》（*Artificial Intelligence in Medicine*）在英国创刊，该刊物的创办有效促进了全球范围内医学人工智能领域的学术交流与科研合作，对相关技术的系统化发展产生深远影响。

3. 医学人工智能的新阶段

进入 21 世纪，随着科学技术的快速发展、算法模型的持续优化及深度学习等机器学习技术的突破，人工智能技术获得长足发展并逐步应用于医学领域，推动传统医疗模式向智能化方向演进。医学人工智能的研究与应用由此进入新的发展阶段。

IBM 公司研发的沃森肿瘤解决方案（Watson for Oncology，WFO）系统，能够在较短时间内解析海量医学文献、临床诊疗报告及实验研究数据，为临床医生提供基于循证医学证据的治疗方案建议。该系统的应用不仅显著提升了临床工作效率，还有助于推动诊疗服务的规范化与标准化进程。

尽管人工智能在临床医学领域展现出显著的技术优势与应用价值，但系统运行异常和算法偏差风险仍然存在。这些潜在技术问题可能导致临床评估、疾病诊断及治疗决策等环节出现偏差，进而影响临床医生的专业判断，增加医疗风险发生的可能性。因此，医学人工智能系统的安全性与可靠性仍需通过技术创新持续完善。在人工智能辅助诊疗的全流程中，临床医学专家的人工审核与最终决策具有不可替代的重要作用，这是保障医疗质量安全的核心要素。

我国现阶段关于人工智能辅助医疗的相关法律法规体系正在不断完善，在现有法律框架下，科学界定责任主体、切实保障患者及医务工作者合法权益仍面临实践挑战。加快构建与人工智能医疗应用相适应的法规体系，明确技术应用过程中的权责划分机制，已成为行业发展需要重点突破的课题。

第二节　中医药领域人工智能

20 世纪 70 年代初期，人工智能技术开始应用于医学领域，逐步发展成为临床辅助决策与治疗方案优化的有效工具。近年来，随着并行计算技术的突破性进展与大数据技术的深入发展，医学人工智能领域取得显著进步，为中医学、中药学与人工智能技术的有机结合提供了新的研究方向。

一、中医药领域人工智能应用现状

（一）中医药领域人工智能应用基本情况

人工智能等新兴技术的快速发展，推动中医药数字化与信息化建设持续推进。众多科技企业的积极参与，有效促进了中医药行业现代化发展进程。在传染病防控实践中，我国通过加强医疗信息化基础设施建设，积极探索数字化技术在监测预警与医疗服务优化中的应用，这对中医药信息化与智能化发展产生重要的推动作用。

医疗领域与人工智能技术的结合在多个行业中具有较高应用潜力。人工智能技术对医疗产业的赋能效应，不仅体现在医疗活动中的成本优化与效率提升，更推动着整个医疗产业链的转型升级。当前，人工智能技术已在中医药智能化研究、辅助诊疗系统开发、个体化治疗方案制定、医学影像分析等领域取得实质性应用进展，部分国产医疗人工智能大模型的应用现状详见表1-1，逐步形成"人工智能+健康医疗"的创新应用范式。

表1-1 部分国产医疗人工智能大模型应用现状

应用领域	人工智能大模型	用途
中医智能化	数智本草、岐黄问道	中医药理论证据的挖掘、提炼，研发辅助、辅助决策与效能提升
智能化诊疗	灵医Bot、MedGPT、京医千问	基于海量医疗数据，辅助临床诊断决策
个性化治疗	源泉患者管理大模型、星火认知	患者精准画像，患者康复管理
医学影像分析	华佗GPT-Vision、Deepwise MetAI	自主理解和分析医疗影像，自动生成影像报告

开展中医药人工智能研究的机构主要集中于中国中医科学院、北京中医药大学、上海中医药大学、广州中医药大学、天津中医药大学等中医药高等院校及科研院所；近年来清华大学、中国科学院、天津大学、哈尔滨工业大学、香港理工大学、郑州大学等综合性高等院校也相继开展中医药与人工智能交叉学科研究。

人工智能技术有助于推动中医药诊疗模式的创新发展，通过智能化分析患者多维数据、解析疾病演变规律、优化临床治疗方案，为中医诊疗服务提供更具针对性的个体化解决方案。从技术发展视角来看，这种学科交叉融合将促进现代中医药诊疗体系的转型升级，对提升中医药在卫生健康服务体系中的应用价值具有积极意义。

（二）人工智能在中医药领域的应用概况

1. 中医药数据电子化

历经数千年传承发展的中医药学，积淀形成包含中医专家临床经验、临床诊疗案例及历代中医典籍在内的海量数据资源。人工智能技术能够深入解析数据间的复杂关联网络，揭示传统研究方法难以发现的潜在规律，为中医药现代化研究与临床应用提供新的研究范式。

基于人工智能技术的中医药数据标准化处理与结构化存储方法，整合现代药理学研究积累的中药作用机制及药效物质基础研究成果，构建起系统化的中医药知识数据库。通过人工智能文献分析方法，可有效提取中药配伍规律中的核心药物组合及处方结构特征。依托人工智能技术支持开发的中医方剂智能分析系统，能够辅助完成知识图谱构建与专业知识库建设；建立的中药方剂数据库，可系统整理并深度挖掘中医临床用药经验与规律。

2. 中医诊疗智能化

望、闻、问、切四诊合参是中医辨证论治的核心诊断方法，实现四诊信息采集客观化是中医药现代化进程中的重要技术突破方向。人工智能技术为四诊客观化研究提供了新的技术路径。

人工智能在中医诊断领域的应用主要体现在三个方面：首先，通过规范诊断技术与数据采集标准提升诊断一致性。舌诊是望诊的重要组成部分，基于计算机视觉技术的舌象分析仪能够根据患者口腔环境与舌体形态特征进行自适应调整，完成舌象特征信息的标准化采集、数字化处理与结构化存储，并实现舌诊参数的量化分析。其次，基于四诊数据挖掘疾病诊断特征与疗效评价指标。在慢性病优势病种研究中，舌诊与脉诊参数分析技术已在疾病鉴别诊断与疗效评估方面取得阶段性成果，例如通过舌脉特征分析技术识别肝癌患者与健康人群的生物学特征差异。最后，通过四诊数据挖掘揭示证候分类规律。例如基于问诊信息、望诊特征及脉象图谱构建的冠心病中医证候智能辨识模型，可辅助临床辨证分型。

中医智能辅助诊疗系统研发是中医药现代化技术体系的重要组成部分。基于海量方剂数据的人工智能训练与学习算法，可构建中医辅助诊疗决策模型。在中药调剂领域，智能处方审核系统能够自动识别中药配伍禁忌（包括十八反、十九畏及妊娠禁忌等）；在针灸治疗方面，通过机器学习算法解析穴位配伍规律形成的智能针灸辅助系统，已在临床实践中取得应用进展。例如在 2021 年上海合作组织传统医学论坛期间，展示的热敏灸治疗机器人系统，能够实现自动穴位定位与标准化施灸操作，标准化复现热敏灸的循经、回旋、雀啄等灸法，单机可同时服务 5 ～ 10 例患者，有助于缓解热敏灸技术推广中专业人才短缺的问题。

3. 病案信息化

加强中医医疗机构在临床研究体系中的资源配置与质量管控，有助于推动中医诊疗新技术的研发转化与临床应用，对提升中医临床诊疗的精准性与疗效稳定性具有积极作用。中医医疗机构通过整合多维度临床数据资源开展循证研究，能够系统解析疾病演变过程中的潜在关联规律，为诊疗方案优化提供数据支撑。人工智能技术通过解析电子病历中的文本信息，为临床医师提供智能化辅助工具，辅助发现临床医学数据中的潜在关联特征，从而提升中医临床诊疗的规范性与效率。该技术的应用既加速了中医临床知识发现进程，又促进了中医诊疗质量控制体系的完善。人工智能系统通过结构化处理电子病历文本信息构建的专病数据库，支持基于自然语言处理的全文本检索与语义关联分析功能，显著降低临床研究中的数据处理工作量，为病例筛选与多维数据分析提供技术支持。

人工智能分析范式与中医辨证思维模式存在方法论层面的共性特征，两者均强调整体性认知框架，注重系统要素间的动态关联特性，重视临床经验数据的积累与验证。人工智能技术的应用为中医药智能化发展提供了新的技术实现路径。

二、人工智能在中医药领域应用前景

(一) 中医药人工智能面临的问题

当前人工智能技术在中医药领域的应用已取得阶段性进展，各类智能化应用产品持续涌现，但中医药智能化转型仍面临多方面技术挑战。具体表现在数据标准化处理技术体系尚不完善，中医诊疗特征量化分析存在技术瓶颈，中医药知识表示与推理模型构建仍需突破，以及智能系统临床适用性验证方法有待健全等关键技术问题亟待攻克。

1. 数据缺乏规范性

中医药诊疗数据标准化建设面临多重技术挑战，主要体现在以下方面：第一，中医诊疗数据采集与处理尚未形成完整的结构化数据治理体系，导致数据客观化表征存在技术瓶颈。第二，中医诊断过程具有个体化诊疗特征，现有技术体系在关键诊断指标的量化表征与标准化评估方面仍需突破。第三，当前中医智能诊疗设备的临床应用仍处于示范推广阶段，不同设备厂商采用的数据采集标准与接口协议存在差异，导致多源数据融合应用与结果可重复性验证存在困难。此外，人工智能模型训练依赖高质量标注数据集，而中医药领域普遍存在的多源异构数据与非结构化知识表达方式，对深度学习算法的特征提取与模式识别能力提出更高要求。

2. 诊疗设备不具备广泛应用条件

当前中医智能诊疗设备的研发应用面临多重技术瓶颈。第一，设备的中医理论模型构建与临床需求匹配度有待提升，存在基础理论研究深度不足与临床应用场景定位模糊等问题，导致现阶段产品主要服务于科研实验与教学演示场景，临床应用转化率较低。第二，中医四诊方法的临床应用体系具有深厚的历史传承特性，医疗从业者与患者群体对新型诊疗技术的认知适应需要经历技术验证与临床实践检验周期。以脉象检测设备为例，现有系统输出的 28 种脉象分类参数与临床医师的脉诊经验存在认知差异，且脉象参数的家庭健康管理应用场景适配性不足，导致设备使用效能受限。

3. 中医药与人工智能学科交叉人才缺乏

目前，中医药与人工智能交叉合作仍多处于形式化联合阶段，缺乏深层次的学术思想交融与协同创新，具备人工智能与中医药双学科背景的复合型人才尤为稀缺，导致中医院校的人工智能研究水平有待提升，而综合院校的人工智能研究则缺乏中医药特色，难以充分契合中医药学科特点与实际需求。中医药与人工智能交叉学科人才的培养已成为中医药领域的重要发展方向，此类人才的培育将有效促进中医药科研创新与临床转化应用，同时推动人工智能技术在中医药领域的深度融合发展。

(二) 人工智能在中医药领域的前景展望

1. 人工智能赋能中医思维创新

中医与人工智能在思维层面上展现出高度相似性，两者在思维特点上均注重整体性、强调开放性与动态性、重视经验积累，并关注预测推理。随着人工智能技术的快速发展，其不仅突破了人类大脑在信息处理速度、存储容量与记忆容量方面的生理限制，还通过增强"记忆"广度、提升计算速度及优化逻辑推理精度，显著扩展了人类思维能力的边界。

人工智能的潜力尚待深入挖掘。作为一股新兴力量，人工智能正为中医思维的演进开辟全新路径。在中医药领域，人工智能的研发与应用已成为推动中医药现代化传承与创新的重要推动力。通过人工智能辅助，中医药的理论体系构建、诊断方法优化、治疗策略制定及药物研发等环节均有望实现显著提升，从而加速中医药在全球范围的传播与发展，推动传统医学与现代科技的深度协同。

2. 人工智能革新医疗模式

随着医学模式逐步向"健康模式"转型，国家正全面推进健康政策实施，坚持中西医并重，尤其注重中医药事业的传承创新。《中医药发展战略规划纲要（2016—2030年）》作为纲领性文件，明确提出放宽中医药服务准入标准、加快推进"互联网＋中医"融合等具体措施，重点推进中医远程医疗、移动医疗及智慧医疗等新型医疗服务模式建设。

在此背景下，以人工智能技术为核心的智能化现代中医诊疗模式正逐步形成。通过智能算法对海量临床数据进行深度挖掘，该系统可为中医师提供更具科学依据的个性化治疗方案。同时，依托远程医疗与移动医疗平台，中医医疗服务的可及性和便捷性获得明显改善，使更广泛人群得以接触优质中医诊疗资源。

3. 人工智能为中医药学科提供科学依据

科学源于数据积累，大数据是人工智能技术发展的基础。中医研究者可借助人工智能技术，从海量临床数据中挖掘具有统计学意义的规律，为中医药理论的科学性提供客观依据。同时，人工智能技术的引入为中医临床研究拓展了新的研究路径与方法体系。该技术既能够辅助解决传统中医研究中存在的复杂问题，如辨证诊断过程中存在的主观性差异、治疗方案制定时的个性化调整难题等，又可支持构建符合中医药特点的临床试验体系。这种技术融合有助于提升临床研究结果的可信度与可重复性，确保研究成果有效指导临床实践，从而拓宽中医药技术的应用领域并增强临床认可度。

4. 人工智能提升中医药服务水平

21世纪是循证医学主导的时代，也是数据驱动策略深入发展的新阶段。大样本数据库为研究者深入探索重大临床问题提供了技术支撑，使研究结论更贴近真实医疗场景。人工智能通过持续推动诊疗技术创新，有效提高了临床决策的精准度与治疗效果的稳定性。同时，基于四诊信息的客观化采集与辨证诊断的标准化处理，结合互联网技术构建的中医远程诊疗体系，可系统性地改善基层医疗机构的中医药服务能力。该体系通过共享优质中医资源，既能弥补基层辨证论治存在的技术局限性，又可全面提升中医药服务的规范化水平与可及性。

5. 中医药智能设备研发

近年来，国家持续加大对中医药事业的政策支持力度，通过系列专项规划推动中医药现代化进程。具体而言，《"十四五"中医药发展规划》与《中医药振兴发展重大工程实施方案》等政策文件，明确提出要重点实施中医药关键技术装备研发专项，系统提升中医药装备的技术集成水平。在科技进步与政策支持的双重驱动下，中医药智能设备的研发正进入技术迭代加速期，其发展空间持续拓展。未来，中医药智能设备将更加智能化、精准化、便捷化，为中医药服务的现代化发展注入新的动力。值得注意的是，中医药智能设备的研发既能通过数字化手段促进传统诊疗技术的传承保护，又能借助现代工程技术推动中医药理论的创新发展。这种技术融合将助力中医药服务能力的全面提升，为中医药国际化发展构建坚实的技术基础。

随着人工智能技术进入工程化应用阶段，其与中医药领域的深度融合为系统性突破中医药现代化瓶颈问题、推动中医药科技体系创新提供了技术路径。基于大数据分析与智能算法构建的中医诊疗辅助新范式，通过推进诊疗流程的智能化改造、信息管理系统的标准化建设、质控体系的规范化升级，可系统性地加速中医药现代化进程。这种技术融合不仅顺应医疗技术革新趋势，更凸显中医药学科与时俱进的发展特征，成为新时期中医药传承创新体系建设的重要发展方向。

思考题

1. 人工智能有哪些流派?
2. 人工智能与医学人工智能有哪些异同?
3. 目前的人工智能属于弱人工智能、强人工智能还是超人工智能?
4. 人工智能的发展经历了哪些阶段?
5. 中医药人工智能发展面临哪些问题?

第二章　中医药概论与数据应用 ▷▷▷▷

第一节　中医学基础

　　中医学是在中国古代唯物论和辩证法思想的影响和指导下，通过长期的医疗实践，不断积累、反复总结而逐渐形成的具有独特风格的传统医学科学，是中国人民长期同疾病做斗争的极为丰富的经验总结，具有数千年的悠久历史，是中国传统文化的重要组成部分。中医基础理论旨在研究和阐述中医学的基本观念、基本概念、基本理论和基本原则，它在整个中医学科中占有极其重要的地位，是中医学各分支学科的理论基础。中医基础理论的学说主要包括阴阳五行学说、藏象五系统学说（心系统、肝系统、脾系统、肺系统、肾系统）、五运六气学说、气血精津液神学说、病因与病机学说及养生学说等。

　　中医理论体系是在长期的医疗实践中逐渐形成的，先后经历了先秦两汉、魏晋隋唐、宋金元、明清等历史时期的发展与完善，直至近代与现代，仍在不断地丰富和发展。中医学理论体系有两个主要特点：其一，中医学强调整体观念，认为人是一个有机的整体，与自然环境和社会环境紧密相连；其二，中医学注重辨证论治，即根据患者的具体症状和体质决定治疗方法，实现同病异治或异病同治。中医学的思维方式也与西医学不同，概括而言有 3 种：其一为象思维，即以自然界的现象类比人体的生理病理，如将肝脏比作树木，以树木的生长特性来理解肝脏的功能；其二为系统思维，体现在天人合一的理念上，强调人体与宇宙万物的和谐统一；其三为变易思维，即认识到万物都在不断变化，治疗方法也要随之调整。

一、阴阳五行

　　气一元论认为，气是构成宇宙万物的基本物质，它既是物质的本质，也是万物变化的根源。在中医学中，气的运动和变化被认为是生命活动的基础。阴阳学说认为宇宙万物都可以分为阴、阳两个方面，它们相互对立、互根互用、相互消长和转化。阴阳平衡对于人体健康是至关重要的，一旦阴阳失衡，就可能导致疾病。五行学说将宇宙万物归纳为木、火、土、金、水 5 种基本元素，它们之间存在相生相克的关系。在人体中，五行对应五脏，通过五行的生克关系调整脏腑间的相互作用。

二、气血精津液

　　精是构成人体和维持生命活动的基本物质，包括先天之精和后天之精，具有繁衍生命、濡养、化血等功能。气是生命活动的动力，由先天之精气、后天水谷精气和自然界清气生成。气的运动叫气机，气的变化叫气化，气的功能包括推动、温煦、防御、固摄和中介作用。血主要由脾胃化生，主要功能是濡养身体各部位，同时也参与神志活动。津液负责滋润身体、充养血脉，是维持生命活动不可或缺的物质。神主宰生命活动和精神活动，调节精、气、血、津液和脏腑功能，是人体生命活动的最高统帅。

气能生血、行血和摄血，血能养气和载气。精与血同源，精可化血，血也能养精。津液与气、血也有密切的关系，津能化气，血能化津。

三、脏腑经络

脏腑学说主要研究五脏六腑的功能和相互关系。五脏包括心、肺、脾、肝、肾，它们分别主血脉、呼吸、消化、疏泄和藏精；六腑则负责传导、腐熟、泌别清浊等功能；奇恒之腑如脑、髓、女子胞等，则主宰生命活动、精神活动和生殖繁衍。五脏六腑的功能和相互关系是中医诊断和治疗的重要依据。

经络是人体内气血运行的通道，包括经脉和络脉，它们贯穿全身，负责运输气血和调节阴阳。十二经脉是经络系统中的主要通道，它们有特定的循行和分布规律，负责连接脏腑和体表；奇经八脉则是特殊的经络，它们负责调节十二经脉的气血，并与某些脏腑有密切的联系。

四、病因与病机

病因是导致疾病发生的各种因素。外感病因主要包括六淫和疠气，六淫是风、寒、暑、湿、燥、火6种外感病邪的合称，疠气则是具有强烈传染性的病邪；内伤病因主要包括七情内伤、饮食失宜、劳逸失度等，它们都是由日常生活中的不当行为导致的内在伤害；病理产物性病因包括痰饮、瘀血、结石等，这些都是人体内部代谢异常所产生的病理产物。其他病因包括外伤、毒邪、药邪、医过和先天病因等，它们都是导致疾病发生的外部或内部因素。

发病的基本原理是正气与邪气的相互作用。正气不足是疾病发生的内在因素，而邪气是发病的重要条件。邪正相搏的胜负决定是否发病及证候的类型。基本病机包括邪正盛衰、阴阳失调、精气血失常和津液失常等。这些病机反映了疾病发生、发展和变化的基本规律。此外，还有内生五邪和疾病传变等形式。内生五邪指风气内动、寒从中生、湿浊内生、津伤化燥和火热内生等由内而生的病邪；疾病传变则指疾病在体内的传播和变化，包括病位传变和病性转化。

五、诊法

中医诊断学是研究中医诊断疾病、辨别证候的基本理论、方法和技能的一门学科。诊断即对人体健康状态和病证提出的概括性判断，它是由基础医学引申到临床医学的桥梁，具有基础理论密切结合临床实践的特点，是中医学的重要组成部分。

（一）中医诊断学的基本原则

1. 整体审察，天人相应

中医学强调整体观念，认为人体是由内在脏腑与体表四肢、五官九窍等组织结构构成的有机统一体。同时，整个机体与外界环境也保持相通相应，构成天人合一的动态平衡系统。在疾病诊察过程中，须遵循整体审察原则，运用四诊合参方法，综合分析患者内环境变化与外部环境因素的相互作用关系，方能形成全面诊断结论。

2. 四诊合参

望、闻、问、切是中医采集疾病信息的四种诊察方法，具有多维度的诊断价值。四诊各有特定的适用范围和诊断价值，具有不可替代性，需通过互补协同实现诊断信息的完整性。在临床应用时，需遵循"四诊合参"原则，通过信息交叉验证将四诊有机整合。这种整合式诊察体系是中医整体观在诊断实践中的具体应用，通过多维度信息整合，既能系统把握疾病表里传变规律，又可辨析证候真伪特征，为准确判断病机本质提供可靠依据。

3. 辨证求因，审因论治

辨证求因是在整体审察的基础上，运用中医病机分析方法，对患者的症状、体征群进行系统性辨析，从而揭示疾病发生的核心病机、演变规律及其与内外环境的相互作用关系。审因论治则要求依据辨证结论确定治疗法则，构建"理－法－方－药"相贯通的诊疗路径。这一过程既需要把握病机本质确定治则、治法，又需根据个体差异进行方药化裁，体现中医"辨证施治"与"个体化治疗"相结合的核心特征。

（二）四诊

四诊，即中医诊察基本方法，是通过望、闻、问、切四种技术手段系统采集临床信息的诊断体系。四类诊法各具独特诊断维度与信息采集优势，共同构成中医诊断学的技术基础。在临床实践中，需通过四诊合参实现多维信息的交叉验证与综合研判。这种系统诊察方法不仅重视各类诊法的特异性信息价值，更强调整体观念指导下的信息整合分析，从而准确辨识病机本质与证候特征，为确立理法方药提供客观依据。

1. 望诊

望诊指通过视觉观察患者的全身和局部的神、色、形、态、五官、舌象，以及分泌物、排泄物的形、色、质地与量等具体情况，以了解患者体内变化情况，并判断是否患病及疾病具体证候的一种诊断方法，其诊断依据与五脏六腑密切相关。通过系统观察人体的体表征象，可推测机体内部的病理变化。具体而言，望诊可分为望神、望形态、望皮肤、望头颈、望五官、望舌象、望小儿指纹、望排泄物与分泌物等。

2. 闻诊

闻诊是运用听觉和嗅觉感官的诊断方法，通过听取患者语言、呼吸、咳嗽、喷嚏等声音的异常变化，同时通过嗅觉辨识患者体味及其分泌物、排泄物等排出物的特殊气味，综合分析以了解机体生理病理变化，进而辅助判断疾病性质与证候类型的一种诊法。根据诊察对象不同，闻诊主要包含听声音和嗅气味两方面的诊察内容。

3. 问诊

问诊是通过系统询问患者或其陪诊人员，全面采集其平素健康状况、生活习惯与环境因素、发病诱因及演变过程、当前症状的临床特点及既往病史等信息，经综合分析为辨识疾病证候提供依据的诊法。

4. 切诊

切诊是运用触觉进行诊察的中医诊法，通过触按患者脉搏以诊察脉象变化，同时触摸诊察皮肤腠理、四肢关节、胸腹腰背等部位的寒热、润燥、肿胀、压痛等体征，从而获取病理信息并为辨证论治提供客观依据。根据诊察部位及方法的不同，切诊可分为脉诊与按诊两类。脉诊是通过诊察脉象的位、数、形、势等特征以判断脏腑气血盛衰及病邪性质的诊法；按诊则是运用触压手法诊察体表组织异常征象，为病位辨识与病性判断提供客观指征的诊察方法。

（三）八纲

八纲指阴阳、表里、寒热、虚实八个辨证纲领，是中医辨证论治的纲领性框架。其中，表里主要辨别病位深浅及病情发展趋势；寒热用以辨识疾病的基本属性；虚实着重分析正邪盛衰状态；阴阳失调是疾病发生发展的根本机制，故阴阳是辨识疾病类别的总纲。八纲构成各类辨证方法的纲领性基础，在临床诊疗中，可运用八纲对疾病证候进行归类与辨析，并为确立治则、治法提供指导方向。其在中医诊断过程中具有纲领性指导价值。需特别注意的是，表里、寒热、虚实、阴阳八纲并非孤立存在的，而是相互关联、动态演变的有机整体，在特定病理条件下可出现证候转化现象。临床实践中需综合运用八纲辨证方法，方能系统把握疾病本质，准确判断疾病发展态势。

虽然临床表现复杂多样，但均可运用八纲进行系统归纳。疾病的总体归属可分为阴证与阳证两大类；表里辨证用以判断病位深浅；通过寒热辨证可辨识阴阳失衡状态——阳热亢盛或阴液亏虚多表现为热证，阳气不足或阴寒内盛则呈现为寒证；虚实辨证则着眼于正邪消长状态的评估，邪气壅盛而正气未衰属实证，正气亏虚则为虚证。八纲辨证的学术价值在于，将复杂多变的疾病现象运用表里、寒热、虚实、阴阳等辨证维度进行系统分析，通过揭示疾病过程中的主要矛盾，准确辨识病位深浅、病性寒热、正虚邪实及阴阳属性等关键病理要素，这体现了八纲辨证执简驭繁的核心学术思想。

六、辨证

辨证是在中医理论指导下，对患者病情进行全面诊察分析的过程。具体而言，首先系统收集四诊所获的临床资料，运用八纲辨证进行初步归类，继而综合剖析病理本质，最终辨识证候类型及明确疾病诊断，为确立治则、治法提供理论依据的临床思维过程。要准确理解辨证的学术内涵，必须首先明确症状、证候、疾病三者的概念界定及其相互关系。

（一）症、证、病的概念

1. 症

症是症状与体征的统称，指疾病过程中表现出的具体现象，包括患者主观感受到的异常不适，如头痛、咳嗽、失眠等，以及医者通过四诊（望、闻、问、切）发现的客观病理表现，如舌苔黄腻、脉浮数、面色苍白等。

2. 证

证即证候，是疾病发展过程中某一特定阶段的病理概括，其内涵包括病位、病因、病性特征及邪正盛衰状态等核心要素，本质上是疾病阶段性病机特征的集中体现。临床可见，同一疾病在病程演进的不同时期，受个体禀赋差异及治疗干预等因素影响，可呈现相异的证候类型，需采取相应不同的治则、治法；而不同疾病在其演变过程中若出现病机特征相似的证候，则可遵循"异病同治"原则施治。这种"证同治亦同，证异治亦异"的诊疗思想，深刻体现了中医辨证论治的精髓。

3. 病

病是在致病因素作用下，机体正邪交争导致阴阳失衡，所呈现的渐进性病理演变过程。同一疾病在其发展演变的不同阶段，可呈现不同的证候类型及相应的症状组合。清代医家徐灵胎在《医学源流论》中精辟指出："病之总者谓之病，而一病必有数症。"深刻阐释了疾病与证候的层次关系。

由此可见，临床诊疗需通过系统辨证，方能准确辨识病机并制定个体化诊疗方案。在辨证方法体系构建方面，历代医家通过长期临床实践，逐步形成了病因辨证、八纲辨证、气血津液辨证、脏腑辨证、六经辨证、卫气营血辨证、经络辨证及三焦辨证等系统的辨证方法。该体系中，八纲辨证作为纲领性基础，而病因辨证、气血津液辨证、脏腑辨证、经络辨证、六经辨证、卫气营血辨证与三焦辨证等方法，既具有独特的辨证维度与适用范围，又存在理论关联性，更在八纲辨证纲领指导下进行病机特征的深入辨析。

（二）八纲辨证

八纲辨证是通过对疾病证候的系统辨识与分析，进而实现疾病诊断的核心体系。辨即诊察辨识之意，指运用中医理论对临床表现进行病机解析的思维过程；证即证候，是机体在致病因素作用下，脏腑、经络功能失调及气血津液代谢异常的综合病理表现。明确特定证候的诊断，是对疾病当前阶段的病因属性、病位所在、邪正盛衰状态及阴阳失衡程度等的全面概括。

八纲辨证基于四诊采集的临床信息，通过病机要素的系统整合与辨析，着重探析疾病的性质属性（寒热）、病变层次（表里）、正邪消长态势（虚实）及整体阴阳状态等核心病理特征，最终归纳为阴阳、表里、寒热、虚实八类纲领性证候。作为中医辨证理论体系的基本方法，八纲辨证不仅统摄各类辨证方法，更通过提炼其共性规律，在临床诊断中发挥提纲挈领、执简驭繁的重要作用。

1. 表里

表里的内涵具有相对性特征。在广义层面，表里关系呈现多层次结构，如五脏六腑相较于体表组织属里，而脏与腑相较则脏为里、腑为表。狭义而言，外感病初起阶段邪犯皮毛、肌腠、经络等体表部位属表证范畴，病邪深入脏腑、骨髓则属里证范畴。通过表里辨证可系统判断病变部位（表里层次）及病势深浅（传变趋势）。准确辨识病位特征与病势演变规律，为确立解表达邪或治里调脏等治则提供重要依据。

2. 寒热

中医学理论认为，人体是一个阴阳协调的整体，而一旦阴阳发生偏盛或偏衰，都会引起相应的症状。人体阴盛或阳衰，则表现为寒证；阳盛或阴衰，则表现为热证。因此，通过寒热两证可以判断疾病的性质。但是，在判断寒热时，需要注意的是，应当根据四诊合参和整体审察后得出的综合症状进行判断。

3. 虚实

根据正邪的盛衰，可以将病证分为虚证和实证。虚证，指人体由于正气不足而表现出的各种病证；实证，指人体由于感受外邪或体内瘀积了病理产物而出现的各种病证。通过虚实两证，可以辨别正邪盛衰的情况，从而进行相应治疗。

4. 阴阳

阴证，指一切符合阴的一般属性的证候；阳证，指一切符合阳的一般属性的证候。通过阴阳可以判断疾病的类别。对于一切疾病，都可以根据其证候所表现出的不同病理性质，划分为阴阳两证。阴阳二纲是八纲之中的总纲，对其他六纲具有概括和统领作用。因此，有人将阴阳二纲单独列于其余六纲之上，将八纲称为二纲六要。可见其在疾病辨证和诊断中的重要作用。

表里、寒热、虚实、阴阳八纲的区分并非单纯、彼此孤立、静止不变的，而是错综复杂、相互联系、相互转化的。归纳而言，八纲之间存在着相兼、错杂、转化的关系。

（1）相兼关系　指两纲或两纲以上的证候同时出现。如外感热病初期见有表证，还需进一步辨其兼寒或兼热，故可分为表寒证和表热证；久病多虚证，当进一步辨其属虚寒证或虚热证。相兼证的出现不能等同对待，而是存在主次及从属关系。如表寒证、表热证均以表证为主，寒或热从属于表证，治疗当以解表为主，分别采用辛温解表或辛凉解表法；虚寒证、虚热证均以虚证为主，寒或热亦从属于虚证，治疗当以补虚为主，分别采用补阳或滋阴法。至于表里相兼时，以何证为主需根据具体病情而定。

（2）错杂关系　指患者同时出现性质相互对立的两纲证候，如寒热错杂、虚实错杂、表里同病。此外，在疾病发展过程中还会出现假象，如真热假寒、真寒假热等。因此，在辨证过程中要细心观察，全面分析，去伪存真，抓住本质，以免误诊、误治，延误病情。

（3）转化关系　指某一纲的证候向其对立面转化。表里之间、寒热之间、虚实之间、阴阳之间既相互对立，又可在一定条件下相互转化。如外感风寒见恶寒发热、头痛等表寒证，若因病情发展或治疗不当，则病邪可由表入里，病变性质可由寒转热，最终由表寒证转化为里热证；实证可因误治、失治等，导致病程迁延，虽邪气渐去而正气亦伤，逐渐转化为虚证；虚证可因正气不足，不能布化，以致产生痰饮、水湿、气滞、血瘀等实邪，而出现实证表现。转化需在特定条件下发生，辨证时必须动态审察病机转变，及时诊断治疗，避免疾病向恶化方向发展，促进向痊愈方向转化。

运用八纲辨证临床时，首先应辨别表里，以确定病变的深浅部位；继而需辨明寒热与虚实，从而厘清病证性质特征，全面把握机体正气与病邪力量的消长态势；最终可运用阴阳辨证纲领进行整体归纳与概括。

七、防治与养生保健

养生、预防与治疗三者间存在密切的辩证关系。欲防病必先强身，而强身之本在于注重养生，养生实为疾病预防体系中具有积极意义的重要举措。治则与治法的确立及治疗措施的实施，既能促进病证的转归与机体功能恢复，亦为养生目标的达成创造有利条件。在预防与治疗的辩证关系中，未病阶段当以预防为主导，故遵循"不治已病治未病"的原则，注重防微杜渐；既病之后则应把握治疗时机，实施早期干预以阻断病势传变。临证施治时尤需辨析标本缓急，明辨矛盾主次。未病先防、既病防变、瘥后防复的层级防控理念，与防治并重的诊疗策略，共同构成中医防治学的核心特征。中医学历经数千年实践积累，构建起体系完备、内涵丰富的养生理论及防治方法体系，至今仍在临床实践中发挥重要指导作用。

（一）养生原则

养生，古称"摄生""道生""保生""卫生"等，其核心内涵是研究通过科学方法增强体质状态、提升健康质量、防控疾病发生，并探索延缓机体衰老进程、延长生命周期的系统理论。具体而言，养生指通过调节生活行为方式与心理情志状态，实现维持和增强生命活动功能的目标。其基本原则包括顺应四时阴阳、形神协调共养、葆精固肾培元及调理脾胃升降等。

1. 顺应自然

天人相应理论集中体现了中医养生的重要原则，人类生命活动必须顺应自然界的时序变化。春季宜疏肝理气以应生发之令，夏季当清心降火以顺盛长之势，长夏需健脾化湿以应暑湿之气，秋季应润肺养阴以合收敛之机，冬季须温肾固精以符闭藏之道。通过把握四时阴阳消长规律实施调摄，有助于实现天人合一的整体健康状态。

2. 形神共养

中医养生学主张静以养神与动以养形相结合。所谓静以养神，是通过修心养性、清静养神、导引调神等方法，维持神志的宁静平和。其核心在于调节情志活动，避免过度的情志波动，保持心境安舒、气血调和的生命状态。这种养神方式强调形神统一观，主张通过内在精神调摄促进脏腑功能协调。

3. 保精护肾

精是维持人体生命活动的根本物质，既包含禀受于父母的先天之精，又涵盖化生于水谷的后天之精。精微物质通过气化作用转化为气，气孕育神，而神志活动又主导形体功能，精是维系气、形、神三者协调统一的物质基础。

4. 调养脾胃

脾胃乃后天之本，其中脾主运化水谷精微，胃司受纳腐熟，两者协同构成气血生化之源。脾胃功能的盛衰直接影响机体健康状况与寿命长短。调养脾胃首重饮食调理，须遵循"饮食有节"原则，做到寒温适宜、五味调和，既维护脾胃运化功能，又确保水谷精微的均衡输布。在此基础上，可辅以药物健脾和胃、情志调畅疏肝，配合针灸推拿等外治法，综合调理中焦气机，从而达成固护后天之本、促进机体康健的养生目标。

（二）治未病

治未病指在疾病发生前就采取预防措施，包括未病先防、既病防变和愈后防复。

1. 未病先防

未病先防强调在疾病发生前采取系统性预防措施。首先注重平素养护，通过调摄精神、饮食有节、起居有常等方式培固正气，增强机体抗邪能力；其次规避外邪侵袭，注意顺应四时、避其毒气；最后需明察疾病先兆，对处于萌芽状态的病理变化实施早期干预，防微杜渐，从而防止疾病的发生。

2. 既病防变

既病防变，指在疾病已经发生的情况下，需采取有效措施防止其进一步发展和恶化。在疾病发生的初期阶段，就应当及时采取针对性干预措施，通过积极治疗来阻断疾病的发展进程与传变途径。若未能把握最佳治疗时机，待病邪亢盛、病情进展至危重阶段再行施治，其疗效往往难以达到预期目标。

3. 愈后防复

愈后防复，指在疾病临床痊愈后需采取干预措施防止其复发。当疾病处于初愈阶段时，虽然临床症状已基本消失，但此时邪气未尽而正气未复，机体功能尚待调整，需经过系统调理方能逐步恢复至健康状态。因此在疾病后期康复过程中，应当通过药物干预巩固治疗效果，同时配合饮食调摄、劳逸适度及规律作息等综合措施，促进机体全面康复，从而有效降低疾病复发风险。

（三）治则与治法

治则指治疗疾病的基本原则与方法体系，其核心内容包含正治与反治、治标与治本、扶正与祛邪、调整阴阳、调和脏腑、调理精气血津液和三因制宜等，对中医临床诊疗具有普遍指导意义。具体而言，治法是在特定治则指导下形成的，针对疾病本质与证候特征所制定的系统性治疗方案，具体可分为治疗大法、治疗方法及治疗措施三个层次。其中治疗大法是针对具有共同病机特征的证候群所确立的纲领性治法，如汗、吐、下、和、温、清、补、消八法。

1. 正治与反治

（1）正治（逆治） 逆病证性质而进行治疗，具体方法有寒者热之、热者寒之、虚者补之、实者泻之。

1）寒者热之：指寒性病证出现寒象，用温热方药治疗。即以热药治寒证。

2）热者寒之：指热性病证出现热象，用寒凉方药治疗。即以寒药治热证。

3）虚则补之：指虚损性病证出现虚象，用具有补益作用的方药治疗。即以补益药治虚证。

4）实则泻之：指实性病证出现实象，用攻逐邪实的方药治疗。即以攻邪泻实药治实证。

（2）反治（从治）　顺从病证的外在假象而进行治疗，适用于征象与本质不完全吻合的病证，具体方法有热因热用、寒因寒用、塞因塞用、通因通用。

1）热因热用：以热治热，指用热性药物治疗具有假热征象的真寒假热证。

2）寒因寒用：以寒治寒，指用寒性药物治疗具有假寒征象的真热假寒证。

3）塞因塞用：以补开塞，指用补益药物治疗具有闭塞不通症状的真虚假实证。

4）通因通用：以通治通，指用通利药物治疗具有通泻症状的真实假虚证。

2. 治标与治本

常用来概括病变过程中矛盾的主次先后关系。在疾病治疗过程中，应当根据病证标本关系的动态演变及主次矛盾差异，动态调整治疗策略的优先次序。病情稳定的慢性病变阶段，应当着重治疗病本；面对急危重症的紧急状况，则需优先处理标证；在病情复杂且标本俱急的特殊情况下，应采取标本同治的诊疗策略。

（1）缓则治本　主要适用于病程较长、病情相对稳定且无危急重症表现的慢性疾病阶段，此时治疗应当重点针对疾病发生的根本病机。以肺痨病程中出现的肺肾阴虚型咳嗽为例，其本质病机在于肺肾阴液亏虚，而咳嗽、潮热、盗汗等均为标证表现，施以滋养肺肾阴精的治法，待阴虚病本得以改善，伴随的标证亦可随之缓解。

（2）急则治标　主要适用于病程中出现危及生命的急危重症或严重并发症的临床状况。在此类紧急情况下，需优先采取针对标证的紧急救治措施以稳定病情。如对于病因明确的剧烈疼痛、持续性呕吐、二便闭塞等急症，可分别采用缓急止痛法、降逆止呕法、通腑利水法等治标策略进行对症处理。又如肝硬化之水臌，其本在肝血瘀滞，标在腹水积聚，临床常先行利水消胀以治标，待腹水消退、病情平稳后再行活血化瘀以治本。再如急性大出血，当遵循"急则治其标"的治疗原则，立即采取止血措施控制出血，待出血控制、生命体征平稳后，方可转入调理脏腑功能的治本阶段。

（3）标本同治　当疾病发展过程中出现标本俱急或标本相互影响的复杂病机时，应当采取标本同治的治疗策略。如素禀气虚、卫外不固致反复外感，若单纯补益肺气恐有闭门留寇之虞，仅用解表之法又易耗伤正气，此时当标本同治，采用益气固表配合疏风解表的复合治法。

3. 扶正与祛邪

扶正，即通过培补正气以增强机体抗病能力的治疗原则，主要针对正气不足所致的虚损性病证，即"虚则补之"。祛邪，指运用攻逐邪气的方法以恢复正气安宁的治疗原则，适用于邪气亢盛而正气未衰的实证阶段，即"实则泻之"。在具体临床实践中，扶正常用补益之法，如益气、养血、滋阴、温阳等；祛邪则多施以攻邪之策，如清热、解毒、化瘀、祛痰等。

（1）以正虚为主要矛盾，邪气不盛的虚性病证，采用补虚法。

（2）以邪实为主要矛盾，正气未衰的实性病证，采用祛邪法。

（3）正虚邪实病证，而且扶正不致留邪、祛邪不会伤正者，采用扶正祛邪兼用的方法。

（4）虽邪盛正虚，但正气尚耐攻伐，若兼顾扶正反会助邪的病证，采用先祛邪后扶正的方法。

（5）正虚邪实，正气过于虚弱，若兼以攻邪，则反而更伤正气者，应采用先扶正后祛邪的方法。

4. 调整阴阳

调整阴阳为临床治疗的根本法则之一。

（1）损其有余　适用于阴阳任何一方偏盛有余的实证。包括两个方面：

1）泻其阳盛：适用于"阳胜则热"的实热证，即"热者寒之"。

2）损其阴盛：适用于"阴胜则寒"的实寒证，即"寒者热之"。

（2）补其不足（阴阳偏虚）　也包括两个方面：

1）阴阳互制：阴虚则热的虚热证，治宜滋阴以抑阳。阳虚则寒的虚寒证，治宜扶阳以抑阴。

2）阴阳互济：对于虚热证与虚寒证，可用阴中求阳与阳中求阴的治法，即阴阳互济的方法。阴中求阳，即补阳时适当佐以补阴药；阳中求阴，即补阴时适当佐以补阳药。

（3）阴阳双补（阴阳互损）　针对阴阳互损导致的阴阳两虚证候，临床宜遵循"阴中求阳，阳中求阴"的治疗原则，实施双补之法。若属阳损及阴所致的以阳虚为本、阴虚为标的阴阳两虚证，当以温阳药物为主，佐以滋阴之品；若为阴损及阳引发的以阴虚为本、阳虚为标的阴阳两虚证，则应以滋阴药物为君，配伍温阳之剂。

1）壮水之主，以制阳光：阳病治阴（阴偏衰）。

2）益火之源，以消阴翳：阴病治阳（阳偏衰）。

3）阳中求阴：治阴虚时，在滋阴剂中佐以补阳药。

4）阴中求阳：治阳虚时，在助阳剂中佐以滋阴药。

5. 调理精气血津液

（1）气与血　气为血之帅，气能生血，气能行血，气能摄血；血为气之母，血能养气，血能载气。

（2）气与津液　气与津液的关系类似气与血的关系，气能生津，气能行津，气能摄津；而津能生气，津能载气。

（3）气与精　气能生精，气能摄精；精能化气。

（4）精血津液　精、血、津液三者可以相互化生、相互补充，精血同源，津血同源。

6. 三因制宜

三因制宜是在疾病诊治过程中，综合考量患者的个体禀赋差异，如体质特质、性别特征、年龄阶段等，结合地域环境特点和时令气候变化，制定个体化诊疗方案的治疗原则，即因时制宜、因地制宜、因人制宜。

（1）因时制宜　依据四时气候变化规律调整诊疗方案，用寒远寒，用凉远凉，用温远温，用热远热。一年四季，气候有寒、热、温、凉之不同，对人体生理活动及病理变化产生的影响不同，所以治疗疾病时，要根据不同季节和气候特点调整用药方案。

（2）因地制宜　根据地域环境特征制定差异化诊疗方案。不同地理区域的气候特征、生态环境及生活习俗差异，导致人体生理功能与病理演变呈现显著地域特点。如西北高原地区气候寒燥，常见阴津耗伤、寒凝气滞之证，治宜辛散温润法，慎用寒凉之剂；东南沿海地区气候温热潮湿，多发温热或湿热，当以清热化湿法为主，慎用辛热助湿之品。

（3）因人制宜　根据患者的年龄、性别、体质、生活习惯等不同特点来确定治疗用药原则。年龄不同，生理状况及气血盈亏亦不同，治疗用药应有差别。如老年人生机渐减，气血亏虚，故病多虚或虚实夹杂，治宜偏于补益，实证时攻之宜慎；小儿生机旺盛，气血未充，脏腑娇嫩，易寒易热，易虚易实，病情变化较快，故治疗时忌用峻攻、峻补之法，用量宜轻。男女性别不同，其生理特点各异，尤其妇女有经、带、胎、产等特殊生理阶段，治疗用药应考虑其生理特点，随证施治。如妇人用药需根据其经、带、胎、产等不同情况进行调整。妊娠期间禁用或慎用峻下、破血、滑利、走窜及有毒之品；产后用药应兼顾气血亏损与恶露排出等情况。男子多见阳痿、遗精、滑精、早泄、不育等病证，治疗用药时实证当以祛邪为主，虚证则应遵循补肾及调补相关脏腑的治则。

第二节　中药学基础

中药是在中医理论指导下应用的药物，包括中药材、中药饮片和中成药等。中药的认识和使用有独特的理论体系和应用形式，充分反映了我国历史、文化、自然资源等方面的特点。中药学是专门研究中药基本理论及各种中药的来源、采制、性能、功效、临床应用等内容的学科，既是临床各学科的基础，也是中医学的重要组成部分。

一、中药的起源与发展

（一）中药的起源

中药起源于我国劳动人民长期的生活实践与医疗实践积累。中药学的形成与发展历程可大致分为以下几个重要阶段：

1. 上古时期

据《神农本草经》记载，神农氏通过"尝百草"的方式辨识药物特性，这是中药知识体系形成的萌芽阶段。该时期人们通过实践观察和经验积累，初步掌握了植物类药物的基本应用规律。

2. 本草学发展阶段

自《神农本草经》成书至明代，历代医家系统开展药物学文献整理与理论建构，著成大量本草书籍，其中李时珍所著《本草纲目》成为具有里程碑意义的药学典籍。

3. 现代科学研究时期

随着现代科技方法的引入，研究者采用药理学、化学分析等技术手段，深入揭示中药的作用机制与物质基础，推动了中药在质量标准、作用机理等方面的现代化研究进程。

（二）中药学的发展

中药学的发展不仅体现了中国古代劳动人民对药物的认知与实践经验，更反映了中医学理论体系与临床实践体系的协同演进过程。中药资源涵盖植物类、动物类及矿物类三大类别，其中植物药占大多数，因此中药也被称为中草药。我国是中药的发源地，拥有12000余种药用植物，这在世界传统医药体系中具有独特优势。历代医家通过系统的理论建构与实践验证，使中药学形成了完整的学术体系并得到广泛应用。

我国传统医药学自周秦时期以降，历经汉唐鼎盛、宋元革新、明清集大成等发展阶段，每个历史时期均形成了特色鲜明的学术成果。据统计，现存本草书籍400余种，文献资料相当丰富，内容相当广泛。

1. 夏商周时期

人工酿酒和汤液的发明与应用，对医药学的发展起到重要促进作用。我国药学文献的正式文字记载可追溯至公元前11世纪的西周时期。20世纪70年代初出土的帛书《五十二病方》载方约300首，涉及药物240余种。

2. 秦汉时期

汉代医家在总结前人药物知识的基础上，编撰完成我国现存最早药学专著《神农本草经》（简称《本经》），该著作成书于东汉末年。全书共三卷，按上、中、下三品分类，载录药物365种。《神农本草经》系统论述了中药基本理论，包括四气五味、有毒无毒、配伍法度、辨证用药原则、服药方法及丸、散、膏、酒等剂型制备，并论述药材产地、采集、加工、储存与真伪鉴别等内容，为中药学理论体系的形成奠定基础。书中记载药物多经临床验证，如常山截疟、苦楝子驱虫、阿胶止血、乌头止痛、当归调经、黄连治痢、麻黄平喘、海藻消瘿等，至今仍在临床应用。作为汉以前药学知识的首次系统总结，《神农本草经》确立了大型本草著作编撰体例，被后世医家奉为中医四大经典之一，对中药学发展产生深远影响。

3. 两晋南北朝时期

南朝梁·陶弘景编纂《本草经集注》，首创按药物自然属性分类法，收载药物730种。采用"朱墨分书"体例（朱笔标注《神农本草经》原文，墨笔记录《名医别录》内容），系统总结魏晋时期300余年药学发展成果。书中首设"诸病通用药"专项，归纳

80余种病症的常用药物，如治风通用药列防风、防己、秦艽、川芎等，治黄疸通用药列茵陈、栀子、紫草等，开创临床用药检索新模式。另考订古今度量衡制度，规范汤剂、酒剂、膏剂、丸剂等剂型制备标准。此著作继承《神农本草经》学术体系，确立大型本草著作基本框架。

4. 南朝刘宋时期

雷敩著《雷公炮炙论》，系我国首部中药炮制专著。系统记载300种药材炮制方法，阐明通过炮制可增强药效、降低毒性，并具有矫味矫臭、便于贮藏与调剂等作用。

5. 隋唐时期

唐代官府于显庆四年（659年）颁布由李勣、苏敬主持编撰的《新修本草》（又称《唐本草》），收录本土及外来药物844种（一说850种），由本草正文、药图及图经三部分构成，按玉石、草、木、兽禽、虫、鱼、果菜、米谷、有名未用九部分类。该著作首开图文对照编撰体例，绘制药物形态图并配以文字说明，堪称世界药学著作典范。作为世界上首部国家颁行药典，《新修本草》对中外医药学发展产生重大影响。唐开元年间，陈藏器撰《本草拾遗》，创新性提出宣、通、补、泻、轻、重、燥、湿、滑、涩十种药物功效分类法（十剂），为后世中药功效分类奠定基础。五代时期，韩保昇编纂《蜀本草》。值得关注的是，唐代已出现动物组织、器官及激素制剂的应用记载。

6. 宋金元时期

北宋开宝六年（973年）至开宝七年（974年），朝廷先后颁布《开宝新详定本草》与《开宝重定本草》两部官修本草。嘉祐六年（1061年）完成第三部官修本草《嘉祐补注神农本草》。北宋元丰五年（1082年），唐慎微编撰《经史证类备急本草》（简称《证类本草》），全书载药物1558种，辑录方剂3000余首，首创药图与正文对照体例。该著作突破前代本草编纂范式，系统收录药物炮制方法及民间用药经验，保存大量宋代以前方剂文献，其学术体例直接影响后世本草编纂。元代至顺元年（1330年），饮膳太医忽思慧编纂《饮膳正要》，确立食养食疗理论体系。

7. 明代

我国著名医药学家李时珍历时27年编撰完成《本草纲目》这一科学巨著。全书共52卷，收载药物1892种，改绘药物图谱1160幅，辑录附方11096首，新增药物374种，其中既包含醉鱼草、半边莲、紫花地丁等民间常用药物，也收录了番木鳖、番红花、曼陀罗等外来药材，极大丰富了本草学知识体系。该书卷首编列序例，系统梳理历代诸家本草著作，考证经史百家书目，详述七方、十剂、气味阴阳、升降浮沉、引经报使、配伍禁忌、治法原则等内容，全面总结明代以前药性理论成果，保存了大量珍贵医药文献。其"百病主治药"体例既体现临床用药经验，又开创了药物按功效主治病证分类的编纂范式。该书采用"从贱至贵"的分类原则，即按照无机物到有机物、低等生物到高等生物的递进次序编排，这种分类方法在当时具有科学先进性，体现了朴素的进化思想。《本草纲目》对每味药物均按释名、集解、修治、气味、主治、发明、附方等条目详加考释，完整呈现药物名称源流、产地分布、形态特征、真伪鉴别、采集栽培、炮制工艺及性味功能主治。通过实践验证和系统研究，对部分药物的功效做出创新性总结，如土茯苓治梅毒、延胡索止痛、曼陀罗麻醉、常山截疟、金银花消痈等。作为我国本草学发展的集大成之作，《本草纲目》构建了传统药物学的编纂范式，在科技史上具有重要地位，对世界科学发展产生了深远影响。

8. 清代

《本草纲目拾遗》（1765年）由赵学敏编撰，全书共10卷，收载药物921种，在《本草纲目》基础上新增药物716种。该书沿用《本草纲目》16部分类体系，将原金石部析分为两部，新增藤部、花部，最终形成18部分类框架。除补充太子参、西洋参、冬虫夏草、银柴胡等临床常用药物外，还收录马尾连、金钱草、独角莲、万年青、鸦胆子等具有明确疗效的民间草药；同时引入金鸡勒、香草、臭草等外来药材，进一步拓展了本草学知识体系。该著作不仅补录《本草纲目》未载药物，更对已载药物中记载未详、根实形态存疑者进行系统补充。卷首特设正误34条，针对《本草纲目》存在的疏漏进行学术校正。通过继承与创新相结合的研究方法，赵学敏实现了本草学的创新性发展，系统完成了我国本草学第六次学术总结。

二、中药的产地和采集储存

《神农本草经》曰："阴干暴干，采造时月，生熟土地，所出真伪陈新，并各有法。"故研究药物的产地、采集规律和储藏方法，对于保证和提高药材质量及保护药源均具有重要意义。

道地药材的确定，与药材产地、品种、质量等多种因素有关，而临床疗效则是其重要判定依据。道地药材又称地道药材，是优质纯正药材的专用术语，特指历史传承悠久、产地生态环境适宜、品种优良、产量稳定、炮制工艺规范、临床疗效显著且具有地域特征的药材。如四川的黄连、川芎、川贝母、川乌、附子，东北的人参、细辛、五味子，河南的地黄、牛膝、山药、菊花，云南的三七、茯苓，广东的陈皮、砂仁，江苏的薄荷、苍术，甘肃的当归，宁夏的枸杞子，青海的大黄，内蒙古的黄芪，山西的党参，山东的阿胶，浙江的浙贝母等，均属历代医家公认的道地药材。

中药的采收时节与方法对确保药物质量具有密切关联。通常以药用部位的成熟度及有效成分含量高峰期作为采收依据。不同植物依据药用部位差异具有特定的采收时节与方法，具体可分类如下。

1. 全草

一般在植物枝叶茂盛、花朵初开时采集，从根以上割取地上部分，如益母草、荆芥等；如需连根入药的则可拔起全株，如柴胡、小蓟等。

2. 叶类

多在花蕾将开或盛开时采收，如枇杷叶、艾叶等。个别药物，如桑叶，需在深秋经霜后采集。

3. 花类

通常采收未开放的花蕾或初绽的花朵，如野菊花、金银花等。

4. 果实与种子类

果实多在成熟时采收，如瓜蒌、槟榔等；种子则待完全成熟后采集，如莲子、菟丝子等。

5. 根及根茎类

以秋末或春初采收为佳，如天麻、葛根等。亦有特殊品种，如半夏，需在夏季采收。

6. 皮类

树皮多于春夏生长旺盛期采集，如黄柏、杜仲、厚朴等；根皮以秋后采收为宜，如牡丹皮、地骨皮等。

7. 动物昆虫类

虫类（如全蝎、土鳖虫）多在夏末秋初捕捉；蝉蜕系黑蚱羽化时的蜕皮，多于夏秋季收集；贝壳类（如石决明、牡蛎）通常在夏秋季捕捞；鹿茸应于清明前后雄鹿幼角未骨化时采收，此时质量较佳。

8. 矿物类

全年皆可开采。

三、中药的炮制

1. 炮制的定义

炮制指药物在应用前或制剂前进行必要加工处理的过程。

2. 炮制的目的

（1）保障药材清洁度，控制质量，确保用量准确及疗效稳定。

（2）降低或消除药物的毒性、刺激性及不良反应。

（3）调整药物的性能特征。

（4）提升药物的临床疗效。

（5）改善粉碎特性，促进有效成分溶出。

（6）利于贮藏保管，防止霉变腐败，保持药效稳定。

（7）改变或增强药物的作用部位和趋向。

（8）矫正不良气味。

（9）拓展药用范围，开发新型制剂。

3. 炮制的方法

中药炮制主要分为修制、水制、火制、水火共制及其他制法五大类，具体如下。

（1）修制

1）纯净处理：通过人工或机械挑、筛、簸、刷、刮等方法，去除杂质与非药用部位。

2）粉碎处理：采用捣、碾、研、磨、锉等手段改变药物物理形态，满足调剂与制剂需求。

3）切制处理：运用手工或机械切削技术，将药物加工成片、段、丝、块等规格，利于成分溶出与调配使用。

（2）水制　以水或液体辅料处理药材的工艺，主要作用包括清洁药物、软化药物、调整药性。常用方法有淋、洗、泡、浸、润、水飞等，以下重点介绍三种常用方法。

1）润：亦称闷或伏。根据药材质地、环境温湿度及工具特性，选择淋润、洗润、泡润、浸润、晾润、伏润、露润、包润等方法，使清水或其他液体辅料缓慢渗透，在最大限度保留药效前提下实现适度软化，便于后续切制。

2）漂：将药材置于流动水中长时间浸渍并频繁换水，旨在去除腥味、盐分及有毒成分。如海藻、昆布的脱盐处理及附子的减毒加工。

3）水飞：利用矿物粉末在水中的沉降特性分级获取超微粉体的技术。将粉碎后的不溶性药材置研具中加水研磨，粗粉沉淀后保留，悬浮细粉倾出收集，沉淀干燥后即得符合要求的极细粉末。普遍应用于矿物、贝壳及甲壳类药材的炮制。

（3）火制　通过加热处理改变药性的方法，具体包括炒、炙、煅、烫、煨、炮、燎、烘8种基本工艺。

1）炒：将药物置锅中不断翻动，以便于粉碎加工，并具有缓和药性的作用。

①清炒：不加辅料，根据炒制程度分为炒黄、炒焦、炒炭三种。

炒黄指用文火将药材炒至表面微黄或散发固有香气为度，如杏仁、芡实、莲子、远志等。

炒焦指将药材炒至表面呈焦褐色，如焦神曲、焦白术等。

炒炭指用武火将药材表面炒至黑色，内部焦褐色时喷淋清水，稍干后出锅摊晾，如地榆炭、杜仲炭、贯众炭等。

②麸炒：锅热后撒入麸皮（每千克药材用0.4kg左右），待冒烟时投入药材，炒至表面微黄色取出筛去麸皮，如山药、枳壳等。

③土炒：取灶心土细粉，用量约为药材量的30%，炒至松散后加入药材，翻炒至均匀挂土色取出，筛去土粉。

④米炒：将湿润的米铺于锅底，加热至冒烟时加入药材，轻炒至变色后筛去米粒，如米炒党参。

2）炙：用液体辅料拌炒药物，可改变药性，增强疗效，减少不良反应。

①蜜炙：将蜂蜜置锅内加适量清水搅拌，加热至完全溶于水，待蜜液炼至起鱼眼泡时，即可投入药材，持续翻拌均匀，炒至蜜液完全渗入药材组织内部，以表面不粘手为度。或采用炼蜜加30%～40%温水稀释后，与净制药材充分拌匀，密闭闷润至透，置炒制容器内，用文火加热翻炒至药材色泽加深且不粘手为度。

②酥炙：采用油脂类辅料进行炮制。如传统工艺使用羊脂油拌炒淫羊藿，采用食用植物油砂烫马钱子等。

③酒炙：将净制药材置适宜容器内，加入药材重量30%～40%的黄酒，充分搅拌至酒液完全吸收，转入预热至适宜温度的炒制容器，保持文火加热，连续翻动至药材表面呈现均匀的微黄色泽。

④醋炙：操作方法参照酒炙工艺，使用米醋作为辅料，用量控制为药材重量的

15% ～ 30%。辅料添加后需充分浸润至醋液完全吸收。

⑤盐水炙：按每千克药材添加 10 ～ 20g 食盐的比例，加适量饮用水溶解至饱和浓度。操作方法参照酒炙工艺。

⑥姜汁炙：取新鲜生姜洗净后捣碎榨汁，经双层纱布滤取姜汁。将净制药材与姜汁按 1∶0.25 比例充分拌匀，密闭闷润至透，转入预热适中的炒制容器，采用文火持续翻炒至药材表面呈现均匀的微黄色泽。

3）煅：将药材用武火进行直接或间接高温处理，使其质地酥脆便于粉碎，同时促进有效成分的溶出。

①直火煅：将净制后的矿物类或贝壳类药材平铺于耐火容器内，置木炭或焦炭无烟炉中，用武火加热至药材通体红透，自然冷却后取出，如煅龙骨、煅牡蛎等。

②闷煅：将净药材置于锅内，再覆一锅，接口处用黄泥封固，上压重物。在上锅外底面粘贴洁净白纸数片，武火加热至白纸显焦黄色时停火，待完全冷却后启封。该法适用于制备生地黄炭、灯心炭等炭药。

4）煨：用湿面粉或湿纸包裹药物，置热火炭中加热，可减少药物的烈性和副作用。

（4）水火共制　指通过水与火协同作用对药材进行加工处理的炮制技术，部分品种需配合特定辅料以增强炮制效果。主要包含蒸、煮、炖三类典型工艺。

1）蒸：是利用水蒸气隔水加热药物的方法，具有增强疗效与缓和药性的作用。可分为清蒸和辅料蒸两种方法。清蒸法如玄参、桑螵蛸的炮制；辅料蒸法如采用酒蒸法处理山茱萸、大黄等药材。蒸制工艺既能改变药物性能，又可增强药效，同时降低毒性成分。

2）煮：指将药物与水或液体辅料共同加热的方法，可提升药效物质溶出率，减少毒副作用。如醋煮芫花、姜黄煮半夏等。

（5）其他制法

1）制霜：中药制霜品包括药物经榨去油质后所得残渣，如巴豆霜、千金子霜；以及由多种成分药液渗出的结晶，如将皮硝纳入西瓜中经渗析析出的结晶，即西瓜霜等。

2）发酵：在特定条件（如适宜温度）下使药物发酵，从而改变其原有性质，可增强特定方面的作用，如神曲、建曲等。

3）精制：主要适用于水溶性天然结晶药物，通过水溶法去除杂质后，再经浓缩、静置等步骤析出纯净结晶。

4）药拌：将药物与其他辅料拌染加工而成，如朱砂拌茯神、砂仁拌熟地等。

四、中药的性能

中药的性能是中药作用的基本性质和特征的高度概括，也是以中医药理论为指导认识和使用中药，并用以阐明其药效机制的理论依据。中药的性能也称药性，主要包括四气五味、升降浮沉、归经、毒性等内容。

（一）四气五味

1. 四气

四气指寒、热、温、凉四种不同的药性，又称四性。其本质反映了药物对人体阴阳盛衰、寒热病理变化的作用趋向。四气之中寓含阴阳属性，寒凉属阴，温热属阳，其中凉次于寒，温次于热。除四性外尚有平性药，指寒热偏性不明显、药性平和、作用相对缓和的一类药物。

药性的确定主要依据临床用药反应，并以病证的寒热属性为判别基准。凡能减轻或消除阳热病证的药物，多归属于寒性或凉性；而能缓解或消除阴寒病证的药物，则多归属于温性或热性。

2. 五味

五味指药物所具有的酸、苦、甘、辛、咸五种基本味觉特征，从而产生相应的治疗作用。五味理论蕴含阴阳五行学说属性，其中酸味属木，苦味属火，甘味属土，辛味属金，咸味属水。

辛味主要具有发散表邪、行气活血之效；甘味具有补益脏腑、调和药性、缓急止痛等功能；酸味具有收敛固涩之功；苦味具有清热泻火、降逆止呕、通腑泻下、燥湿及坚阴（泻火存阴）等作用；咸味具有润下通便、软坚散结的作用。

（二）升降浮沉

升降浮沉是表示药物对人体作用趋向性的理论，具体指药物作用于人体时产生的上行、下行、外达、内入四种不同作用趋势。其影响因素主要涉及四气五味属性、药物本身的质地轻重等固有特性，同时还需考虑炮制加工及配伍应用对药效趋向的调控作用。

1. 升浮药

升浮类药物多性属温热，味以辛、甘、淡为主，多为轻清升散之品，作用趋势主要表现为上行升提、外达发散。解表药、温里药、祛风寒湿药、行气药、活血祛瘀药、开窍药、补益药、涌吐药等，多呈现升浮药性特征。

2. 沉降药

沉降类药物多性属寒凉，味以酸、苦、咸为主，多为重浊沉降之品，作用趋势主要表现为下行泄利、内入脏腑。清热药、泻下药、利水渗湿药、降气平喘药、和胃降逆药、安神药、平肝息风药、收敛止血药、固涩药等，多呈现沉降药性特征。

3. 升降浮沉的用药原则

升降浮沉理论的临床应用原则强调"顺病位而治，逆病势而行"。从病位角度分析，当病变部位处于人体上部或肌表时，治疗宜选用升浮类药物以助药力上行外达，此时慎用沉降之品；若病变位于下部或体内深部时，则应选用沉降类药物引药下行内入，此时慎用升浮之品。就病势趋向而言，对于气机上逆类病证（如呕吐、咳喘），当以沉降类药物降逆，慎用升浮之法；而对气机下陷类病证（如脏器脱垂、久泻），则需选用升浮类药物举陷，慎用沉降之法。

（三）归经

归经理论阐释药物对人体特定部位的选择性作用特征，即某些药物对特定脏腑经络具有相对特异的亲和效应，因而对这些部位的病理变化可产生显著或特定的治疗作用。

由于经络系统具有沟通人体内外表里的生理功能，当人体发生病理改变时，体表病邪可通过经络传导影响内在脏腑；反之，内在脏腑失调亦可循经反映于体表组织。在归经属性方面，部分药物仅归属于单一经络，亦有药物同时归属于多条经络。临床诊疗中明确病变涉及的脏腑经络定位后，可依据归经理论筛选针对性药物进行施治。

（四）中药的毒性

中药的副作用指中药在常规治疗剂量范围内出现的与治疗目的无关的反应，通常程度较轻微，对机体组织损伤较小，停止用药后多能逐渐缓解。药物的毒性反应特指因药物作用导致机体生理功能异常或组织结构损伤的病理表现。传统所谓毒药，通常指可能引发机体功能障碍、诱发疾病甚至危及生命的物质。

过敏反应的临床表现存在个体差异性，轻度反应可表现为皮肤瘙痒、斑丘疹、呼吸急促、胸部压迫感等，严重病例可能出现以循环衰竭为特征的过敏性休克，其发生机制除药物成分影响外，与患者特异性体质存在密切关联。

导致中药毒性反应的主要原因：第一，超剂量使用；第二，误用混淆品种；第三，炮制工艺失当；第四，制剂制备或服用方法不规范；第五，药物配伍违反禁忌原则。

五、中药的应用

由于疾病常表现为多病兼夹、表里同病、虚实夹杂或寒热并见的复杂证候特征，因此临床用药模式经历了从单一用药发展为复方配伍的演变过程。在此过程中，医家系统总结出药物配伍的基本规律，通过科学配伍，既能全面应对复杂病机，又可增强临床疗效，同时降低药物毒性反应发生概率。

历代医家将单味药应用规律与药物相互作用关系归纳为 7 个核心要素，称为中药的"七情"。该理论具体包括单行及药物间的 6 种配伍关系：相须、相使、相畏、相杀、相恶、相反。

（一）单行

单行指通过单独应用单味中药治疗病机单纯的特定病证。针对病机相对单一且证候明确的临床病证，临床诊疗中常选用具有明确靶向性的中药单味制剂，此疗法遵循中医药"简便验廉"的诊疗原则。如独参汤，该方以大剂量人参单味入药，专治因大失血等所致元气暴脱的危急重症。

（二）相须

相须指将两种性能功效相类的中药进行配伍应用，能够协同增强药物原有治疗效能。如《伤寒论》所载麻黄汤中麻黄与桂枝配伍，通过药性协同显著强化发汗解表、祛风散寒的功效。

（三）相使

相使指在性味归经与功效特性存在部分共性，或虽核心功效存在差异但治疗目标协同的中药配伍应用形式，其核心在于确立"主辅分明"的组方原则。该配伍方法强调以主药发挥核心治疗作用，辅药通过特定作用途径增强主药效能。如《金匮要略》防己黄芪汤中黄芪与茯苓配伍治疗脾虚水肿证，黄芪作为君药发挥补气健脾、利水消肿的核心作用，茯苓作为臣药通过健脾渗湿之功，协同强化君药益气利水的整体疗效。

（四）相畏

相畏指通过特定中药配伍，使某味药物的毒性反应或不良反应受到抑制的减毒配伍方法。如生半夏对口腔及咽喉黏膜具有强烈刺激性，可导致咽喉肿痛、声音嘶哑等不良反应，用生姜炮制后成为姜半夏，其刺激性成分含量显著降低，实现了解毒增效的目的。

（五）相杀

相杀指通过特定中药配伍使另一种药物的毒性反应或不良反应得以消减的解毒配伍方法，如《本草纲目》记载羊血杀钩吻毒。相畏与相杀存在内在关联性，前者强调主药毒性受辅药抑制（如生姜制半夏毒），后者侧重辅药主动消除主药毒性（如羊血解钩吻毒），两者实为同一减毒机制在不同作用方向的学术表述。

（六）相恶

相恶指两药配伍应用时，其中一味药物可能导致另一味药物核心功效减效的配伍禁忌现象。如人参恶莱菔子，莱菔子具消食导滞之功，却会显著降低人参大补元气的作用，故该配伍被列为临床配伍禁忌。

（七）相反

相反指两种中药配伍应用可能引发毒性反应或严重不良反应的配伍禁忌。如"十八反"提及的甘草反甘遂、贝母反乌头等。

除单行外，相须、相使配伍可产生协同作用，从而有效提高药效，属于临床常用配伍方法；相畏、相杀配伍通过相互制约以减轻或消除毒性或副作用，既可用于含剧毒成分中药的临床配伍应用，也可指导其炮制加工及中毒解救；相恶配伍由于药物间存在拮抗作用，会减弱或抵消其中一药的功效；相反配伍则因两药相互作用可能诱发或加剧毒性反应及严重副作用，故相恶与相反均属中医临床配伍禁忌范畴。

除上述中药七情配伍用药规律外，临床实践中将两药配伍应用能产生协同作用以增强药效，或通过配伍制约毒副作用而扬长避短，或形成与原单味药作用特征相异的新功效等经验性配伍模式，统称为"药对"或"对药"。中医诊疗在辨证立法、确立治则的基础上，遵循君臣佐使的组方原则，通过精选适宜中药、确定合理剂量、选择恰当剂型及规范用药方法等系统化流程，最终形成的规范化中药治疗处方即称为方剂。患者在服用中药制剂时应当严格遵循执业医师指导，避免擅自用药导致不良反应事件发生。在药物治疗周期内需重视饮食禁忌管理，禁止摄入生冷寒凉与辛辣刺激类食物，以防干扰药物有效成分吸收及影响临床疗效。

六、中药的类别及功效

（一）中药的分类

根据中药来源，可做如下划分。

1. 草本植物类中药材

以草本植物不同药用部位（根、茎、叶、花等）部位入药的药材统称。此类药材普遍具有通经活络、清热解毒、祛风止痛等功效。具体而言，黄连功擅清热燥湿、泻火解毒，尤善清胃肠湿热；川芎长于活血行气、祛风止痛；菊花主能疏散风热、平肝明目。

2. 动物类中药材

以动物体的组织、器官或生理产物（如鹿茸、牛黄、阿胶等）作为药用物质。此类药材具有扶正补虚、通络止痛等功效。具体而言，鹿茸功擅补肾壮阳、益精生髓、强筋健骨；牛黄主能清心豁痰、凉肝息风、解毒疗疮；阿胶则以补血滋阴、润燥止血见长。

3. 矿物类中药材

以天然矿物、矿物加工品及化石类物质入药，如石膏、雄黄、寒水石等。此类药材多具有清热泻火、软坚散结、收敛止血等功效。具体而言，雄黄功擅解毒杀虫、燥湿祛痰，多外用治疗痈肿疔疮；石膏主能清热泻火、除烦止渴，为清气分实热要药；寒水石则长于清热降火、利窍消肿。

4. 虫类中药材

以昆虫虫体及其生理产物入药，如全蝎、蜂蜜、蜂胶等。此类药材多具搜风通络、攻毒散结、息风止痉等作用。具体而言，蜂蜜功擅补中润燥、解毒止痛，兼能润肺止咳；蜂胶可解毒敛疮、生肌止痛，现代研究证实其具抗菌消炎作用；全蝎长于息风镇痉、通络止痛、攻毒散结，为治疗惊风抽搐、风湿顽痹要药。

5. 果实类中药材

以植物的成熟果实或其加工品为药用部位，如枸杞子、苦杏仁、桃仁等。此类药材多具补虚扶正、和胃生津、养阴润燥等功效。具体而言，枸杞子功擅滋补肝肾、益精明目，为平补肝肾之要药；苦杏仁主能降气止咳平喘、润肠通便，尤善治肺气上逆之喘咳；桃仁长于活血祛瘀、润肠通便，常用于血滞经闭、癥瘕积聚等证。

（二）中药的功效

根据功效，可将中药划分为五大类，主要包括发散药、清热药、泻下药、温里药和补益药。

1. 发散药

发散药又称解表药，主要具有发散表邪、宣通腠理、透邪达表的功效，主治外感表证。根据药性特点，可进一步分为辛温解表药和辛凉解表药两类。常用的辛温解表药有麻黄、桂枝、防风等，常用的辛凉解表药有金银花、连翘、薄荷等。

2. 清热药

清热药主要具有清热解毒、泻火除烦的功效，其作用机制在于清泄体内热邪毒邪，适用于外感热证、脏腑实热证等证候，临床常用于治疗痈肿疔疮、风热表证、肺热咳嗽等病症。常用的清热药有黄连、黄芩、大青叶等。

3. 泻下药

泻下药主要具有通导积滞、清泄实热的功效，其作用机制在于荡涤肠胃实热、攻逐水饮停聚，适用于热结便秘、燥屎内结等里实证候。常用的泻下药有芒硝、大黄、番泻叶等。

4. 温里药

温里药主要具有温里散寒、助阳通脉的功效，其作用机制在于振奋阳气、驱散内寒，适用于脾胃虚寒证、脘腹冷痛等。常用的温里药有干姜、附子、肉桂等。

5. 补益药

补益药主要具有补虚扶正、调补阴阳的作用，其作用机制在于培补人体气血津液、改善脏腑虚损状态，适用于气虚证、血虚证及脏腑精气不足等虚损病证。常用的补益药有人参、黄芪、白术等。

七、方剂学基础知识与常用方剂

方剂是理、法、方、药理论体系的重要组成部分。临证诊疗过程中，医者需首先进行辨证分析，继而确立相应治法，治法与方剂之间具有密切的辨证关系。在准确辨证的基础上确定适宜的治疗方法，在治法的指导下选择合适药物组成方剂，此即中医诊疗体系中"法随证立""方从法出"的核心原则。需要特别注意的是，方剂的功效与主治必须与既定治法保持高度一致，否则不仅难以取得预期疗效，甚至可能加重病情。

方剂学是研究治法与方剂配伍规律及其临床运用的一门应用学科。具体而言，方剂是在完成辨证审因、确立治法后，根据组方原则选择适宜药物，确定具体用量、用法及剂型，通过科学配伍形成的药物组合体。虽然方剂由多味药物组成，但由于各药物具有不同的性味归经与作用特点，必须通过合理的配伍方法，才能达到增强原有功效、调和药物偏性、制约毒性反应的目的，最终实现药物协同作用的优化组合。

（一）方剂的组成

方剂即治病的药方，一般由君药、臣药、佐药和使药构成。

1. 君药

方剂中针对主病或主证起主要治疗作用的药物称为君药。其药力为方中之首，是方剂中不可或缺的核心组成部分。

2. 臣药

臣药的作用包含两个方面：其一为辅助君药加强治疗主病或主证的效果；其二为针对兼病或兼证发挥主要治疗作用，其药力强度仅次于君药。

3. 佐药

佐药的作用可分为三类：第一类为佐助药，即协同君药、臣药增强疗效，或直接治疗次要兼证；第二类为佐制药，用于消除或缓和君药、臣药的毒性及峻烈之性；第三类为反佐药，即根据病情需要，选用与君药性味相反而能在治疗中形成协同效应的药物。

4. 使药

使药的功能主要体现在两个方面：其一为引经药，引导方中诸药直达病所；其二为调和药，发挥协调诸药性味及药效的作用。

（二）方剂组成变化

方剂的组成既有严格的原则性，又有极大的灵活性，临证组方时必须根据具体病情而灵活化裁。

1. 增减药味

药味增减可分为两种情况：其一为臣药的加减，由于改变了方剂的配伍关系，会导致全方功效发生显著变化。例如麻黄汤去除臣药桂枝后，发汗作用减弱，转化为治疗风寒犯肺所致咳喘的基础方剂；若在麻黄汤中加入白术作为臣药，则演变为具有发汗祛风寒湿邪功效的方剂。其二为佐使药的加减，适用于主证未变而次要兼证不同的病症，此类调整不会引起全方功效的实质性改变。例如银翘散作为治疗风热表证的代表方剂，若患者兼见口渴症状，提示热邪伤津，可加天花粉以生津止渴。

2. 增减药量

方剂的药物组成虽相同，但用量差异会导致配伍关系及功用主治发生相应变化。如小承气汤与厚朴三物汤虽药物组成相同，但前者重用大黄四两为君药，属攻下热结之剂，主治阳明腑实证；后者重用厚朴八两为君药，属行气消满之方，主治气滞型大便不通证。

（三）方剂剂型

剂型指方剂组成后，根据病情与药物特性制成的特定形态制剂。传统剂型包括汤剂、丸剂、散剂、膏剂、酒剂、丹剂，以及露剂、锭剂、条剂、线剂、搽剂等，现代制剂技术发展出片剂、颗粒剂、糖浆剂、口服液、胶囊剂、注射剂、气雾剂等多种新型剂型。现将常用剂型分述如下。

1. 汤剂

将药物饮片加水浸泡后煎煮规定时长，去渣滤取药液，通常供内服使用。该剂型具有吸收迅速、显效快的特点，尤其能够灵活调整配伍以适应证候变化，因而成为临床广泛使用的剂型。

2. 丸剂

丸剂是将药物饮片研为细末后，加入适宜黏合剂制成的圆形固体剂型。该剂型具有吸收缓慢、药效持久的特点，同时便于服用及携带，适用于慢性病、虚损性疾病的治疗，如十全大补丸等。在急症治疗领域亦有应用，如安宫牛黄丸等。现行常用丸剂类型包括蜜丸、水丸、糊丸与浓缩丸等。

3. 散剂

散剂是将药物经粉碎处理后混合均匀制成的粉末状制剂，可分为内服与外用两类。内服散剂依据粒径差异分为细粉与粗粉，细粉可直接冲服，如七厘散；粗粉可煎煮取汁服用，如银翘散等。外用散剂多用于患处外敷，可直接施于疮面或病变部位，如金黄散等；亦可用于咽喉部位吹入治疗，如冰硼散等。散剂具有吸收快、制备简便、便于携带及节约药材的特点。

4. 膏剂

膏剂是将药物饮片用水或植物油经煎煮后滤除药渣制成的半流体或固体形态制剂，可分为内服与外用两类。内服膏剂包含流浸膏、浸膏及煎膏三种类型；外用膏剂则分为软膏与硬膏两类。内服煎膏如枇杷膏等，外用软膏如三黄软膏等。

5. 丹剂

丹剂可分为内服与外用两类。内服丹剂虽以丹为名，实际多采用丸剂或散剂形式，如至宝丹等；外用丹剂则以特定矿物类药物经高温煅烧法制成，如红升丹等，多用于外科治疗。

6. 酒剂

酒剂又称药酒，是以酒为溶媒浸提药材成分，滤除药渣后制得的液体制剂，可供内服或外用。酒具有活血通络及增强药效的特性，常用于风湿痹痛、虚损调补及跌打损伤等证的治疗，如杜仲骨碎补酒等。

7. 露剂

露剂是以新鲜含挥发性成分的药材为原料，通过蒸馏工艺提取挥发性成分，经冷凝收集制得的具芳香特性的澄明液体。该剂型多用作饮品或药用制剂，如金银花露等。

8. 颗粒剂

颗粒剂是将药材提取物与适量赋形剂或部分药物细粉混合后，经制粒干燥工艺制成的干燥颗粒状制剂，使用时以开水冲调。该剂型具有起效快、服用便捷等特点，如感冒清热颗粒等。

临床应用时，同一方剂因剂型差异会产生作用强度与速率的区别。如理中丸与人参汤，两者虽组方配伍与剂量配比相同，然剂型选择差异显著：丸剂适用于虚寒证较轻者，其药力相对缓和；汤剂则针对虚寒证较重者，取汤剂以速治。

（四）常用方剂

1. 小青龙汤（《伤寒论》）

组成：麻黄9g、桂枝9g、干姜9g、细辛3g、五味子6g、白芍9g、半夏12g、甘草 6g。

用法：水煎，分二次服。

功能：解表散寒，温肺化饮。

主治：外感风寒，内停水饮证。症见恶寒发热、无汗咳嗽、痰多色白清稀，甚则喘息不得卧或肢面浮肿、口不渴、苔薄白而润、脉浮紧。

方解：本方为解表涤饮方剂。内有水饮者，一旦感受外寒，每致表寒引动内饮，水寒射肺则咳痰清稀，喘息胸满，甚则喘息不得平卧，待表邪得解，内饮得化，则诸症自愈。

2. 小柴胡汤（《伤寒论》）

组成：柴胡 9g、黄芩 9g、制半夏 6g、炙甘草 3g、生姜 3 片、大枣 3 枚、人参 6g。

用法：水煎服。

功能：和解表里，扶正祛邪。

主治：少阳证之寒热往来，胸胁苦满、不欲饮食、心烦呕恶、口苦咽干、目眩、耳聋、舌苔薄白、脉弦而数者。

方解：邪在表者宜汗，在里者宜下，而少阳病是邪在半表半里之间，故既不可汗，又不可下，只能用柴胡透达少阳半衰之邪，黄芩泄半里之热。二药配伍以解寒热往来、胸胁苦满、心烦等症。配半夏、生姜和胃降逆以止呕；配人参、甘草、大枣益气扶正祛邪；同时姜、枣相配，可以调和营卫。

3. 大承气汤（《伤寒论》）

组成：大黄 12g、厚朴 9g、枳实 9g、芒硝 12g。

用法：水煎服。

功能：峻下热结。

主治：肠胃燥热积滞。症见大便坚实不通，脘腹胀满，疼痛拒按，高热神昏，谵语，舌苔焦黄起刺，脉沉实有力；或热结旁流，下利清水臭秽，腹满胀痛不减，按之坚硬有块，口干舌燥，脉滑数。

方解：本方为泻下之峻剂，有通便泻热之功。方中以大黄苦寒泄热通便、荡涤肠胃为主药；辅以芒硝咸寒泻热，软坚润燥；因气滞不行而积滞难去，故佐以枳实、厚朴消痞除满、行气散结。四药合用，共奏峻下热结之效。对肠胃燥实、郁滞不通者，能承顺胃气下行，使塞者通、闭者畅，故名"承气"。

4. 五苓散（《伤寒论》）

组成：茯苓 9g、猪苓 9g、泽泻 12g、白术 9g、桂枝 6g。

用法：水煎服。

功能：利水渗湿，温阳化气。

主治：水湿内停所致水肿、泄泻、小便不利，以及痰饮病见咳嗽、吐痰清稀、眩晕心悸等。

方解：方中茯苓、猪苓、泽泻利水渗湿为主药；白术健脾运湿，与茯苓相伍增强健脾祛湿之效，为辅药；桂枝温阳化气以助膀胱气化，气化则水湿自去，为佐药。诸药合用，共奏利水渗湿、健脾运湿、温阳化气之效，故对水湿内停之证皆可治之。

5. 逍遥散（《太平惠民和剂局方》）

组成：柴胡 12g、白芍 12g、当归 12g、茯苓 12g、白术 12g、炙甘草 6g、薄荷 3g、生姜 3 片。

用法：水煎服。或共为散，每次 6g，生姜、薄荷少许煎汤冲服，每日 3 次。

功能：疏肝养血健脾。

主治：肝郁血虚脾弱所致两胁作痛、头痛目眩、口燥咽干、神疲食少，或月经不调、乳房胀痛，脉弦而虚者。

方解：柴胡疏肝解郁，当归、白芍养血柔肝，三药相伍，补肝体而助肝用，共为君药；白术、茯苓健脾和中，为臣药；佐以薄荷、生姜助本方疏散郁滞、条达肝气；炙甘草调和诸药，为使药。诸药合用，使肝郁得疏、血虚得补、脾弱得健，则诸症自除。

第三节　中医药数据的特点及应用

伴随大数据时代的深入发展，为深度发掘中医药宝库资源，健全中医药现代化评价体系，强化中医药信息网络系统研究，运用信息技术实现中医药大数据的融合、集成与智能决策已成为促进中医药现代化发展的重要技术支撑。面对中医药领域海量复杂的多源数据体系，人工智能算法为中医药信息的分析处理提供了科学工具，其通过对庞杂数据的深度挖掘与系统整合，可实现中医药信息资源的优化配置与有效利用。该技术已广泛应用于中医药研究的多个层面，如运用机器学习算法（包括聚类分析、分类建模、预测推演等），对中药新药研发、方剂配伍规律、作用机制解析、活性成分辨识及组效关系探究等关键领域开展系统性研究。

一、中医药数据的特点

人工智能算法在中医药领域的应用尚处于起步阶段。医疗卫生系统本身具有复杂性和动态变化的双重特性，加之中医药学作为一门验证性科学，其技术体系具有显著的实践性、实验性和经验性特征。这使中医药领域的数据挖掘与分析既具有独特性，又展现出显著的应用价值和广阔的发展前景。中医药学信息资源完整记录了医疗过程、医患互动、中药学研究与应用的全维度数据，既包含临床诊疗信息，又涵盖科研分析数据，充分体现了中医药学科的系统特性。这些信息具有数据形态的多态性（涵盖数值、影像、信号、文本等类型）、信息完整性不足（既包括疾病表征的客观缺失，也涉及主观描述的不完整）、显著时效性、系统复杂性和信息冗余性特征。加之其数理特征较弱、规范化程度不足，以及医患信息不对称和涉及伦理法律问题较多等现实因素，共同构成了中医药数据挖掘的特殊性。

由于中医药数据来源广泛且体量庞大，常包含模糊信息、噪声干扰和冗余数据，这要求在进行数据挖掘时需要采用专门的技术方法。如通过数据预处理实现信息清洗与过滤，确保数据质量；运用信息融合技术实现多模态数据的属性趋同或一致，从而进行综合；针对中医药数据库类型多样、覆盖面广、信息量大的特点，为确保挖掘效率，相关算法应具备良好的容错机制和稳健性；同时，如何保证挖掘结果的准确性、可靠性和科学性，有效控制挖掘风险，是决定其能否为医疗实践和管理决策提供有效支持、实现实际应用价值的关键所在。

中医药数据按照文本属性分类可分为数值型、文本型、符号型和图像型四类。如9g（中药剂量）、30mL（溶剂体积）、5.6%（成分质量百分比）等属于数值型数据；黄芪（中药名称）、乌头碱（化学成分名）、痰多稀白（中医证候特征）等属于文本型数据；IL-6（中药作用靶点）、NF-κB（信号通路名称）、$C_{14}H_{14}O_4$（化合物分子式）等属于符号型数据；此外还有舌诊图像、中药指纹图谱、植物结构图及各类知识图谱等图像型数据。中医药数据的特点主要体现在 4 个方面：其一为数据体量庞大，涵盖中药材基源鉴定、方剂配伍、临床诊疗、实验研究等多元领域；其二为数据形态多样，包含结构化数值、非结构化文本、图形图像等多模态形式；其三为数据来源广泛，既包含医院电子病历系统、科研机构实验数据库，也涉及互联网健康平台等新型数据源；其四为数据维度丰富，在单一样本中常整合理化性质、生物活性、临床疗效等多层次信息，支持多维度的关联分析与知识发现。

二、中医药数据的应用

中医药数据不仅能够为临床研究提供支撑，协助科研思路构建与研究主题遴选，更能通过系统化数据处理与结果解析，构建专业数据库以开展深度分析，从而更精准地揭示疾病传变规律与中药作用机理。这些数据在前瞻性研究中展现出重要价值，既可辅助医师评估不同疗法对恶性肿瘤的疗效差异及不良反应特征，又能通过回顾性研究解析疾病发展轨迹与干预效果关联性。研究过程中，数据还可用于多维度疗效评估，包括不同地域环境、人群特征对治疗方案的响应差异，为临床实践优化和科研方向选择提供实证依据。基于数据驱动的诊疗决策，医师可根据患者个体特征选择更适宜的治疗方案，在控制病情的同时，兼顾生存质量提升与预后改善。此外，动态数据监测系统可实时追踪疾病进展与患者健康状态演变，为个性化健康管理提供技术支持。值得注意的是，中医药数据的应用范畴已突破临床诊疗边界，在基础研究领域同样具有重要价值。中医药数据的应用方向主要包括以下几个层面。

（一）建立专题数据库

专题数据库为疾病诊断和治疗提供有力的支持，使医药研究人员能够便捷地检索相关信息，食药物质安全性专题数据库首页如图 2-1 所示。数据库管理系统需要采用高效的存储算法，以便有效提高数据存储效率，从而保障数据检索的速度和精度。同时，利用先进的检索算法，可以快速实现数据查询和搜索操作，从而有效满足用户的多维度需求。收集到的大规模数据往往具有高度异质性，因此需要进行分类整理，以去除无关的信息，并确保数据的准确性和完整性。在整理数据的过程中，可以借助人工智能技术，提升数据处理效率和结果可信度。在确保数据质量和溯源性的前提下，可基于临床反馈和用户需求，对数据库架构进行迭代优化。根据中医疾病分类标准，可按疾病的类型、中医证型、治疗方式、预后等方面，结合患者的年龄、性别、体重、身高、病程、转移特征、生存状态等临床参数进行多模态数据存储，以便更高效地实现数据的知识化管理和临床应用。

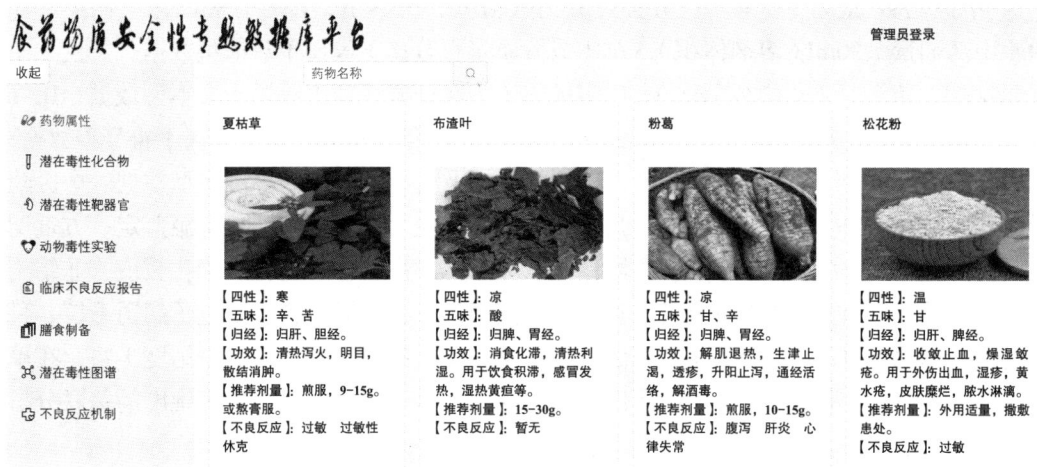

图 2-1 食药物质安全性专题数据库首页

（二）探究方剂配伍规律

对中医方剂数据进行挖掘，可从多维角度展示方剂配伍规律，有助于总结中医诊治疾病的经验。肾虚中医方剂配伍规律的关联规则图如图 2-2 所示。通过数据挖掘算法，可对药物进行合理分类，并为药物在方剂中地位的确立提供依据，进而分析药物间的关联性，包括单一病证下药物间的关联性及多病证下药物间的关联性，同时探究同种药物对应病证间的关联规则，最终确定药物的最适应病证。如通过对喉癌中药方剂的挖掘研

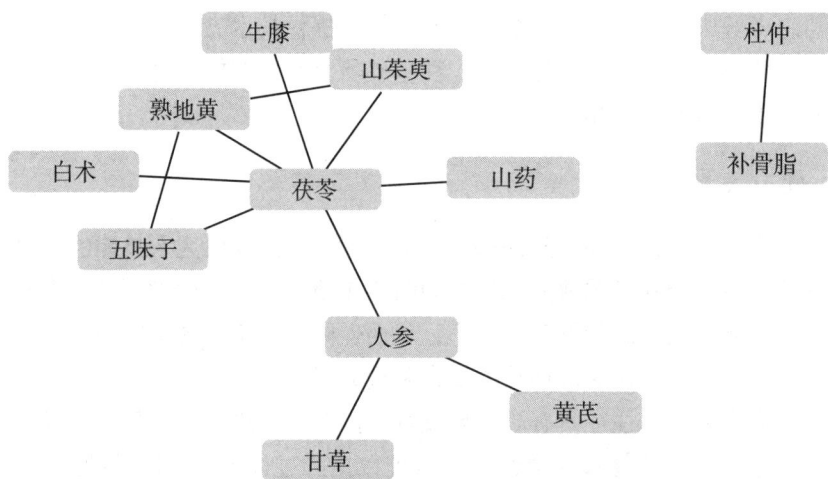

图 2-2 肾虚中医方剂配伍规律的关联规则图

究发现，中医治疗喉癌的核心用药规律以清热解毒药为主，金荞麦、锦灯笼、重楼、蛇莓、龙葵等作为重要道地药材，在喉癌治疗中具有显著疗效，可为喉癌中医诊疗及中成药研发提供参考；对卵巢癌中药方剂的挖掘研究表明，中医药治疗卵巢癌以补虚扶正为核心，但有毒中药因安全剂量范围较窄，现代医家对其应用仍存在局限，可通过古代方剂数据挖掘研究有毒中药的配伍规律或炮制方法，开展效－毒安全性研究，这对恶性肿瘤新药研发具有重要意义；对胰腺癌中药方剂的研究显示，其治疗以补虚、清热、活血化瘀为主，配合补气养血形成消补兼施之法，从而达到抑癌止痛效果；通过对乳腺癌中药方剂的挖掘研究，可明确柴胡－郁金药对在乳腺癌治疗中的用药规律，且不同分期核心药物的应用存在显著差异。癌病方剂配伍规律的研究能充分发挥中医理论在癌病治疗中的优势，对癌病治疗和病痛缓解具有重要指导意义。

（三）疾病预测模型

对中医疾病方剂数据进行挖掘，需对医案中的临床表现、治法、方药等信息进行规范抽取，并采用机器学习方法建立疾病分型症状与中医方药功用之间的预测模型。通过预测结果分析疾病分型与方药功用的关联关系，最终构建基于中医症状的方药功用预测分析模型（图2-3）。如利用随机森林和循环神经网络对大肠癌病例数据进行证候辨证分型和病机量化赋值，建立大肠癌中医证候分类模型，通过对比特征优化前后的分类效果提出模型分类策略；运用随机森林、梯度提升树、逻辑回归及支持向量机等机器学习

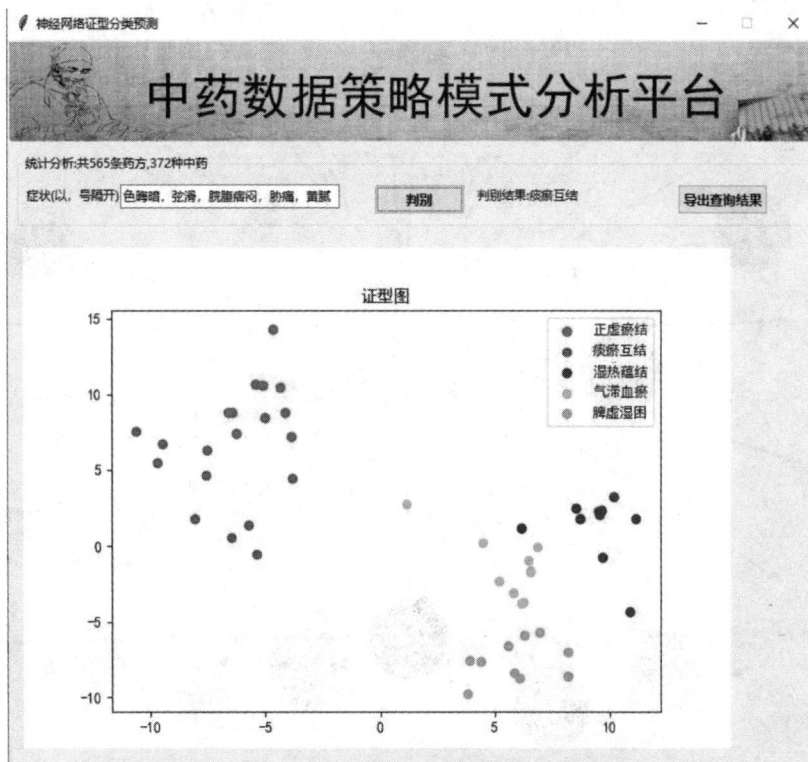

图2-3 基于中医症状的方药功用预测分析模型

算法，构建肝癌中医预后模型及中西医结合预后模型，探索适合我国肝癌患者特点的中医药主导多模式治疗预后模型；结合深度神经网络与大规模生物医学数据，构建高效、快速、精准且不受药物数量限制的协同抗肿瘤多药组合深度学习预测模型，为特定肿瘤细胞筛选最优抗肿瘤药物组合。

经机器学习模型处理后的病历数据精度更高，更贴合临床实际。所建模型数据处理更精细、结果更准确、时效性更强，不仅为癌病临床诊疗提供可靠依据，也为中医辨证论治规律研究提供有效参考。

（四）中药智能推荐系统

随着人工智能技术的发展，中医药领域已广泛运用深度学习技术挖掘临床诊疗案例经验，为医师提供辅助决策支持及中药方剂推荐，有效提升了中医临床诊疗质量和效率。在万维网（Web）检索及通用领域，已构建多个大规模知识图谱库，包括中药知识图谱（"山药－体质－证候"知识图谱如图 2-4 所示）、方剂知识图谱及养生知识图谱

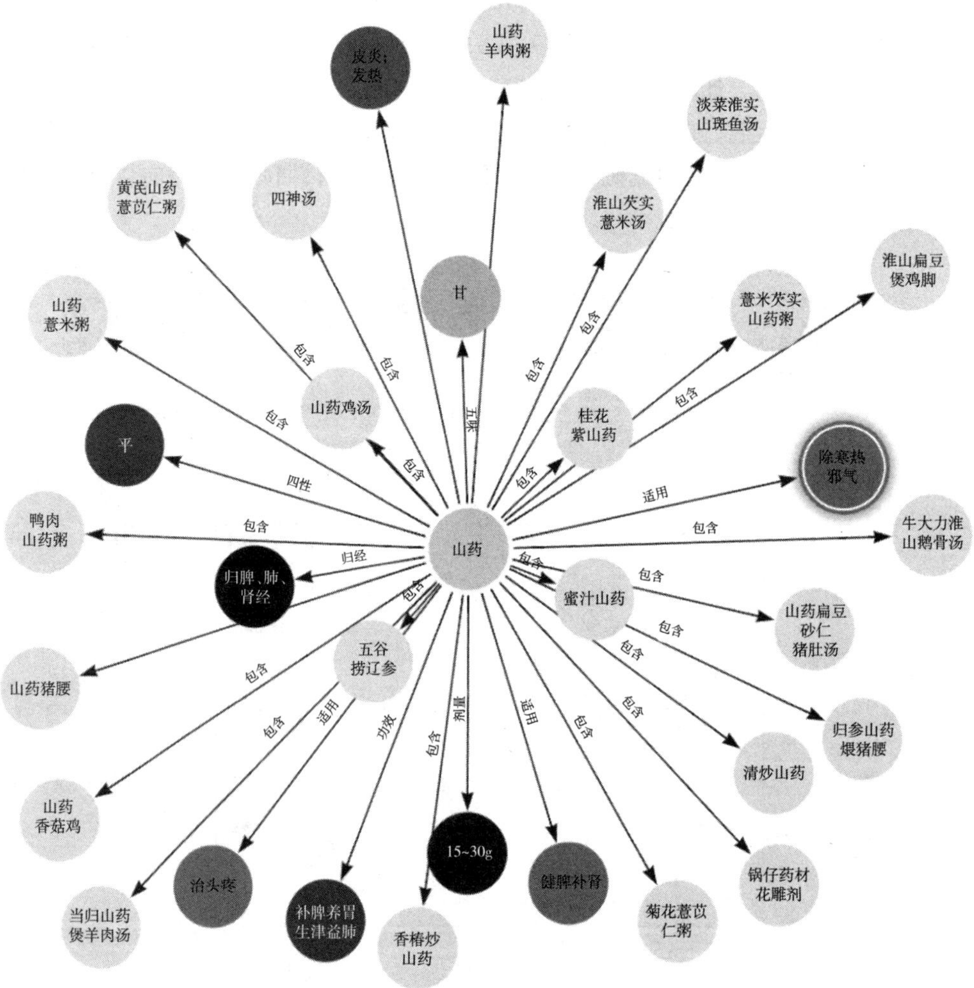

图 2-4　"山药－体质－证候"知识图谱

等，为知识发现与中药决策服务提供了技术支持。有研究团队基于中医舌诊理论，构建以"理、法、方、药"为核心的中医舌诊知识图谱，为肿瘤舌诊中药推荐模型提供"舌象－药物"特征关联分析。另有研究通过基因本体论（Gene Ontology）功能富集分析和蛋白质相互作用网络（protein–protein interaction network）筛选关键靶点基因，结合药物数据库进行化学药物与中药功效的匹配推荐。此外，基于肿瘤中医证候特征建立的方药功用预测分析模型，可输出适配度较高的方剂组合及其功效建议。

随着计算机技术的快速发展，采用人工智能算法从中医药领域庞大而复杂的数据中挖掘知识，具有显著的应用价值和发展前景，但同时也是极具挑战性的研究课题。中医药数据挖掘是计算机技术、人工智能、数学与统计学同中医药学交叉融合的产物，是面向中医药信息数据库进行知识提取的过程，是中医药服务整体决策科学化的重要组成部分。由于中医药数据挖掘对象具有广泛性特征，算法需要实现高效知识提取，决策建议需满足更高准确性要求，加之现有中医药信息数据库在数据结构完整性和标准化方面仍存在提升空间，这些都需要计算机科学、数学、统计学及中医药研究人员的多学科协作，从而在信息融合技术、算法效率优化、知识获取准确性等关键领域实现突破。随着人工智能算法的广泛应用、算法模型的持续改进及相关软件系统的开发完善，人工智能技术在中医药领域的应用将不断深化拓展，有望产生显著的社会效益与经济效益。

思考题

1. 哪些医学典籍的问世，标志了中医理论的基本确立？
2. 中医理论体系的特点是什么？简述其内容。
3. 何为阴阳？阴阳学说的基本特点有哪些？
4. 请概括中医药信息数据的特点。
5. 请简述大数据背景下中医药信息化建设的必要性。

第三章 人工智能技术基础 ▷▷▷▷

人工智能作为跨学科研究领域，融合了计算机科学、数学、统计学等多学科理论与技术体系，其技术特征体现在能够处理语言、图像、音频等多模态数据并实现有效信息提取。数学理论体系、计算机程序开发及算法设计构成人工智能技术的核心基础，这些学科要素的协同发展持续推动着该领域的技术进步与应用拓展。本章将系统阐述线性代数、概率论、数理统计及编程技术等基础理论知识，旨在为读者构建人工智能技术领域的知识框架提供必要支撑。

第一节 数学基础

一、线性代数

线性代数在人工智能领域具有基础性支撑作用，其理论体系以向量、向量空间（又称"线性空间"）、线性变换及有限维线性方程组为核心研究对象。在机器学习及深度学习技术实现过程中，矩阵运算、特征值分解与奇异值分解等数学工具具有重要应用价值。本部分将重点解析线性代数的基本定义与核心理论框架，致力于为读者构建系统化的知识体系。

（一）向量与向量运算

向量作为线性代数的基本数学对象，主要用于表征具有方向与模长的物理量，其标准表示法采用小写字母加箭头符号（如$\vec{x}$），在解析几何中则常采用坐标表示形式 [如 $\vec{x} = (x_1, x_2, x_3, ..., x_n)$]。假设向量$\vec{a} = (a_1, a_2, a_3)$、向量$\vec{b} = (b_1, b_2, b_3)$ 与常数 C，则向量的运算如下。

1. 向量加法

向量间对应分量相加（式 3-1）。

$$\vec{a} + \vec{b} = (a_1 + b_1, a_2 + b_2, a_3 + b_3) \tag{3-1}$$

2. 向量减法

向量间对应分量相减（式 3-2）。

$$\vec{a} - \vec{b} = (a_1 - b_1, a_2 - b_2, a_3 - b_3) \tag{3-2}$$

3. 向量数乘

常数与向量的乘积，用于向量的缩放（式 3-3）。

$$C \cdot \vec{a} = (C \cdot a_1, C \cdot a_2, C \cdot a_3) \tag{3-3}$$

4. 向量点积

两个向量的点积是将它们的对应分量相乘，然后将结果相加（式 3-4）。

$$\vec{a} \cdot \vec{b} = a_1 \cdot b_1 + a_2 \cdot b_2 + a_3 \cdot b_3 \tag{3-4}$$

注意，两个向量的点积结果是标量。

5. 向量叉积

两个向量的叉积是一个新的向量，它垂直于原来的两个向量。叉积的模等于两个向量长度的乘积与它们之间夹角的正弦的乘积（式 3-5）。叉积的方向由右手定则确定。

$$\vec{a} \times \vec{b} = \begin{bmatrix} \vec{i} & \vec{j} & \vec{k} \\ a_1 & a_2 & a_3 \\ b_1 & b_2 & b_3 \end{bmatrix} = (a_2 b_3 - a_3 b_2)\vec{i} - (a_1 b_3 - a_3 b_1)\vec{j} + (a_1 b_2 - a_2 b_1)\vec{k} \tag{3-5}$$

在人工智能技术实现过程中，向量作为基础数学工具，主要应用于高维数据特征表征及文本嵌入表示等场景。基于向量空间运算技术，可对数据集实施加权处理、线性组合等数学操作，这些方法为机器学习算法模型的参数优化与特征提取提供了数学基础支撑。

例1：给定向量 $\vec{a} = [1,2,3]$ 和 $\vec{b} = [5,6,7]$，计算它们的点积。

解：$\vec{a} \cdot \vec{b} = 1 \times 5 + 2 \times 6 + 3 \times 7 = 5 + 12 + 21 = 38$

（二）矩阵与矩阵运算

矩阵作为线性代数的重要数学结构，本质上是向量在矩形阵列中的有序排列，其元素由复数或实数构成，标准表示法采用大写字母（如 A）。若给定矩阵 A、B 及常数 C_0，则矩阵的运算如下。

1. 矩阵加法

矩阵间对应分量相加（式 3-6）。

$$A + B = \begin{bmatrix} a_{11} + b_{11} & a_{12} + b_{12} & a_{13} + b_{13} \\ a_{21} + b_{21} & a_{22} + b_{22} & a_{23} + b_{23} \\ a_{31} + b_{31} & a_{32} + b_{32} & a_{33} + b_{33} \end{bmatrix} \tag{3-6}$$

注意：这两个矩阵的大小相同。

2. 矩阵减法

矩阵间对应分量相减（式 3-7）。

$$A-B=\begin{bmatrix} a_{11}-b_{11} & a_{12}-b_{12} & a_{13}-b_{13} \\ a_{21}-b_{21} & a_{22}-b_{22} & a_{23}-b_{23} \\ a_{31}-b_{31} & a_{32}-b_{32} & a_{33}-b_{33} \end{bmatrix} \qquad （3-7）$$

注意：这两个矩阵的大小相同。

3. 矩阵数乘

矩阵数乘是常数与矩阵的乘积（式3-8）。

$$C_0A=\begin{bmatrix} C_0a_{11} & C_0a_{12} & C_0a_{13} \\ C_0a_{21} & C_0a_{22} & C_0a_{23} \\ C_0a_{31} & C_0a_{32} & C_0a_{33} \end{bmatrix} \qquad （3-8）$$

4. 矩阵乘法

设 A 是 m×p 的矩阵，B 是 p×n 的矩阵，那么 m×n 的矩阵 C 称为矩阵 A 与 B 的乘积，记作 $C=AB$，如 A 的大小是 3×3，B 的大小是 3×2，见式3-9。其中，矩阵 C 的第 i 行第 j 列元素等于矩阵 A 的第 i 行元素与矩阵 B 的第 j 列对应元素乘积之和，见式3-10。

$$AB=\begin{bmatrix} a_{11} & a_{12} & a_{13} \\ a_{21} & a_{22} & a_{23} \\ a_{31} & a_{32} & a_{33} \end{bmatrix}*\begin{bmatrix} b_{11} & b_{12} \\ b_{21} & b_{22} \\ b_{31} & b_{32} \end{bmatrix}=\begin{bmatrix} c_{11} & c_{12} \\ c_{21} & c_{22} \\ c_{31} & c_{32} \end{bmatrix} \qquad （3-9）$$

$$C_{ij}=\sum_{x=1}^{p} a_{ix}b_{xj} \qquad （3-10）$$

5. 矩阵转置

将矩阵 A 的行与列互换，得到的新矩阵称为 A 的转置矩阵，记作 A^T。转置后的关系满足 $(A^T)_{ij}=A_{ji}$。其中，i 与 j 分别是矩阵 A 行与列的序号。

例2：矩阵 $A=\begin{bmatrix} 1 & 2 \\ 3 & 4 \end{bmatrix}$，$B=\begin{bmatrix} 1 & 0 \\ 0 & 1 \end{bmatrix}$，计算 AB 和 A^T。

解：$AB=\begin{bmatrix} 1*1+2*0 & 1*0+2*1 \\ 3*1+4*0 & 3*0+4*1 \end{bmatrix}=\begin{bmatrix} 1 & 2 \\ 3 & 4 \end{bmatrix}$

$A^T=\begin{bmatrix} 1 & 3 \\ 2 & 4 \end{bmatrix}$

6. 逆矩阵

对于 n 阶方阵 A，若存在同阶方阵 B 满足 $AB=BA=I$（I 表示单位矩阵），则称矩阵 A 具有可逆性，此时矩阵 B 定义为 A 的逆矩阵，记作 A^{-1}（$B=A^{-1}$）。

7. 行列式

行列式是方阵的一个重要数值特征，记作 $|A|$ 或 $\det(A)$，行列式公式见式3-11。

$$|A|=\sum (-1)^k a_{1k_1}a_{2k_2}...a_{nk_n} \qquad （3-11）$$

其中 A 的大小为 $n×n$，k_1，k_2，$\cdots$，k_n 是将序列1，2，$\cdots$，n 的元素次序交换 k 次

所得到的一个序列，Σ 表示对 k_1，k_2，$\cdots$，k_n 遍历 1，2，$\cdots$，n 的一切排列求和。

8. 特征值与特征向量

对于 n 阶方阵 A，若存在非零向量 v 及标量 λ（实数或复数）满足 $Av = \lambda v$，则称 λ 为矩阵 A 的特征值，向量 v 称为对应于 λ 的特征向量。

例3：给定矩阵 $A = \begin{bmatrix} 3 & 1 \\ 1 & 3 \end{bmatrix}$，求其特征值和特征向量。

解：特征方程如下。

$$|\lambda I - A| = \begin{vmatrix} \lambda - 3 & -1 \\ -1 & \lambda - 3 \end{vmatrix} = (\lambda - 3)^2 - 1$$

$$\lambda^2 - 6\lambda + 8 = 0$$

$$(\lambda - 2)(\lambda - 4) = 0$$

特征值 $\lambda_1 = 2$，$\lambda_2 = 4$。

对于 $\lambda_1 = 2$，解 $(A - 2I)x_1 = \begin{bmatrix} 1 & 1 \\ 1 & 1 \end{bmatrix} x_1 = 0$，得特征向量 $x_1 = \begin{bmatrix} -1 \\ 1 \end{bmatrix}$。

对于 $\lambda_2 = 2$，解 $(A - 4I)x_2 = \begin{bmatrix} -1 & 1 \\ 1 & -1 \end{bmatrix} x_2 = 0$，得特征向量 $x_2 = \begin{bmatrix} 1 \\ 1 \end{bmatrix}$。

9. 其他运算

在基础运算体系之外，矩阵运算还包含幂运算、特征分析（含特征值与特征向量）及奇异值分解等深度运算方法，这些方法在矩阵理论构建与工程实践领域具有重要理论价值与实践意义。

（三）向量空间与线性变换

向量空间指满足向量加法与标量乘法封闭性的向量集合。线性变换特指保持向量空间线性结构的映射关系，即满足线性组合保持性质的数学变换。在人工智能技术实现中，线性变换方法被广泛应用于数据降维处理与特征工程构建，典型应用包括主成分分析（principal component analysis，PCA）及奇异值分解（singular value decomposition，SVD）等算法。

线性代数对人工智能技术发展具有重要理论支撑作用，其不仅为机器学习算法与模型架构提供数学基础，更在技术演进过程中产生持续影响。通过向量空间理论、矩阵运算体系及线性变换原理等数学工具，构建了人工智能系统的核心数学框架。在机器学习实践领域，线性代数方法被系统应用于线性回归模型、逻辑回归分类器、支持向量机等经典算法的构建与训练过程，同时支持神经网络的前向传播计算与反向传播优化机制。深度学习技术体系中的多维数据处理，尤其依赖矩阵运算与线性变换实现计算加速与算法优化。在计算机视觉、自然语言处理及数据挖掘等应用场景中，线性代数方法为图像特征提取、语义向量表示及高维数据分析等关键技术提供数学支撑，有效促进了人工智能技术的工程化应用。作为人工智能领域的基础数学工具，线性代数的持续研究与应用深化将持续推动相关技术的创新发展。

二、概率论

概率论是人工智能领域中的重要组成部分，为有效应对不确定性与随机性挑战提供了坚实的数学工具支撑。在人工智能研究中，特别是在机器学习与数据挖掘等关键领域，概率论被深入且广泛地应用于模型的构建、参数的优化估计及不确定性推理的系统化处理，典型应用包括马尔可夫链、隐马尔可夫模型、朴素贝叶斯分类器及蒙特卡洛模拟算法等。本部分旨在系统阐述概率论的基本概念与核心原理，为读者构建完整的理论框架基础，从而能够更加全面深入地理解和掌握其在人工智能领域的实际应用与技术实现。

（一）概率论的基本概念

1. 随机事件与样本空间

在随机试验中，将可能发生的某个结果或其集合称为随机事件，而将所有可能结果的集合称为样本空间。例如，在投掷一枚六面体骰子的试验中，每个基本结果（1，2，…，6）为一个基本事件，所有基本事件构成的集合则构成该试验的样本空间。

2. 概率的定义与性质

概率是描述随机事件发生可能性程度的量化指标，其取值介于 0 和 1 之间。概率具有以下性质。

（1）非负性　对于事件 A，$P(A) \geq 0$。

（2）规范性　对于样本空间 S，$P(S) = 1$。

（3）可加性　对于任意两个互斥事件 A 和 B，$P(A) + P(B) = 1$。

3. 条件概率与独立性

（1）条件概率　指在某一事件 B 已发生的条件下，事件 A 发生的概率，用 $P(A|B)$ 表示。其计算公式如式 3-12。

$$P(A \mid B) = \frac{P(AB)}{P(B)} \tag{3-12}$$

其中，$P(AB)$ 表示事件 A 与 B 同时发生的概率（又称联合概率），$P(B)$ 表示事件 B 发生的概率。

（2）独立性　若两个事件 A 与 B 互不影响，满足 $P(AB) = P(A)P(B)$，则称事件 A 和 B 相互独立。独立性的本质特征在于任一事件的发生概率不改变另一事件的发生概率。该性质在现实问题中具有广泛应用，如连续抛掷两枚质地均匀的硬币时，第一次抛掷结果与第二次抛掷结果相互独立。

4. 贝叶斯公式

在已知结果 A 的条件下，反推原因 B 的概率（式 3-13）。

$$P(A \mid B) = \frac{P(B \mid A)P(B)}{P(B)} \tag{3-13}$$

其中，$P(A|B)$ 表示在事件 B 发生的情况下，发生事件 A 的概率（又称后验概率），$P(B|A)$ 表示在事件 A 发生的情况下，发生事件 B 的概率（又称似概率），$P(B)$ 表示事件 B 发生的概率。

例 4：设两台车床加工同类型零件共计 100 件，具体加工数据：①第一台车床产量：合格品 30 件，次品 5 件；②第二台车床产量：合格品与次品合计 65 件（具体质量分布未知）。定义随机事件 A 为"从全部产品中随机抽取一件为合格品"，事件 B 为"随机抽取的产品产自第一台车床"。

求：$P(A)$，$P(B)$，$P(AB)$，$P(A|B)$。

解：$P(A) = \dfrac{30 + 65}{100} = 0.95$

$P(B) = \dfrac{30 + 5}{100} = 0.35$

$P(AB) = \dfrac{30}{100} = 0.3$

$P(A|B) = \dfrac{P(AB)}{P(B)} = \dfrac{0.3}{0.35} = \dfrac{6}{7}$

5. 随机变量与分布

随机变量是定义在样本空间上的实值函数，用于量化和描述随机事件的结果。根据取值范围的不同，随机变量可分为两大类：离散型随机变量和连续型随机变量。离散型随机变量的取值为有限个或可列无穷多个，如投掷骰子的点数；而连续型随机变量的取值则为某个区间内的任意实数，如人体的身高、体重等，这些量值可在连续范围内变化。

在准确描述随机变量的分布特性时，通常采用分布函数或概率密度函数作为分析工具。具体来说，对于离散型随机变量，通常使用概率分布表或概率质量函数来阐述其概率分布特征；对于连续型随机变量，则通过分布函数或概率密度函数来完整表征其概率分布规律。需要强调的是，连续型随机变量的概率密度函数在某一区间上的积分值，等于该区间内随机变量取值的概率，这一数学特性为实际应用提供了理论基础。

6. 常见的分布

在概率论中，存在多种典型概率分布，包括二项分布、泊松分布、正态分布等。这些分布在人工智能领域具有重要应用价值。如在二分类问题建模中，通常假设正负样本的生成机制遵循伯努利分布；在自然语言处理领域，词频统计常采用泊松分布进行建模分析；而在深度学习框架中，诸多激活函数与损失函数的设计均基于正态分布的数学特性。

（二）随机变量的数字特征

1. 期望

期望是随机变量取值的概率加权平均值，用于表征随机变量的集中趋势。对于离散型随机变量 X，其期望 $E(X)$ 的定义如式 3-14 所示；对于连续型随机变量 X，其期望

$E(X)$ 的定义如式 3–15 所示。

$$E(X) = \sum_{i=1}^{n} x_i \cdot p(x_i) \qquad (3\text{--}14)$$

其中，x_i是随机变量 X 可能的值，$p(x_i)$ 则是x_i对应的概率。

$$E(X) = \int_{-\infty}^{\infty} |x \cdot f(x)| \, dx \qquad (3\text{--}15)$$

其中，$f(x)$是随机变量 X 对应的概率密度函数。

2. 方差

方差是随机变量 X 与其期望 $E(X)$ 之差的平方的期望，用于描述随机变量的离散程度（式 3–16）。

$$Var(X) = E\left[(X - E(X))^2\right] \qquad (3\text{--}16)$$

3. 协方差

协方差是度量两个随机变量 X 与 Y 之间线性相关程度统计指标。该统计量表征当一个变量发生偏离时，另一变量协同变化的趋势。协方差的计算结果可为正数、负数或零，分别反映两变量间存在正向线性关联、负向线性关联或无线性相关性。协方差的表达式如式 3–17 所示。

$$\begin{aligned} Cov(X,Y) &= E\left[X - E(X)\right]E\left[Y - E(Y)\right] \\ &= E(XY) - E(X)E(Y) \end{aligned} \qquad (3\text{--}17)$$

4. 相关系数

相关系数是协方差与两随机变量标准差乘积的比值，用于量化表征随机变量 X 与 Y 间的线性关联强度。当该系数绝对值趋近于 1 时，表明变量间存在较强的线性关联；当绝对值趋近于 0 时，则反映变量间线性关联程度较低。相关系数的表达式如式 3–18 所示。

$$r_{(x,y)} = \frac{Cov(X,Y)}{\sqrt{D(X)}\sqrt{D(Y)}} \qquad (3\text{--}18)$$

其中，$Cov(X, Y)$ 表示 X 和 Y 的协方差，$D(X)$ 和 $D(Y)$ 分别是 X 和 Y 的方差。

概率论在人工智能领域具有重要基础性地位，为处理复杂不确定性问题、优化决策过程及构建高效算法奠定了数学基础。作为处理不确定性与随机性的核心数学工具，概率论为人工智能系统构建了坚实的理论框架。在机器学习领域，概率论广泛应用于数据不确定性建模、决策过程优化、预测模型构建及模型性能评估等关键环节。基于贝叶斯定理、马尔可夫决策过程等核心理论，概率论使机器学习算法在复杂不确定环境下能够实现更高精度的鲁棒决策。此外，概率论有效推动了自然语言处理与计算机视觉等关键领域的技术突破，促进了人工智能技术的广泛应用。总体而言，概率论作为人工智能技术的基础理论支撑，为其多领域纵深发展提供了持续的理论支持。

三、数理统计

数理统计是建立在概率论基础上的应用数学分支，主要研究随机现象大规模观测数据中呈现的统计规律。该学科体系通常包含描述统计学与推断统计学两大核心组成部分。在人工智能领域，数理统计不仅为揭示数据内在规律提供方法论支撑，还能构建有效预测模型，更可为不确定性环境下的智能决策提供量化分析框架。

（一）数理统计的基本概念

1. 总体与样本

总体是指研究目标所涉及的全体观测对象构成的完整群体，样本则是通过科学抽样方法从总体中选取的具有代表性的观测数据子集。在实际研究过程中，由于客观条件限制往往难以获得总体全部数据，此时可借助样本数据的统计分析来推断总体特征，这种由局部推及整体的方法论构成了统计推断的理论基础。

2. 参数与统计量

参数是描述总体特征的量化指标，统计量则是反映样本特征的数字特征。总体参数通常属于未知待估量，而样本统计量可基于样本观测数据计算得出，这种参数估计过程构成了统计推断的核心内容。

3. 抽样分布

统计量的抽样分布指通过重复抽样方法获取样本并计算相应统计量时，该统计量所有可能取值的概率分布。

4. 点估计与区间估计

点估计是对参数的单一估计值，如样本均值或样本比例；区间估计是对参数的估计范围，如置信区间。

5. 大数定律与中心极限定理

（1）大数定律　随着样本量的增加，样本的平均值依概率收敛于总体的期望值。

（2）中心极限定理　在满足独立同分布的条件下，大量相互独立的随机变量之和经标准化后，其分布近似于标准正态分布。

（二）数理统计的主要假设检验方法

假设检验是统计学领域中一种重要的统计推断方法，旨在判断样本与样本之间、样本与总体之间的差异是由抽样误差引起，还是存在本质性差异。其基本原理在于，首先针对总体参数提出明确的统计假设，继而通过抽样数据构建检验统计量，对预先设定的假设进行验证，最终依据小概率原理做出接受或拒绝原假设的决策。

1. Z 检验

Z 检验是基于正态分布理论的参数检验方法，用于检验单个样本的平均数与已知总体均值是否存在统计学差异，或比较两个独立样本均值间的统计学差异。Z 检验主要用于大样本（通常不少于 30）且样本数据满足正态分布或接近正态分布的情形，验证样本均值与总体均值或两个样本均值之间的差异是否显著。若 Z 值的绝对值小于或等于标准正态分布表中对应显著性水平（如 0.05 或 0.01）的临界值时，则接受原假设，认为两个样本均值之间不存在差异，或样本均值与总体均值之间不存在显著性差异；若 Z 值的绝对值大于标准正态分布表中对应显著性水平（如 0.05 或 0.01）的临界值时，则拒绝原假设，认为两个样本均值之间存在差异，或样本均值与总体均值之间存在显著性差异。单样本 Z 检验与双独立样本 Z 检验的计算公式分别见式 3-19 与式 3-20。

$$Z = \frac{\bar{x} - u_0}{\frac{\sigma}{\sqrt{n}}} \tag{3-19}$$

其中，$\bar{x}$ 表示样本均值，u_0 为总体均值，σ 为总体标准差，n 为样本数量。

$$Z = \frac{(\bar{x}_1 - \bar{x}_2) - (u_1 - u_2)}{\sqrt{\frac{\sigma^2}{n_1} + \frac{\sigma^2}{n_2}}} \tag{3-20}$$

其中，$\bar{x}_1$ 和 $\bar{x}_2$ 分别为两个样本的均值，u_1 和 u_2 分别为两个总体的均值，σ 为共同的总体标准差，n_1 和 n_2 分别为两个样本的数量。

2. t 检验

t 检验是用于比较样本均值与特定总体均值或两个独立样本均值之间差异是否具有统计学意义的方法。当计算所得 t 值对应的 P 值小于预先设定的显著性水平（如 0.05 或 0.01）时，应拒绝原假设，判定组间均值存在显著差异；当 P 值大于等于显著性水平时，则接受原假设，认为组间均值差异无统计学意义。该方法主要适用于总体标准差未知且样本量较小（通常样本量 < 30）的研究场景。单样本 t 检验与双独立样本 t 检验的计算公式分别见式 3-21 与式 3-22。

$$t = \frac{\bar{x} - u_0}{S\sqrt{n}} \tag{3-21}$$

其中，$\bar{x}$ 表示样本均值，u_0 为总体均值，S 为样本标准差，n 为样本数量。

$$t = \frac{(\bar{x}_1 - \bar{x}_2)}{\sqrt{\frac{S_1^2}{n_1} + \frac{S_1^2}{n_2}}} \tag{3-22}$$

其中，$\bar{x}_1$ 和 $\bar{x}_2$ 分别为两个样本的均值，S_1 和 S_2 分别为两个样本的标准差，n_1 和 n_2 分别为两个样本的数量。

例 5：某中药研究所为评估新型中药制剂对高血压的干预效果，采用自身对照研究设计，纳入 9 例原发性高血压患者作为受试对象。所有受试者分别在治疗前及连续服药 1 个月后进行血压测量（以舒张压为观测指标）。表 3-1 呈现了 9 例受试者治疗前后舒张压测量值（单位：mmHg）。请采用配对样本 t 检验方法，通过分析治疗前后血压变化的统计学意义，评估该中药制剂降压疗效的有效性。

表 3-1　9 名患者治疗前后的舒张压数据（mmHg）

患者编号	1	2	3	4	5	6	7	8	9
治疗前舒张压	100	110	105	108	105	115	120	104	108
治疗后舒张压	90	100	98	100	102	100	108	95	101

解：

做出以下假设：

零假设（H_0）：该中药制剂对高血压患者舒张压的干预效应无统计学差异，即治疗前后舒张压差值的总体均值为 0。

对立假设（H_1）：该中药制剂对高血压患者舒张压具有干预效应，即治疗前后舒张压差值的总体均值不为 0。

计算 t 值与 P 值：

$$t = \frac{(\bar{x}_1 - \bar{x}_2)}{\sqrt{\frac{S_1^2}{n_1} + \frac{S_1^2}{n_2}}} = \frac{(108.3333 - 99.3333)}{\sqrt{\frac{(6.0622)^2}{9} + \frac{(4.9244)^2}{9}}} = 3.457$$

$$P \text{ 值} = 0.000045$$

若以显著性水平 $\alpha = 0.05$ 为临界，查看 t 值表，得到 t 值对应的临界值 $t_{cri} = 2.306$。显然，$t > t_{cri}$ 且 $P < 0.05$，表明结果拒绝 H_0，接受 H_1，即该中药制剂对高血压患者的舒张压有显著干预效果。

3. 卡方检验

卡方检验（χ^2 检验）是用于分析分类变量间关联性的非参数检验方法，通过比较实际观测频数与理论期望频数的偏离程度，判断变量间是否独立。当计算所得 χ^2 大于对应自由度的临界值，或 P 值小于预设显著性水平（如 0.05 或 0.01）时，应拒绝原假设，认为变量间存在统计学关联；当 χ^2 小于临界值且 P 值大于预设显著性水平（如 0.05 或 0.01）时，则接受原假设，认为组间的样本率或分类变量间不存在显著差异。其基本公式如式 3-23 所示。

$$\chi^2 = \sum \frac{(O_i - E_i)^2}{E_i} \tag{3-23}$$

其中，O_i 为第 i 个类别的观测频数，E_i 为基于原假设计算出的期望频数。

4. F 检验

F 检验是用于检验两个独立正态总体方差是否齐同（方差齐性检验），或在回归分析中评估多个自变量对因变量的联合解释效力（模型显著性检验）的统计方法。当计算所得 F 值大于对应自由度下的临界值时，应拒绝原假设，认为总体方差不满足齐性要求或回归模型具有统计学意义；当 F 值小于等于临界值时，则接受原假设，组间的方差不存在显著差异或模型无效。该方法的本质是通过比较方差估计量的比值进行统计推断。在进行方差齐性检验时，假设存在两个独立样本分别来自正态总体 X_1 和 X_2，其样本方差分别为 S_1^2 与 S_2^2，则 F 值的计算公式如式 3-24 所示。

$$F = \frac{S_1^2}{S_2^2}$$

（3-24）

其中，S_1^2 是较大的方差，S_2^2 是较小的方差，以确保 F 值 > 1，以便后续的分析。

数理统计在人工智能领域具有广泛的应用价值并产生重要影响，其作为机器学习算法的理论基础，为数据挖掘、模式识别、自然语言处理等关键技术提供方法学支撑。基于数理统计原理构建的人工智能系统，能够通过数据特征提取、模型参数估计及假设检验等过程，从海量数据中解析潜在规律，进而建立预测模型并完成数据驱动的决策分析。具体而言，线性回归、朴素贝叶斯分类、K 均值聚类等统计学习方法，已成为推荐系统、计算机视觉、语音识别等应用场景的核心技术框架。在算法研发层面，数理统计通过假设检验、置信区间估计等方法，为模型性能评估与优化提供量化依据，有效提升系统的预测精度与运行稳定性。当前大数据技术背景下，统计学习理论与深度学习技术的融合创新，不仅推动着智能算法的发展演进，更在医疗健康、金融科技、智能制造等领域实现技术转化，促进产业数字化转型进程。

第二节　理论基础

一、数据挖掘概念

数据挖掘（data mining）是从海量、不完整、含噪声、模糊及随机性的实际应用数据中，通过特定算法提取潜在有价值信息与知识的系统性过程。该定义包含多维内涵：首先，数据源需具备真实性、规模性及噪声混杂性特征；其次，所发现知识应满足用户需求导向性、可解释性及可操作性要求；最后，其目标并非寻求普适性规律，而是针对特定应用场景提供决策支持。在技术范畴内，数据挖掘与知识发现构成包含与被包含关系，其方法体系融合了机器学习、模式识别、统计分析等多学科技术，在商业智能、决策支持系统等领域具有重要应用价值。

知识在广义范畴中可被定义为通过实践获得的认知体系，其表现形式涵盖数据、信息、概念、规则、模式及客观规律等不同层级。其中，原始数据作为知识生成的物质基础，需经历信息提取、模式识别与规律总结等认知加工过程，犹如矿物冶炼中的提纯与精炼工序。数据载体呈现多样性特征，结构化数据（如关系型数据库记录）、半结构化数据（包括文本、图形及影像资料）及分布式异构数据（如跨平台网络数据）共同构成知识发现的素材基础。知识发现的方法论层面涵盖数学建模（如统计推断）与非数学分析（如语义解析），既包含演绎推理也涉及归纳总结。所获知识体系可应用于信息管理系统优化、智能决策支持、工业过程控制及数据治理等场景，实现从数据管理到知识服务的价值跃迁。数据挖掘作为典型交叉学科，其技术架构融合数据库技术、人工智能、数理统计、可视化技术及并行计算等多领域研究成果，推动数据分析从基础查询向智能决策支持演进，吸引多学科研究者的协同创新，持续拓展其在医疗健康、金融风控等领域的应用深度。

知识发现的核心目标并非探索具有普适性的绝对真理，亦非推导基础科学定理或构建形式化数学公理体系，其本质是通过系统化方法从特定领域数据中提取具备应用价值的认知模式。该过程具有三个显著特征：其一，所获知识具有条件依赖性，需明确定义其适用边界与约束条件；其二，知识表征需符合领域适配性原则，即与目标应用场景的认知需求相匹配；其三，知识呈现需满足可解释性要求，通常要求采用领域本体术语与可视化技术相结合的表达方式。

二、数据预处理概念

（一）数据处理简介

数据预处理指在应用机器学习算法之前，对原始数据进行清洗、转换和处理的技术流程。该过程主要包括数据清洗、特征选择、特征变换、数据标准化等多个环节。通过数据预处理，可使原始数据更适配机器学习模型的训练与应用需求，从而提升模型的预测精度与泛化性能。常见的数据处理步骤主要包括以下几个方面。

1. 数据收集

通过多种技术手段获取原始数据，具体方式包括从结构化数据库中提取数据、运用网络爬虫技术获取网页信息、借助传感器设备进行实时数据采集等。

2. 数据清洗

对原始数据集进行质量优化处理，主要涉及缺失值插补、异常值检测与剔除、重复数据去重等操作，旨在消除数据中的噪声与不一致性。

3. 数据转换

将原始数据转化为机器学习算法可处理的规范格式，典型方法包含文本向量化处理、数值型数据标准化与归一化等特征变换技术。

4. 特征工程

通过特征构造、维度约简等技术手段优化特征空间，具体实施方法包括特征组合运算（如多项式特征生成）、主成分分析降维处理、连续变量离散化分箱等。

5. 数据分割

采用分层抽样等方法将完整数据集划分为训练集、验证集和测试集三个互斥子集，训练集用于训练模型，验证集用于调整模型参数，测试集用于评估模型的性能。

6. 数据增强

在模型训练阶段前，通过几何变换、噪声注入等数据扩增技术提升样本多样性，从而增强模型的鲁棒性。

7. 特征选择

基于特征重要性评估指标，筛选具有较高代表性的特征子集，以降低维度灾难风险并提升模型运算效率。

8. 数据可视化

运用 Matplotlib、Seaborn 等可视化工具开展探索性数据分析，以帮助理解数据的分布、关联性和特征重要性等。

(二) 数据处理分类

在进行数据处理前，应首先判断具体的处理操作类型，如缺省值、异常值、重复值等。缺省值可分为完全随机缺失、随机缺失和非随机缺失三种类型。对于前两种缺失类型，可根据其分布特征选择删除含有缺失值的观测数据。此时，随机缺失还可通过已知变量对缺失值进行参数估计。针对非随机缺失的情况，直接删除含缺失值数据可能导致模型产生系统性偏差，而采用数据插补方法时则需充分考虑其潜在风险。

1. 常用缺失值的处理方法

（1）平均值插补（mean imputation） 将初始数据集中的属性分为数值型属性和非数值型属性分别进行处理。若缺失值为数值型属性，则采用该属性在其他所有观测对象取值的算术平均数进行插补；若缺失值为非数值型属性，则依据统计学众数原理，使用该属性在其他所有观测对象中出现频次最高的取值（众数值）进行缺失值填补。

（2）条件平均值插补法（conditional mean imputation） 若缺失值存在于特定决策属性维度，则从具有相同决策属性值的观测对象集合中求取均值进行插补。与前述平均值插补法相比，两者均遵循基于现有数据的最大似然估计原理进行缺失值填补，但在具体实施层面存在方法学差异。该方法的优势在于通过已知观测数据的关联特征构建条件分布，进而实现对缺失值的统计推断。

（3）回归插补法（regression imputation） 基于完整数据集构建回归模型或应用机器学习回归算法建立预测函数。若存在缺失值的观测对象具有部分已知属性，则将其已知属性值代入模型进行参数估计，进而推算缺失属性值完成插补。需特别注意的是，该方法默认变量间呈线性相关关系，若变量间存在非线性关系，则可能导致参数估计偏倚。

（4）多重插补法（multiple imputation） 是一种基于重复模拟的处理缺失值的方法，可分为三个步骤。

1）插补：将不完整数据集缺失的观测行通过估算填充 m 次。需要注意的是，填充值是从某种分布中提取的。较为有效的方法是采用马尔可夫链蒙特卡洛模拟（Markov chain Monte Carlo simulation，MCMC）。这一步骤将生成 m 个完整的数据集。

2）分析：分别对每一个完整数据集（共 m 个）进行分析。

3）合并：对来自各个填补数据集的结果进行综合，产生最终的统计推断。这一推断充分考虑了数据填补过程中产生的不确定性。该方法将空缺值视为随机样本，使计算得出的统计推断能够反映空缺值所引发的不确定性影响。

2. 异常值

异常值指在数据集中存在的明显偏离正常取值范围的观测值。需要注意的是，这些不合理的值是指偏离正常取值范围的观测值，而非数据采集或记录过程中产生的错误值。如人的身高为 –1m，人的体重为 1t 等，都属于异常值范畴。尽管异常值出现的频率较低，但其可能对实际项目分析产生显著影响，导致分析结果出现偏差。因此，在数据挖掘过程中应当建立有效的异常值检测与处理机制。

（1）异常值检测

1）简单统计分析：最常用的统计量包括最大值和最小值，这些统计量有助于判断变量的取值是否处于合理区间范围内。

2）3σ 原则：是基于正态分布假设的离群值检测方法，适用于等精度重复测量场景。需要指出的是，实际应用中奇异数据或噪声的分布特性可能不完全符合正态分布条件。

3）箱线图：通过数据集的四分位数进行图形化描述，是一种直观有效的可视化离群点检测方法。

（2）异常值处理

1）删除：直接将含有异常值的记录删除，通常有整条删除和成对删除两种策略。这种方法简单易行，但缺点不容忽视。其一，在观测值较少的情况下，这种操作可能导致样本量不足；其二，直接删除可能改变变量的原有分布，进而影响统计模型的稳定性。

2）视为缺失值：采用处理缺失值的方法进行处理。此方法的优势在于可利用现有变量信息进行填补。需注意的是，将异常值作为缺失值处理时，应根据其缺失机制（完全随机缺失、随机缺失或非随机缺失）选择相应的处理方法。

3）平均值修正：当数据样本量较小时，可采用前后相邻两个观测值的均值进行修正。这种方法具有折中性，既能保留样本量避免数据丢失，又可能削弱异常值的特征信息。需注意参数方法多基于均值建模的特性。

4）盖帽法：是处理极端值的常用方法，其核心是将超出指定边界的数值替换为某个指定的值，这个值通常是数据分布的一个边界值，如某个分位数。

5）分箱法：通过将有序数据划分至若干容器实现数据光滑化。主要分为两种类型：等深分箱要求各分箱样本量相等；等宽分箱则保持各分箱数值跨度一致。

6）回归插补：发现两个相关变量间的变化模式，可通过构建函数模型实现数据平滑。当变量间存在依赖关系时，即 $y = f(x)$，可通过求解函数 f 建立 x 对 y 的预测模型，这构成回归分析的核心原理。在实践应用中，通常假设响应变量服从以预测值为中心的正态分布，即 $p(y|x) = N(y|f(x),\sigma^2)$。当观测值 y 受到随机噪声干扰时，基于建立的变量间依赖关系，可利用解释变量 x 对响应变量 y 进行估计更新，该过程可有效降低观测数据中的随机误差，此即回归降噪方法的工作原理。

7）多重插补：多重插补方法的实施需遵循两个基本原则：首先处理被解释变量（Y 变量）的缺失值，然后进行插补。具体包括：①被解释变量存在缺失值的观测记录应当予以删除，不可进行填补操作；②仅对最终纳入模型的解释变量实施插补处理。

8）不处理：针对异常值的特性，可选择使用稳健统计方法进行建模分析，直接在包含异常值的数据集上进行数据挖掘。

三、数值计算

数值计算是指基于电子计算机技术，运用数学方法求解各类数学问题近似解的学科体系。其核心研究内容包含两大方向，一是将连续系统转化为离散模型的处理方法，二是构建离散方程的高效数值解法。该领域特别注重对计算过程中产生的截断误差与舍入误差进行定量分析，同时需要严格验证数值方法的收敛特性与算法稳定性，确保计算结果在有限精度条件下满足工程实践需求。

（一）研究内容和研究领域

1. 主要研究内容

数值计算的主要研究内容包括代数方程、线性代数方程组、微分方程的数值解法，函数的数值逼近问题，矩阵特征值的计算方法，最优化计算问题，概率统计计算问题等。此外，还包括解的存在性、唯一性、收敛性分析及误差估计等理论问题。

2. 研究领域

数值计算的研究领域包括数值逼近、数值微分与数值积分、数值线性代数、最优化方法、常微分方程数值解法、积分方程数值解法、偏微分方程数值解法、计算几何、概率统计计算等。随着计算机技术的广泛应用与持续发展，诸多交叉学科领域的计算问题，如计算物理学、计算力学、计算化学、计算经济学等，均可归结为数值计算问题。

（二）重要特征和计算过程

1. 重要特征

（1）数值计算的结果是离散的，并且一定有误差，这是数值计算方法区别于解析法的主要特征。

（2）注重计算的稳定性。控制误差的增长势头，保证计算过程稳定是数值计算方法的核心任务之一。

（3）注重计算效率和计算精度是数值计算的重要特征。

（4）注重构造性证明。

（5）主要运用有限逼近的思想进行误差运算。

2. 计算过程

数值计算的过程主要包括建立数学模型、求解的计算方法和计算机实现三个阶段。

（1）建立数学模型　依据相关学科理论，针对研究对象构建具有明确数量关系的数学描述体系，即建立由数学公式或方程构成的定量关系系统。对复杂模型进行适当简化是降低计算复杂度的关键环节，这一过程需要平衡模型精度与计算可行性之间的关系。

（2）求解的计算方法　数学模型通常涉及连续变量系统，如微分方程、积分方程等解析表达式。这类连续模型无法直接进行数值求解，因此需要实施离散化处理，即将连续问题转化为具有有限自由度的离散形式（如有限维代数方程组），继而构建相应的数值求解算法体系。

（3）计算机实现　包括编制程序、调试、运算和分析结果等一系列步骤。

软件技术的发展，为科学计算提供了合适的程序语言（如 Python 语言、R 语言）和其他软件工具，使工作效率和可靠性大为提高。

第三节 编程基础

一、Python 概述

（一）Python 简介

Python 是一种解释型、面向对象、动态类型的高级编程语言，由荷兰人吉多·范罗苏姆（Guido van Rossum）于 20 世纪 80 年代末开始开发，并于 1991 年首次发布。他最初设计 Python 语言是为了解决编程中遇到的一些问题，并希望创造一种比 C 语言更易用、更具表达力和动态性的编程语言。因此，Python 语言具有简单易学、可读性强、可扩展性好、库资源丰富、跨平台性强等特点。Python 已成为目前广受欢迎的编程语言之一，在编程语言排行榜上始终位居前列。

Python 语言的设计哲学强调代码的优雅性、明确性和简洁性，其拥有丰富的标准库和第三方库资源，具备较为广泛的应用领域。Python 的主要应用场景包括 Web 开发、数据科学与机器学习、自动化脚本开发、科学计算与数值分析、桌面应用程序开发、嵌入式系统应用、游戏引擎开发及网络协议编程等。

（二）Python 的下载及安装

Python 可以在多种操作系统上运行，包括 Windows、Linux、Mac OS 等。下面以 Windows 为例介绍 Python 的下载与安装。

1. 打开浏览器进入 Python 官网，在下载列表中选择 Windows，选择所需下载的 Python 版本，点击下载。Python 官网下载页面如图 3-1 所示。

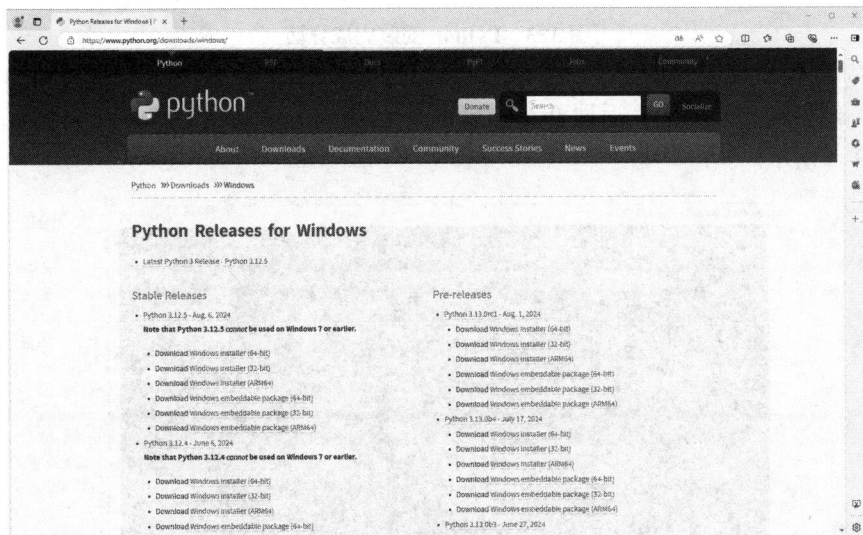

图 3-1　Python 官网下载页面

2. 打开下载的文件，勾选下面的 Add python.exe to PATH，Python 会自动将环境变量添加到计算机中。选择 Customize installation，否则默认安装在 C 盘目录下。Python安装界面如图 3-2 所示。

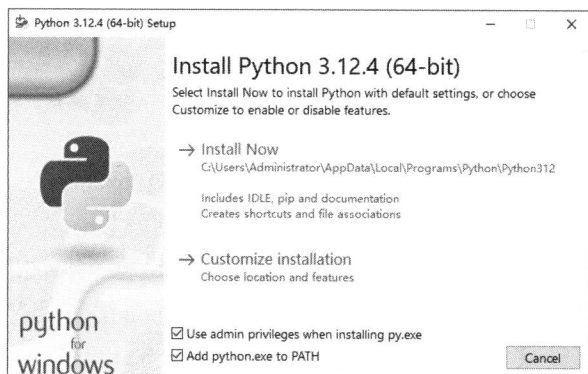

图 3-2　Python 安装界面

3. 根据个人需求安装。Python 安装完成界面如图 3-3 所示。

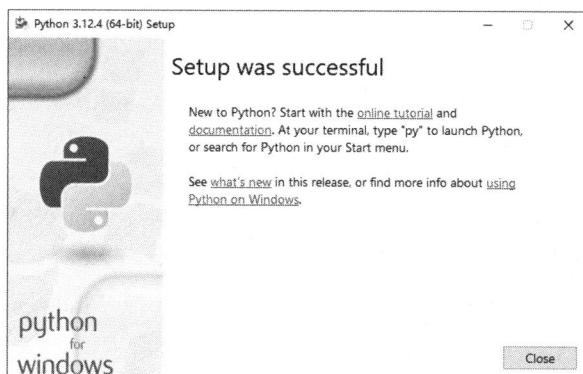

图 3-3　Python 安装完成界面

4. 测试安装是否成功。打开命令提示符，键盘组合键 Win+R，输入 cmd，点击"确定"，然后输入 python，返回 Python 的版本信息，为安装成功。测试 Python 安装完成如图 3-4 所示。

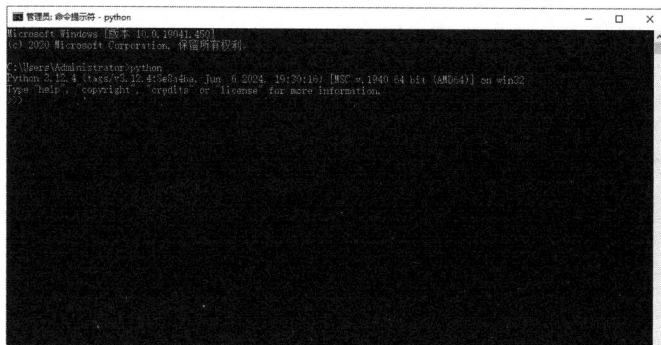

图 3-4　测试 Python 安装完成

（三）第一个 Python 程序

Python 语言入门学习通常遵循编程教育的传统惯例，在学习初期会编写向世界问好的首个程序。因此，我们采用 Python 语言实现的第一个程序同样遵循这一传统，即编写广为人知的 Hello World 程序。在尚未配置 Python 集成开发环境（IDE）的情况下，可以通过操作系统自带的命令行工具完成程序的编写与运行。通过键盘按下组合键 Win+R 打开运行窗口，输入 cmd 命令后点击"确定"以启动命令提示符界面；随后输入 python 命令进入 Python 解释器环境，当界面左侧显示 >>> 交互式提示符时，即可开始输入并执行 Python 代码。

在 >>> 之后输入 print("Hello World!") 即可。Hello World! 如图 3-5 所示。

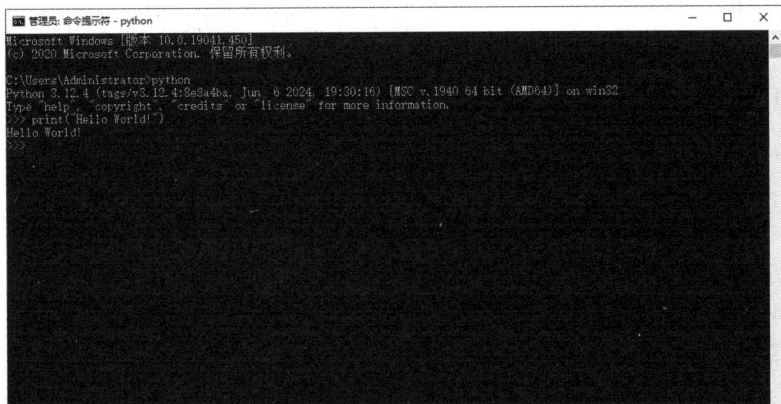

图 3-5　Hello　World!

二、Python 基础语法

（一）基本语法

1. 注释

注释指为程序代码添加解释性说明文字，其作用在于辅助开发人员阅读和理解代码逻辑。Python 语言规范建议在代码中添加注释语句，注释内容采用自然语言书写，Python 解释器在运行时会自动忽略注释内容。

（1）行注释　在所需注释行前面加上英文 # 号或使用"crtl+/"快捷键进行操作，示例如下。

```
# 行注释 "Hello World"
print("Hello World!")
```

（2）块注释　指由多行内容组成的说明文字，以 3 对连续的英文单引号或双引号作为注释的开始和结束，示例如下。

```
"""
块注释 "Hello World"
```

```
print("Hello World! ")
print("Hello World! ")
print("Hello World! ")
"""
```

2. 缩进

Python 通过缩进（空格）机制来定义代码块结构，具有相同缩进级别的连续语句构成一个逻辑代码单元。如条件判断语句（if）、循环语句（for/while）、函数定义（def）等语法结构都需要通过缩进来界定代码块范围。按照 Python 语法规范，这些语法结构后的冒号（:）标志着代码块的起始，具体语法示例如下。

```
if  x>0:
    print("True")
else:
    print("False")
```

3. 换行

Python 语法规定换行符通常表示单行代码的终止，但当遇到逻辑关联性强的长语句可能影响可读性时，可采用括号实现隐式换行，示例如下。

```
s = ("Python 语言具有简单易学、可读性强、可扩展性好。"
    "Python 已经成为目前最受欢迎的编程语言之一 ")
```

4. 基本输入和输出

（1）基本输入　Python 通过内置的 input() 函数实现数据输入功能。标准语法格式：变量 =input（'提示字符串'）。其中，提示字符串参数为可选内容，当需要获取用户输入时建议添加以提高交互性。若需处理数值型数据，应当配合使用 int() 或 float() 函数进行显式类型转换。eval() 函数可执行字符串中的有效 Python 表达式并返回计算结果，该功能适用于需要动态解析输入内容的场景。典型应用示例如下所示。

```
s=input(' 提示字符串 ')
print(s)
```

假如输入的值为 'abc'，print 输出的结果为 'abc'。

（2）基本输出　Python 通过内置的 print() 函数实现数据输出功能，该函数支持输出多个数据项。若调用时不传递任何参数，print() 将输出换行符；若需输出多个对象，可通过逗号分隔参数，并利用 sep 参数指定数据项间的分隔符（默认为空格）。典型应用示例如下所示。

```
print(111, 'abc', 222, 'xyx', sep='#' )
```

输出结果为 111#abc#222#xyz。

（二）变量和数据类型

1. 变量

在 Python 编程语言中，变量作为存储程序运行数据的标识符，其本质是内存对象的引用标识。当数据对象被赋值给变量时，Python 解释器会根据对象类型动态分配内存空间，并将变量名称与该内存地址建立绑定关系。赋值示例如下所示。

name=" 江西中医药大学 "

print(name)

上述代码定义了一个 name 变量，并把"江西中医药大学"赋值给变量 name，所以 print 的输出结果为"江西中医药大学"。

2. 变量命名规则

（1）变量的名字可以包括字母、数字、下划线，且只能以字母、下划线开头，不能以数字开头。如 abc、a123、_name 是可行的，而 2ab、6name 是不可取的。

（2）变量名不能有空格。

（3）不能使用 Python 内置的关键字和函数，如 if、for、while、print 等。

（4）变量名称对大小写敏感，如 name 和 Name 不是同一个变量。

3.Python 数据类型

Python 作为动态强类型编程语言，在变量定义阶段不需要显式声明数据类型，其变量类型由所引用对象的类型在运行时动态确定。下面介绍 Python 中的 8 类数据类型。

（1）数字类型　用于表示数字，可以进行基本的算术运算。其中数字类型包括 int、float、complex。

1）int：表示整数类型，可以表示正整数、零和负整数。示例如下。

a = 3625　　# 表示整数

c = 0　　　# 表示零

b = –10　　# 表示负整数

2）float：表示浮点数类型，可以表示带有小数部分的数值。示例如下。

x = 3.14　　# 表示浮点数

y = –7.3　　# 表示负浮点数

3）complex：表示复数类型，由实部和虚部组成，虚部用 j 表示。示例如下。

z = 7 + 30j　　# 表示复数，实部为 7，虚部为 30

w = –2024j　　# 表示纯虚数，实部为 0，虚部为 –2024

（2）字符串类型（str）　字符串是 Python 中用于表示 Unicode 字符序列的基础数据类型，属于不可变对象类型，即对象实例化后其内容不可更改。Python 提供三种引号定义方式，即单引号（'）、双引号（"）及三引号（'''或"""），其中三引号支持跨行字符串的创建。该数据类型在文本处理领域具有重要应用价值，其核心特性包括但不限于索引访问、切片操作和丰富的字符串方法库。示例如下。

str1= 'Tom'　　# 使用单引号表示字符串

str2= "Hello"　　# 使用双引号表示字符串

str3="'World!'"　　# 使用三引号表示字符串

与 C 语言不同，Python 未设置独立的字符数据类型，单个字符以长度为 1 的字符串对象形式存在。字符串采用顺序存储结构，每个字符对应唯一的顺序索引值，索引编号遵循从 0 开始的计数规则。如字符串变量 s="Hello, World!" 在内存中的存储结构如表 3-2 所示。

表 3-2　字符串存储表

H	e	l	l	o	,		W	o	r	l	d	!

s[0]表示的是"H"，s[8]表示的是"r"。

可以使用索引和切片操作访问字符串中的字符或子串，切片是选取序列中连续元素的操作，字符串、列表、元组等序列类型都可以进行切片操作。其语法格式为起始 : 结束 : 步长。

以字符串 s 为例，切片代码如下所示。

s = "Hello, World!"

print(s[0])　　　# 取下标为 0 的字符

print(s[7:12])　　# 取下标为 7 到 11 的字符

print(s[2:])　　　# 取下标为 2 到最后的字符

代码的输出结果：

H

World

llo，World!

（3）列表类型（list）　列表是 Python 中常用的内置数据结构，列表中的每个元素都对应一个从 0 开始的下标（索引），与字符串的索引方式类似。列表用于表示有序的可变序列，可以包含任意类型的元素。创建列表时需使用方括号"[ ]"，元素之间用逗号分隔，示例如下。

numbers =[1, 2, 3, 4, 5]　　　　　　　# 表示整数列表

names =[' Alice ', ' Bob ', ' Charlie ']　# 表示字符串列表

mixed =[6.0, ' two ', −3, [4, 5]]　　　　# 表示混合类型列表

也可以使用索引和切片操作访问列表中的元素，示例如下。

numbers =[1, 2, 3, 4, 5]　　　# 表示整数列表

print(numbers[0])　　　　　　　# 输出第一个元素 1

print(numbers[2:4])　　　　　　# 输出索引为 2 到 3 的元素[3，4]

还可以使用内置方法对列表进行修改和操作，如添加元素、删除元素、排序等。

（4）元组类型（tuple）　元组用于表示有序的不可变序列，可以包含任意类型的元素。元组与列表类似，但元组的元素不可修改。创建元组时通常使用圆括号"()"，元素之间用逗号分隔。当元组仅包含单个元素时，必须在元素后添加逗号以消除与普通括号表达式的歧义。示例如下。

point = (3, 4)

person = (' Alice ', 1999, 25, ' female ')

tup = (10,)　# 逗号不能省略

可以使用索引和切片操作访问元组中的元素：

tup = (1, 2, 3, 4, 5)

print(tup[0])　　# 输出第一个元素 1

print(tup[1:3])　　# 输出切片 (2, 3)

（5）集合类型（set）　集合是用于存储无序且元素唯一的容器，支持执行常规集合运算（如并集、交集、差集等）。集合属于可变数据类型，其内容可动态增删。创建非空集合时使用大括号"{}"，元素之间用逗号分隔。示例如下。

fruits = {'apple', 'banana', 'orange'}　　# 表示水果集合

colors = set(['red', 'green', 'blue'])　　# 也可以使用 set() 函数创建集合

可以使用方法进行集合之间的操作，如并集、交集、差集等：

set1 = {1, 2, 3}

set2 = {3, 4, 5}

union = set1.union(set2)　　　　# 并集 {1, 2, 3, 4, 5}

intersection = set1.intersection(set2)　　# 交集 {3}

difference = set1.difference(set2)　　　# 差集 {1, 2}

（6）字典类型（dict）　字典用于表示无序的键值对映射关系，其中的键必须是可哈希对象（如字符串、元组等），而值可以是任意数据类型。字典属于可变容器，其元素通过键进行快速查找。示例如下。

student = {'name': 'Tom', 'age': 18, 'gender': 'male'}　　# 表示学生信息

print(student['name'])　　　　　　# 通过键来查找值

输出的结果为 Tom。

（7）布尔类型（bool）　布尔类型用于表示逻辑真伪状态，包含两个布尔字面量——True（真）和 False（假）。在 Python 中，布尔类型继承自整型，常用于程序流程控制和逻辑判断。布尔值可通过关系运算符或逻辑运算符产生，示例如下。

is_hot = True　　　# 表示天气是否炎热

is_raining = False　# 表示是否下雨

（8）NoneType 类型（None）　是 Python 中表示特殊空值的单例对象。该类型仅有一个实例 None，用于表示变量未指向任何对象或函数无返回值的情况。通常用于初始化变量或占位符。示例如下。

result = None　　# 表示函数返回值为空

4. 标识符

计算机中的数据元素（如变量、方法、对象等）需要通过命名标识进行访问，这些由开发者定义的、用于指代程序实体的符号称为标识符。在 Python 中定义标识符需遵循以下基本规则。

（1）Python 的标识符可以由字母、数字和下划线（_）组成，且不能以数字开头。

（2）标识符区分大小写，没有长度限制。

（3）标识符不能使用计算机语言中预留的、有特殊作用的关键字。

（4）标识符的命名尽量符合"见名知义"的原则，从而提高代码的可读性。
示例如下。

user_name　　　　　# 合法标识符可表示用户名

user_age　　　　# 合法标识符可表示用户年龄

3name　　　　　# 非法标识符

if　　　　# 非法标识符，if 为关键字

5. 关键字

Python 语言保留某些单词用于特殊用途，这些单词被称为关键字，也是保留字。用户定义的标识符（如变量名、方法名等）不能与关键字相同，否则编译时会出现异常。

Python 常用关键字见表 3-3。

表 3-3　Python 常用关键字

关键字名称	作用
and	用于逻辑"与"
as	用于创建别名或指定类型注释
assert	用于断言某个条件为真，如果条件为假则引发 AssertionError
async	用于定义一个协程（coroutine）
await	await 关键字只能在 async 函数内部使用，用于等待一个协程完成
break	用于退出循环或语句块
class	用于定义类
continue	用于跳过循环的迭代
def	用于定义函数
del	用于删除变量或属性
elif	用于在 if-else 语句中提供额外的条件
else	用于在 if-else 语句中提供替代代码块
except	用于捕获异常
finally	用于在 try-except 块中执行不管是否引发异常的代码
for	用于遍历序列
from	用于导入模块或特定属性
global	用于声明变量为全局变量
if	用于条件性执行代码
import	用于导入模块
in	用于检查元素是否包含在序列中
is	用于比较对象标识
lambda	用于创建匿名函数
None	是 Python 中的一个特殊常量，表示空值或"无"

续表

关键字名称	作用
nonlocal	nonlocal 用于在嵌套函数内部声明一个变量，该变量不是局部变量，也不是全局变量，而是外层（非全局）函数的局部变量
not	用于逻辑否定
or	用于逻辑或
pass	用于占位符，防止语法错误
raise	用于主动引发异常
return	用于从函数或方法中返回
try	用于捕获异常
while	用于条件性执行代码块，直到条件为假
with	用于资源管理，在块结束时自动释放资源
yield	用于创建生成器函数，它可以暂停执行并生成值
FALSE	表示逻辑"假"
TRUE	表示逻辑"真"

（三）常用语句

在 Python 中，判断语句、循环语句和 break 语句等经常被使用到。

1. 判断语句

判断语句指满足某些条件之后，才允许做的事情，而不满足条件，是不允许做的。在程序开发中，经常用到判断语句。if 语句是最简单的条件判断语句，能控制程序的执行流程，其格式如下。

if 判断条件：

　　执行语句 1

else：

　　执行语句 2

if 语句用于控制程序的执行，当"判断条件"成立时，则执行语句 1，否则执行语句 2。示例如下。

age = 30

if age >= 18:

　　print(" 我已经成年了 ")

else:

　　print(" 还未成年 ")

运行结果：我已经成年了

2. 循环语句

（1）while 循环　　while 语句用于循环执行程序，即在某个条件满足的情况下，循环执行某段程序。其语法格式如下。

　　while 判断条件：

　　　　执行语句

当"判断条件"成立时，才会执行语句。当不满足"判断条件"时，则跳过执行语句。代码示例如下所示。

```
count = 3
while count>0:
    print(count)
    count = count −1
```

　　输出结果：3

　　　　　　2

　　　　　　1

（2）for 循环　在 Python 中，for 循环可以遍历任何序列，如列表、字符串。其语法格式如下。

　　for 变量 in 序列：

　　　　循环语句

程序在执行的时候，循环计时器变量的值被设置为 start，然后执行循环语句，该变量依次被设置为从 start 开始到 end 结束之间的所有值，每设置一个新的值，都会执行一次循环，当该变量等于 end 的时候，循环结束。示例代码如下。

```
for i in [1, 2, 3]:
    print(i)
```

　　输出结果：1

　　　　　　2

　　　　　　3

（3）其他语句

1）break 语句　如果需要在 while 或者 for 语句中，提前终止循环语句，可用 break 语句结束整个循环（当前循环）。示例如下。

```
for i in range(5):
    i += 1
    print("----------")
    if i == 3 :
        break
    print(i)
```

　　运行结果：

　　1

2

\-\-\-\-\-\-\-\-\-\-

变量 i 原本输出是从 1 到 5，但是有一个判断语句，检测到 i=3 时执行 break 语句，跳出循环，所以只输出 1，2。

2）continue 语句　continue 的作用是用来结束本次循环，紧接着执行下一次循环。示例如下。

```
for i in range(5):
    i += 1
    print("-----------")
    if i == 3:
        continue
    print(i)
```

输出结果：

\-\-\-\-\-\-\-\-\-\-

1

\-\-\-\-\-\-\-\-\-\-

2

\-\-\-\-\-\-\-\-\-\-

\-\-\-\-\-\-\-\-\-\-

4

\-\-\-\-\-\-\-\-\-\-

5

执行结果中，跳过了 i 为 3 的时候。因为有一个判断语句，检测到 i=3 时执行 continue 语句，跳过了本次循环，即跳过了输出 3。

注意：break/continue 只能用在循环中，除此之外不能单独使用。

break/continue 在嵌套循环中，只对最近的一层循环起作用。

三、函数与模块

（一）函数

Python 函数是一段可重复使用的代码，可以接受输入并返回输出。函数在模块中定义，可在程序中任意位置调用。函数可接受参数或不接受参数，可返回值或不返回值。

1. 函数的定义

函数可根据用户需求自定义。定义规则：Python 函数定义以关键字 def 开头，后接函数名和圆括号。括号内可包含参数列表。函数体采用缩进代码块实现功能操作，可通过 return 语句返回值。语法格式如下。

```
def 函数名 ( 参数列表 ):
函数体
return 表达式
```

下面定义一个函数，示例如下。

```
def sayhi():
print("Hello World!")
```

在上面的示例中，sayhi 是函数的名称，函数体是 print 语句，它将 Hello World! 打印到控制台上。

2. 函数调用

函数定义完成后，函数内的代码不会自动执行，需通过函数名和参数列表调用函数。示例如下。

```
def sayhi():
    print("Hello World!")
sayhi()
```

上述代码定义的函数和上个例子一样，通过 sayhi() 来调用该函数。

3. 参数

Python 中的函数参数通过赋值传递。函数可定义多个参数，各参数间用逗号分隔。若定义多个参数，调用时传递的数据需与参数一一对应。示例代码如下。

```
def min(a，b):
    if a>=b:
        return b
    else:
        return a
a=1
b=2
print(min(a，b))
```

上述代码首先定义函数 min() 用于比较两个数值的大小。该函数包含两个参数，a 是第一个参数，用于接收传入的第一个数值，b 是第二个参数，用于接收传入的第二个数值。调用 min() 函数时需传递两个数值参数，分别是 a=1、b=2，执行函数后得到比较结果。最近输出结果为 1。

（二）模块

Python 模块（Module）是后缀为 .py 的 Python 文件，包含 Python 对象定义和语句。模块可实现代码的逻辑化组织，将相关代码分配至模块中有助于提升代码可用性与可读性。模块可定义函数、类和变量，同时包含可执行代码。

1. 模块的引入

模块定义好后，可以使用 import 语句引入模块。引入模块的两种形式如下所示。

import 模块 1   # 第一种直接导入整个模块

from 模块 2 import 函数名   # 第二种导入该模块中的某些函数

如果使用第一种形式，使用该模块 1 中的具体函数时需要用以下形式。

模块 1. 函数名

如果使用第二种形式，则可以直接使用该函数。第二种形式的导入如果把函数名改为 *，也可以通过该方式导入模块的所有函数。

下面以 math 模块为例，使用第一种导入形式，代码如下所示。

import math

print(math.sqrt(4)) # 输出结果 2.0

print(sqrt(4))   # 会报错，使用第一种形式导入需使用对应的格式

2. 模块的分类

（1）内置模块　内置模块即 Python 自带的模块，下面介绍一些内置模块。

1）time 模块：时间的访问和转换（表 3-4）。

表 3-4　time 模块

模块	描述
time.ctime( )	时间的字符串
time.time( )	返回当前时间的时间戳
time.sleep( )	延时多少秒

2）math 模块：数学函数（表 3-5）。

表 3-5　math 模块

模块	描述
ceil	取大于等于 x 的最小的整数值，如果 x 是一个整数，则返回 x
copysign	把 y 的正负号加到 x 前面，可以使用 0
cos	求 x 的余弦，x 必须是弧度
degree	把 x 从弧度转换成角度
e	表示一个常量
exp	返回 math.e，也就是 2.71828 的 x 次方
expm1	返回 x 的绝对值
fabs	返回 x 的绝对值
floor	取小于等于 x 的最大的整数值，如果 x 是一个整数，则返回自身
fsum	对迭代器里的每个元素进行求和操作
gcd	返回 x 和 y 的最大公约数

（2）第三方模块　第三方模块是别人开发的模块，需要第三方模块可以到官网下载，也可以使用命令下载。常见的第三方模块见表 3-6。

表 3-6　常见第三方模块

模块	作用
Requests	请求
wxPython	Python 的一个 GUI（图形用户界面）工具
Pillow	PIL（Python 图形库）的一个友好分支
SQLAlchemy	数据库的库
NumPy	数学方法
Pygame	游戏
Pyglet	3D 动画和游戏开发引擎
opencv-python	计算机视觉

　　本章阐述人工智能技术的数学基础、理论基础与编程基础。人工智能技术的重要实现方式包含机器学习及深度学习等算法，这些算法通过海量数据训练使计算机能够自动识别数据规律，完成模式识别、分类及预测等任务。在业务应用层面，人工智能技术主要依托机器学习与深度学习方法，应用于数据分析、趋势预测、对象分类、自然语言处理、智能推荐及数据检索等领域。

思考题

1. 如何运用数理统计方法筛选中医药的有效成分？
2. 常见的数据处理步骤是什么？
3. 数据预处理中常见的数据问题有哪些？
4. 请详细描述多重插补法的步骤及其适用环境。
5. 简述数据处理的步骤。
6. 安装 NumPy 库，编写 Python 程序实现 2 个矩阵的乘法。

第四章　知识图谱 ▷▷▷▷

知识图谱（knowledge graph，KG）起源于人工智能领域，其概念最早可追溯至 20 世纪 50 年代，当时计算机科学家们开始探索如何表示和组织知识，为知识图谱的雏形形成奠定了基础。随着计算机科学与信息技术的持续发展，知识图谱逐渐从初步探索阶段进入深化研究阶段。在 20 世纪 60 年代，语义网络和知识表示的理论研究进一步推动了知识图谱的技术演进。至 90 年代，随着本体论（Ontology）研究体系的建立与完善，知识图谱的概念框架在理论深度和应用广度上均获得显著拓展。

进入 21 世纪，互联网的广泛普及和大数据的爆发式增长为知识图谱的构建与应用提供了前所未有的发展机遇。互联网的广泛应用使信息以前所未有的速度传播和汇聚，而大数据技术的进步则为高效处理与分析这类海量信息提供了技术支撑。这些技术要素共同促进了知识图谱领域的快速发展，并在医疗健康、教育科研等多个领域展现出显著的应用潜力。

在中医药领域，知识图谱同样展现出重要的应用价值。中医药知识存在碎片化、信息孤岛问题突出等现象，而知识图谱技术能够系统梳理中医药概念体系，构建规模化、可扩展性强的中医药领域知识系统，实现知识关联与知识融合，从而为中医药领域研究者提供更有效的资源整合管理手段。通过知识图谱技术，研究者可更好地整合与管理临床指南、中医医案、古籍文献等资源，辅助开展中医临床研究与诊疗决策，提升中医药服务的智能化水平。如基于中医药知识图谱构建的智能问答系统、个性化推荐系统及辅助诊断系统等技术应用，均为中医药传承创新与现代化发展提供了有力的技术支撑。

第一节　知识图谱的定义

一、知识图谱的基本概念

知识图谱作为人工智能领域的重要分支，自其概念提出以来，便迅速成为连接数据与智能决策及智能推理的桥梁。知识图谱是一种结构化的语义网络，它以图的形式存储、组织并表达现实世界中的实体（entities）、关系（relationships）及实体间的属性（attributes），从而构建起一个规模庞大、便于查询且易于理解的知识库体系。这种表示方式不仅能够有效整合来自不同来源的异构数据，还能通过图结构直观地展示数据之间的内在关联性，为机器理解世界提供有力支撑。

知识图谱的构建基于两个核心要素：实体和关系。实体是现实世界中的具体或抽象对象，如人物、地点、组织、概念等，其在知识图谱中以节点的形式存在。关系则描述实体之间的关联方式，如"出生地""发明者""属于"等，这些关系作为边连接不同的实体节点，从而构成复杂的知识网络。此外，每个实体可包含若干属性，这些属性用于描述实体的特征或状态，如人物的年龄与身高、地点的经纬度坐标等，其通常以键值对形式附加于对应的实体节点上。

二、知识图谱的分类

根据构建目的、应用范围及数据来源的不同，知识图谱可以划分为多种类型。根据覆盖范围、专业性及深度的不同，可以分为通用知识图谱与领域知识图谱；根据数据控制与管理方式的不同，可以分为开放式知识图谱与封闭式知识图谱；根据知识聚焦或整合程度的不同，可以分为垂直知识图谱与横向知识图谱。

（一）通用知识图谱与领域知识图谱

1. 通用知识图谱

通用知识图谱旨在构建覆盖广泛知识领域的综合知识网络，如谷歌（Google）的知识图谱，其数据来源于互联网的海量信息采集，涵盖科学、艺术及日常生活等多个方面。通用知识图谱能够提供全面的知识库，以支持多样化的查询与推理需求。

2. 领域知识图谱

领域知识图谱专注于某一特定领域或行业，如医疗卫生、金融、教育等。这类图谱针对特定领域的需求进行设计和构建，具有较高的专业性和深度，能够较为精确地反映该领域的知识结构和内在规律。如中医药知识图谱作为领域知识图谱的典型代表，其构建需遵循中医药学科特有的理论体系和知识框架。

（二）开放式知识图谱与封闭式知识图谱

1. 开放式知识图谱

开放知识图谱允许用户自由添加、修改和查询知识，其数据来源广泛且动态变化，如维基百科（Wikipedia）、DBpedia 等。这类图谱具有高度的灵活性和可扩展性，但数据的准确性和一致性可能面临相应挑战。

2. 封闭式知识图谱

封闭式知识图谱通常由特定机构或组织进行维护，其数据的更新和修改过程受到严格控制，从而确保数据的准确性与安全性。这类知识图谱在特定应用场景下往往表现出较高的可靠性和稳定性。

（三）垂直知识图谱与横向知识图谱

1. 垂直知识图谱

垂直知识图谱是面向特定专业领域的知识表征与推理系统，如中医药领域，其通过深入挖掘该领域的专业知识，构建出精细化的知识模型。

2. 横向知识图谱

横向知识图谱旨在通过跨学科领域整合知识，构建覆盖多个学科领域的综合性知识库，从而促进更广泛的知识资源共享与交叉创新应用。

三、知识图谱的发展趋势

随着大数据与人工智能技术的持续进步和深入应用，知识图谱作为连接海量数据与智能化应用的关键纽带，其重要性在中医药研究及多个相关领域中日益凸显。未来，知识图谱的技术演进与学科融合将呈现如下发展趋势。

1. 深度融合与智能化

知识图谱将更加注重与深度学习、自然语言处理、图神经网络等人工智能技术的深度融合，进一步提升知识表示、推理及应用的智能化水平。借助智能化的知识抽取、融合及推理技术，知识图谱系统将能够更为准确地解析用户需求，从而提供更加精准的决策支持服务。

2. 实时更新与动态演化

随着数据量的爆发式增长，知识图谱需要具备实时更新与动态演化的能力，从而准确反映现实世界的动态变化。这要求知识图谱系统能够高效地整合与处理新增数据，实现知识体系的持续动态更新与演化演进。

3. 跨领域融合与共享

知识图谱将更加注重跨学科领域的深度融合与资源共享，突破信息壁垒，促进不同学科领域间的知识交互与协作。通过构建多领域协同的知识图谱体系，能够实现更全面的知识开放共享与交叉融合应用，从而有效推进社会整体智能化发展进程。

4. 隐私保护与安全性

随着知识图谱技术在中医药领域的深入应用，其涉及的隐私与数据安全问题愈发受到学界重视。在知识图谱的演进过程中，将更加重视隐私保护机制与数据安全保障体系的构建，通过加密技术、访问控制等技术手段，在确保数据可用性的前提下，有效保障用户数据安全及隐私权益。

5. 标准化与规范化

为推动中医药知识图谱的应用推广与系统间的协同运作，需构建统一的标准体系框架。随着知识图谱核心技术的不断成熟与应用场景的持续拓展，与之配套的标准化建设将系统推进国际标准体系的接轨工作，这为中医药知识图谱实现规范化发展提供了重要支撑基础。

综上所述，知识图谱作为人工智能领域的重要基础设施，其发展前景广阔且充满挑战，并将在更多领域发挥重要作用，推动社会整体的智能化水平进一步提升。

第二节　知识表示

知识表示在知识图谱的构建中承担着重要角色，是连接现实世界与计算机世界的纽带，其使计算机能够运用结构化、标准化的方式理解和处理复杂的人类知识体系。通过将实体、关系、属性等现实世界要素抽象转化为计算机可识别的符号系统或数学模型，知识表示既推动了知识的系统化存储与协同共享，又为实现高效的知识检索、逻辑推理与深度分析提供了基础支撑。

知识表示在提升人工智能系统的智能化水平方面具有基础性作用。一个较为完善的知识表示体系能够支持更为精准的自然语言理解、智能问答、推荐系统等应用功能，使人工智能系统可以更准确地解析用户需求并提供个性化服务。同时，知识表示还能促进跨领域知识的融合与应用，加强不同学科领域间的知识交互与共享机制，为科学技术的创新与可持续发展提供支撑。

一、实体与实体的表示

在知识图谱的构建过程中，实体（entity）作为基础性核心组成单元，其表示方式直接决定了知识图谱的准确性与可用性。实体是指现实世界中具体或抽象存在的事物，它们可以是物理对象（如人物、地理位置、物品）、事件（如学术会议、历史战役）、概念（如数学中的"圆"），甚至是抽象的思想或情感状态。在知识图谱中，每个实体均被赋予唯一标识符，以便在知识库系统中实现无歧义性引用与关联。

（一）实体的定义与分类

知识图谱中的实体指具有明确边界和可识别属性的对象或抽象概念。实体作为知识图谱中的基本单元，主要用于表示和描述现实世界或抽象概念。根据实体的性质差异，可将其大致划分为如下类别。

1. 物理实体

物理实体指现实世界中可触摸、可观察的具体对象，包括但不限于人物、地点、物品等。如"苹果"（水果类）、"北京"（城市类）、"手机"（电子设备类）等典型实体。

2. 抽象实体

与物理实体不同，抽象实体不直接对应于现实世界的具体物体，而是代表概念、思想或情感等非物质存在。如"爱情""社会契约""量子力学理论"等。

3. 事件实体

事件发生在特定时间和空间范围内，涉及一个或多个参与者的活动或状态。在知识图谱构建中，事件通常被定义为具有明确时间起止、地理坐标及参与主体的知识单元。如"第二次世界大战""2022 年北京冬季奥林匹克运动会"等。

（二）实体的表示方法

知识图谱中的实体表示方法具有多样性，其目的在于有效实现计算机对现实世界中对象及其属性和关系的表示与存储。以下是当前应用较为广泛的若干种实体表示方法。

1. 基于三元组的表示方法

三元组（主语 – 谓语 – 宾语，SPO）是知识图谱中最基本的表示单元，由主语

（subject）、谓语（predicate）、宾语（object）三个元素组成，用于描述实体之间的关系。如"北京－是－中国的首都"就是一个典型的三元组表示。

2. 基于图结构的表示方法

图数据库是专门为处理图结构数据而设计的系统，其通过节点和边来表示实体及其关系。在图数据库中，实体以节点的形式存在，实体之间的关系则通过边进行连接。这种表示方法能够直观地展示实体之间复杂的网络关系。如 Neo4j、JanusGraph 等均为常用的图数据库。麻黄汤的图结构表示方法如图 4–1 所示。

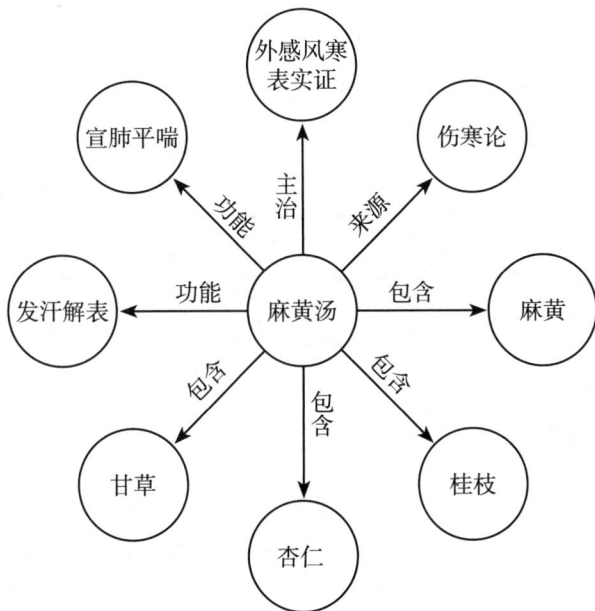

图 4-1　基于图结构的表示方法

3. 基于向量的表示方法

随着深度学习技术的演进，基于向量的表征方法逐渐得到广泛应用。该方法将实体及其关联信息映射至低维连续向量空间，通过向量间的数学运算来表征实体间的关联特性。该表示方法便于开展高效计算与推理操作，典型模型包括 TransE、TransH、TransR 等算法架构，其中麻黄汤相关实体关系的向量空间映射结果如图 4–2 所示。

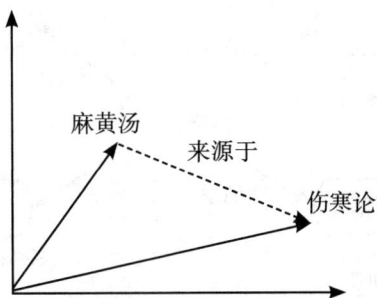

图 4-2　麻黄汤及其关系的向量空间表示

4. 基于本体的表示方法

本体（ontology）是用于定义和描述特定领域知识的术语集合，包含该领域中的实体、属性、关系及其约束条件。通过本体能够对知识图谱中的实体实施标准化分类与描述，从而增强知识体系的一致性和复用价值。在知识图谱构建过程中，常规流程为先依据领域知识设计对应本体，继而基于该本体进行实体与关系的结构化组织。以经典方剂麻黄汤为例，其本体表示方法详如图 4-3 所示。

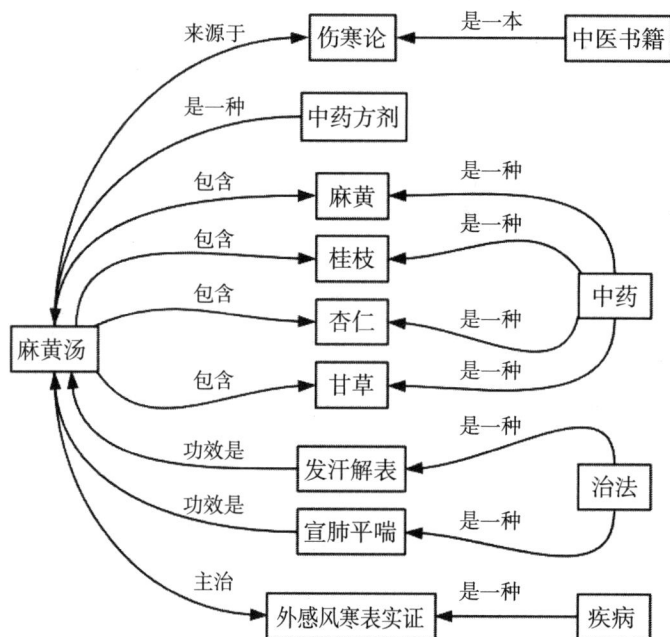

图 4-3　基于本体的表示方法

5. 其他表示方法

除上述几种主要表示方法外，在知识图谱构建中还可采用基于属性的表示方法、基于框架的表示方法等其他技术路径。这些方法在知识表征维度与实现机理上各具特点，需结合具体应用场景及实际需求予以选用。如图 4-4 所示案例，以麻黄汤的属性表征为例，展示了基于属性表示方法在方剂知识建模中的应用范式。

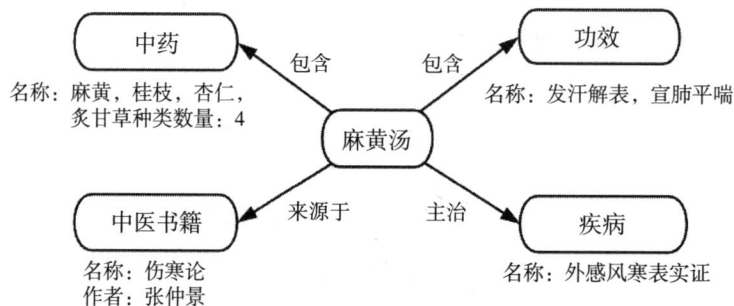

图 4-4　基于属性的表示方法

在知识图谱的构建过程中，实体表示方法的选择至关重要，其不仅决定了知识存储的效率，还会对后续的知识推理与应用产生影响。通过前文对几种主要实体表示方法的系统阐述可知，每种方法均具有独特优势及适用场景。表 4-1 通过对比分析展示了不同实体表示方法的核心特征与典型应用案例，为研究人员选择适宜的实体表示方法提供了重要参考依据。

表 4-1 实体表示方法比较

表示方法	描 述	示 例
三元组（SPO）	由"主语 – 谓语 – 宾语"组成的基本表示单元	北京 – 是 – 中国的首都
图数据库	使用节点和边表示实体及其关系	Neo4j、JanusGraph
向量空间模型	将实体、关系映射到向量空间中进行表示	TransE、TransH、TransR
本体（ontology）	定义和描述特定领域知识的集合	定义"人"的实体类型、属性及关系
基于属性的表示方法	通过属性集合描述实体	实体"张三"具有属性{姓名：张三，年龄：30}
基于框架的表示方法	使用框架组织实体及其属性	类似框架语言（如 KL-ONE）中的表示方式

（三）实体识别与抽取

实体识别与抽取是知识图谱构建过程中与实体表示方法紧密衔接的关键环节。实体表示方法为实体建立了计算机可理解的结构化描述框架，而实体识别与抽取则是从文本等非结构化数据源中自动识别相关实体，并依据预设的表示规范进行系统化整合的技术流程。

实体识别与抽取依赖于自然语言处理技术，如命名实体识别（named entity recognition，NER）和词性标注（part-of-speech tagging，POS Tagging）。NER 技术能够自动从文本中识别出具有特定意义的实体，如人名、地名、机构名称等，为知识图谱的构建提供基础数据。同时，关系抽取技术则进一步分析文本，识别并提取出实体间的语义关系，如"创始人""位于"等，这些关系构成了知识图谱中的边，连接起各个实体，形成丰富的知识网络。此外，随着数据源的多样化和数据量的增加，实体识别与抽取技术还需要具备处理多源数据、进行数据融合与消歧的能力，以确保知识图谱的准确性和完整性。

（四）实体表示的挑战与解决方案

在实体表示的过程中，我们面临多种挑战，如实体边界的模糊性、歧义消解、新实体的识别等。为解决上述问题，可以采取以下策略。

1. 利用领域知识库

结合领域特定的知识库，以提高实体识别的准确性和效率，从而减少歧义。

2. 引入机器学习算法

利用条件随机场（conditional random fields，CRF）、深度学习等算法，自动学习实体识别的模式和规律，从而提升识别效果。

3. 多模态数据融合

通过整合来自不同数据源的信息，并应用数据融合技术对异构数据进行协同处理，可有效提升实体属性的完整性与准确性，同时减少噪声和误差对分析结果的影响。

实体表示是知识图谱构建的基础性工作，通过合理的知识表征方法与高效的特征识别及信息抽取技术，我们能够构建出准确度高、内容丰富且结构层次分明的知识图谱，从而为后续的知识检索服务、逻辑推理运算与深度分析应用提供可靠的技术支撑。

二、关系与关系的表示

在知识图谱中，关系（relation）作为连接实体间的桥梁，其表示方式对理解和利用图谱中的信息具有重要作用。关系不仅描述实体之间相互作用或相互关联的具体形式，还为知识图谱提供了结构化特征和动态交互特性。

（一）关系的定义与分类

关系指两个或多个实体之间存在的关联或相互作用。在知识图谱中，关系用于描述和表征实体间在属性特征、行为模式、空间位置及时间顺序等多维度的关联关系。

根据关系的不同性质及其具体应用方向，可将其系统性地划分为以下几类。

1. 基础属性关系

基础属性关系用于描述实体的基本属性或特征，属于较为基础和直接的关系类型，通常用于定义实体的固有属性。"体重"关系连接了人与他们的体重数值，如〈张三，体重，70kg〉。

2. 空间位置关系

空间位置关系描述实体在空间中的相对位置或布局特征。这类关系对于理解地理环境、建筑结构、空间布局设计等信息具有重要作用。"位于"关系用于表征特定地点或对象相对于其他地理标志或空间参照系的位置属性，如〈北京，位于，中国〉。

3. 时间顺序关系

时间顺序关系描述事件或实体在时间轴上的先后顺序或发生时间。"成立于"关系连接了组织与其成立时间，如〈中华中医药学会，成立于，1979 年〉。

4. 逻辑或功能关系

逻辑或功能关系反映实体间的逻辑关联或功能作用，这类关系通常较前述几种更为复杂和抽象。"组成部分"关系特指整体与其构成部分之间的从属关系，如〈汽车，组成部分，发动机〉。

5. 其他特定领域关系

除上述通用关系外，不同专业领域还可能存在特定的关系类型。如在生物信息学研究中，"编码"关系可用于描述基因与其表达产物蛋白质之间的关联；在金融学领域，

"交易"关系能够反映买方、卖方与交易标的物之间的经济活动联系。

（二）关系的表示方法

1. 三元组表示

较为直接且常用的关系表示方法是三元组（〈实体 A，关系，实体 B〉）。这种表示方法简洁明了，便于存储与查询。例如，"〈北京，首都，中国〉"表示北京是中国的首都。

2. 图结构表示

在知识图谱的图数据库系统中，实体以节点形式存在，实体间的关系则通过有向边进行连接表征。这种表示方法能够直观地展示实体之间错综复杂的关联网络拓扑结构，既有利于实施图遍历操作，也便于开展路径查询分析。

3. 语义网络表示

在部分进阶应用场景中，实体间关系可采用语义网络的形式进行表征。该表示方法通过节点（对应实体或概念）与边（表征关系）构建起一个复杂的网络结构，能够更精确地刻画实体间的语义关联。

4. 向量表示

随着深度学习技术的发展，基于向量的关系表示方法逐渐得到广泛应用。该方法将实体间关系映射至低维连续向量空间，通过数学建模实现关系的分布式表征，进而通过向量运算实现关系推理。以关系嵌入技术为例，该技术将语义关系表征为稠密向量，通过计算向量间的余弦相似度或欧氏距离，可有效推断实体间的潜在关联模式。

（三）关系的识别与抽取

关系识别与抽取是自然语言处理领域中的一项关键技术，其目的是从非结构化文本中自动识别并抽取出实体之间的语义关系。这一技术过程对于构建知识图谱、实现智能问答系统、辅助临床决策支持等应用具有重要价值。当前主要存在以下几种主流的关系识别与抽取方法，这些方法各自适用于不同的应用场景。

1. 基于规则的方法

利用预定义的关系模板或规则库，通过模式匹配的方式从文本中抽取关系。这种方法主要依赖于人工定义的规则体系，适用于领域知识结构相对固定且规则界定明确的专业应用场景。

2. 基于统计学习的方法

利用机器学习算法（如条件随机场、支持向量机等）从标注数据中学习并构建关系抽取模型。该方法能够自动发现文本中的潜在关系模式，且适用于多种不同领域和实际应用场景。

3. 基于深度学习的方法

利用深度学习模型（如卷积神经网络、循环神经网络、图神经网络等）进行关系抽取。这些方法能够捕捉文本中的复杂语义特征，提升关系抽取的准确度与泛化能力。

（四）关系表示的挑战与解决方案

在知识图谱构建过程中，关系表示面临着多重挑战，主要包括多源异构数据整合的技术困难、关系类型多样性与其精确性之间的协调问题、自然语言语义歧义的有效解析、关系动态更新机制的实时性维护，以及技术融合与创新应用模式的深入探索。针对上述挑战，可考虑采用以下解决方案。

1. 统一数据标准与整合流程

通过制定规范化的数据清洗与融合标准，确保多源异构数据在整合过程中保持一致性特征，同时建立自动化处理流程以提升数据整合效率，降低人工操作强度，从而提升整体工作效率。

2. 关系类型精细化管理与学习

建立一套详尽的关系类型分类体系，明确每种关系的定义和属性，以便更有效地进行关系抽取。同时，采用成熟的机器学习算法从标注数据中学习关系模式，实现关系抽取的自动化和精准化，从而提升关系表示的准确性和效率。

3. 语义解析与消歧技术

为应对自然语言中的语义歧义问题，通过引入上下文理解机制与实体链接技术，系统能够深入解析文本中的语义关系，从而降低误判概率。同时，基于领域知识库和常识知识库的协同作用，可对语义关系实施精细化消歧处理，有效提升关系表征的可信度。

4. 动态更新机制

为保持知识图谱的时效性和准确性，需要设计实时数据集成和增量更新策略。这些策略能够确保新数据得以及时整合到知识图谱中，同时维持原有数据的完整性和准确性。此外，建立更新监控和评估机制，以便及时发现并解决更新过程中出现的问题。

5. 技术创新与融合应用

应密切关注深度学习、图数据库等新技术的发展动态，积极探索这些技术在关系表示中的创新应用。同时，加强跨学科合作，有效整合自然语言处理、信息检索等领域的技术成果，推动知识图谱构建技术的持续发展与创新突破。

三、属性与属性的表示

在知识图谱的构建与应用中，属性作为连接实体之间及实体与概念之间的重要桥梁，具有重要作用。它们不仅丰富了知识图谱的语义信息，还显著提升了知识查询、推理和应用的效率与准确性。

（一）属性的定义与分类

在知识图谱中，属性是用于描述实体或概念特征的元数据，其功能在于刻画目标对象的固有性质及其与其他实体之间的关联关系。每个属性均包含一个名称（或标识符）及一个或多个属性值，这些数值型、文本型、日期型数据或指向其他实体的统一资源标识符（URI）共同构成了属性的具体表征。

属性可根据不同维度进行分类，常见的分类方式如下。

1. 固有属性与关系属性

固有属性用于直接描述实体本身所具备的内在特征（如人的年龄、身高数值），而关系属性则用于描述该实体与其他实体之间存在的关联特征（如人的出生地信息、所属工作单位）。

2. 数据类型属性

根据属性值的数据类型进行划分，如字符串、整数、浮点数、日期时间、布尔值等类型。

3. 功能属性

根据知识图谱中各类属性的功能差异，可将其划分为标识性属性（用于唯一标识实体）、描述性属性（提供实体相关的详细背景信息）及关系性属性（构建不同实体间的语义关联）等类型。

（二）属性的表示方法

属性的表示方法直接影响知识图谱的构建效率与查询性能。常见的表示方法如下。

1. 三元组表示法

三元组表示法是最常见的知识表示方式，其基本形式为〈实体，属性，值〉，能够直观且简洁地表达实体与其属性之间的关联关系。

2. 资源描述框架（RDF）

使用 URI 作为实体和属性的唯一标识符，通过陈述（statements）来组织信息，支持对复杂语义的表达。麻黄汤的 RDF 表示方法如图 4-5 所示。

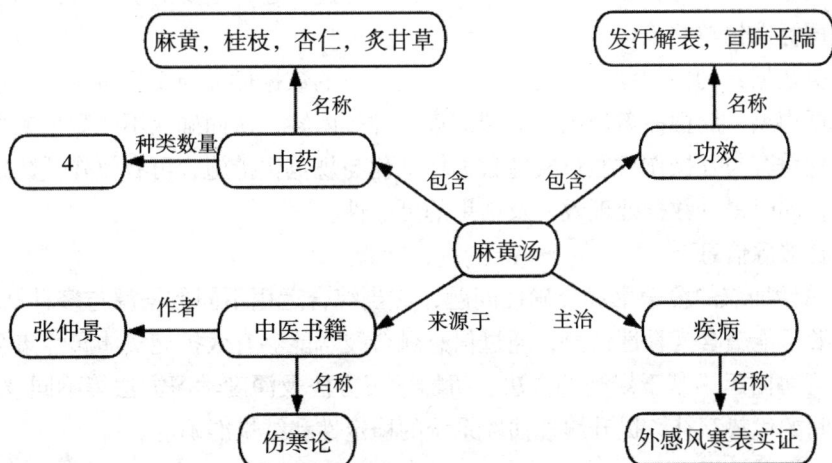

图 4-5 麻黄汤资源描述框架（RDF）表示方法

3. 图模型

将实体作为节点，属性作为连接节点的边（通常包含标签和权重参数），从而形成网络拓扑结构，便于开展图遍历操作及执行复杂查询任务。

4. 键值对或 JSON 格式

对于轻量级应用场景，也可采用简单的键值对（key-value pairs）或 JavaScript 对象表示法（JSON）对象来表征属性与对应数值，这种数据组织形式具有较好的可读性和易处理性。

（三）属性的识别与抽取

属性的识别与抽取是构建知识图谱的关键步骤，主要方法如下。

1. 手工标注

由具备专业知识的专家或领域内资深用户直接定义数据属性及其对应取值，该方法适用于数据规模较小或对标注精度要求较高的应用场景。

2. 自动抽取

利用自然语言处理（natural language processing，NLP）技术，从文本、网页、数据库等数据源中自动识别并抽取实体及其相关属性。该过程主要涉及命名实体识别（NER）、关系抽取、属性抽取等关键技术模块。

3. 半自动方法

该方法综合手工标注与自动抽取的优势，首先利用自动工具抽取候选属性，然后通过人工审核进行确认，从而在提升效率的同时保障准确性。

（四）属性表示的挑战与解决方案

在知识图谱的属性表示与抽取过程中，面临的主要挑战包括数据异构性导致的整合与转换困难，属性歧义性引发的语义理解偏差，数据稀疏性造成的知识图谱不完善，以及大规模数据处理对计算资源的较高需求。针对上述问题，主要的解决方案如下。

1. 数据标准化与规范化

为解决数据异构性问题，首要任务是制定统一的数据标准与交换协议。这包括定义清晰的数据模型、属性命名规则、值域约束条件等内容，从而确保不同数据源之间的数据能够实现兼容与互操作。通过实施数据标准化与规范化措施，可有效降低数据整合的复杂程度，同时提升数据处理效率及结果的可靠性。

2. 融合多源信息

针对属性抽取的覆盖率和准确性问题，应当综合运用不同数据源与多种抽取技术。各类数据源可能蕴含互补性信息，通过信息融合技术能够有效扩充实体属性集合。在技术层面，可协同运用基于规则的方法、机器学习方法及深度学习方法等不同技术路径，通过方法间的优势互补，提升属性抽取系统的稳定性和结果准确度。

3. 引入领域知识

属性歧义性是知识图谱构建过程中需要重点解决的难题。为了有效消除歧义，需要引入领域知识库、本体等先验知识资源。这些知识库和本体能够提供领域概念的明确定义及关系描述框架，有助于系统准确理解属性在不同语境中的具体内涵。通过将待抽取属性与领域知识库中的标准定义进行对比分析，可以辨识其概念归属关系，从而实现对属性语义歧义的合理消除。

4. 优化算法与架构

面对大规模数据集的处理挑战，研究人员需要设计高效的算法和数据结构，并采用云计算、边缘计算等先进技术以提升处理能力。高效的算法能够有效减少计算量，从而提高处理速度；云计算和边缘计算则可通过分布式计算资源实现大规模数据的并行处理。此外，还可结合增量更新与缓存机制等技术手段，进一步优化系统性能及响应速度。

四、知识表示的语言与工具

在人工智能领域，知识表示是将人类知识转化为计算机可理解与处理形式的核心环节。为实现高效且准确的知识表示，科研工作者开发出多种语言和工具，这些工具与语言各具特点，适用于不同的应用场景及需求。

（一）知识表示的语言

1. 逻辑表示法

逻辑表示法采用谓词逻辑的形式来描述动作、状态及其相互关系，是一种具有高度形式化和结构化特征的知识表示方法。主要分为命题逻辑和谓词逻辑两类：命题逻辑处理简单的命题及其逻辑关系；谓词逻辑则能够表达更复杂的对象、属性之间的关系及数学中的函数关系。逻辑表示法的特点是精确性高、无二义性，便于计算机进行逻辑推理与证明，因此被广泛应用于自动定理证明、智能推理系统及专家系统等领域。

2. 产生式规则

产生式规则采用"IF-THEN"形式表征条件与结论间的因果关系，是一种具有较强直观性与可理解性的知识表示方法。该规则体系具有结构明晰、便于实现与扩展的特点，适用于过程性知识与控制策略的描述，常见于专家系统、决策支持系统及部分规则引擎中，可用于指导系统的决策与推理流程。产生式规则的具体表示形式如图 4-6 所示。

IF 动物会飞 AND 会下蛋 THEN 该动物是鸟

确定性规则的产生式表示

IF 本微生物的染色斑是革兰氏阴性，本微生物的形状呈
杆状，病人是中间宿主 THEN 该生物是绿脓杆菌（0.6）

不确定性规则的产生式表示

图 4-6 产生式规则表示方法

3. 框架表示法

框架是一种结构化的知识表示模型，主要用于组织和描述特定实体或概念的相关信息。该表示法由框架名称和若干槽位（slot）构成，每个槽位用于存储该实体或概念的属性及其对应值，槽位之间还可存在继承、默认值和约束等逻辑关系。框架表示法的优

势在于能够系统化表征复杂对象的内部结构及其关联特性，其结构特点使知识继承和共享更为便捷，适用于自然语言理解、智能机器人等需要详细描述实体及其关系的领域。该表示法的典型结构如图 4-7 所示。

```
框架名：〈大学教师〉
姓　名：单位（姓、名）
年　龄：单位（岁）
性　别：范围（男、女）
缺　省：男
学　历：范围（学士，硕士，博士）
缺　省：学士
职　称：范围（助教，讲师，副教授，教授）
缺　省：讲师
外　语：范围（英，法，日，俄，德，…）
缺　省：英
水　平：范围（优，良，中，差）
缺　省：良
```

图 4-7　框架表示法

4. 语义网络

语义网络是一种通过节点（表示概念、实体等）和带标签的有向边（表示语义关系）构成的知识表示方法。语义网络具有表达能力强、结构灵活的特点，能够直观展现复杂概念间的关联性及推理路径，在知识表示、自然语言处理、智能问答等领域具有重要应用价值，尤其适用于需要表达多重语义关联和实现逻辑推理的应用场景。中药方剂麻黄汤的语义网络表示法如图 4-8 所示。

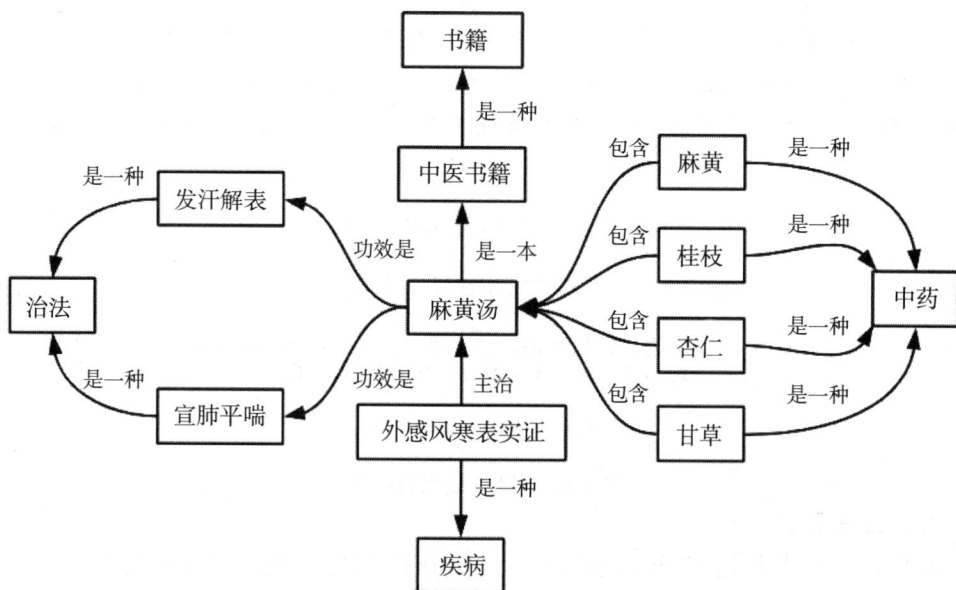

图 4-8　麻黄汤语义网络表示法

5.Web Ontology Language

Web Ontology Language（OWL）是由万维网联盟（World Wide Web Consortium，W3C）推荐的一种网络本体语言，用于对本体进行形式化的语义描述。OWL 具有丰富的语义表达能力，能够描述类、属性、关系及约束等要素，其设计便于机器理解和处理。作为语义网的重要技术之一，OWL 被广泛应用于构建语义丰富的网络应用、智能搜索引擎及智能推荐系统等领域。

（二）知识表示的工具

1. 本体构建工具

本体构建工具的主要功能是提供图形化界面和多样化功能，帮助用户定义和管理本体元素，包括概念、属性、关系及其约束条件等。其代表性工具包括 Protégé（广泛使用的开源本体编辑器）、WebOnto、OntoSaurus 及 OntoEdit 等。这些工具支持多种本体语言（如 OWL），并提供版本控制、数据查询与逻辑推理等功能。

2. 知识图谱构建工具

知识图谱构建工具的主要功能是支持从多种类型数据源（包括结构化数据库、非结构化文本、网页数据等）中抽取实体信息、关联关系及属性特征，并将其构建为结构化的知识网络体系。其代表性工具包括 Neo4j（一种高性能的图数据库）、Apache Jena（基于 Java 语言开发的 RDF 和 OWL 数据构建与查询框架）、Dgraph（分布式图数据库系统）等。这些工具不仅能够高效地存储和查询图数据，还提供了丰富的 API 接口及插件系统，从而便于用户完成知识图谱的构建、管理及应用工作。

3. 自然语言处理工具

自然语言处理工具的主要功能是解析和理解自然语言文本，从中提取实体、关系、属性等信息，为知识表示提供基础数据支持。其代表性工具有自然语言处理工具包（natural language toolkit，NLTK）、高效自然语言处理库（spaCy）、斯坦福大学自然语言处理工具包（Stanford CoreNLP）等。这些工具提供分词、词性标注、命名实体识别、关系抽取等多项功能，能够辅助用户从文本中提取有效信息，并将其应用于知识表示与推理过程中。

第三节　知识图谱的构建

一、知识图谱构建的基本流程

知识图谱的构建是一个系统性流程，包括明确建设目标、数据收集与预处理、知识抽取与表示、知识存储与推理、评估优化，最终到应用开发并持续优化与反馈的全过程，其具体构建流程如图 4-9 所示。该流程通过结构化知识体系，为各领域智能化应用提供可靠的数据支撑。

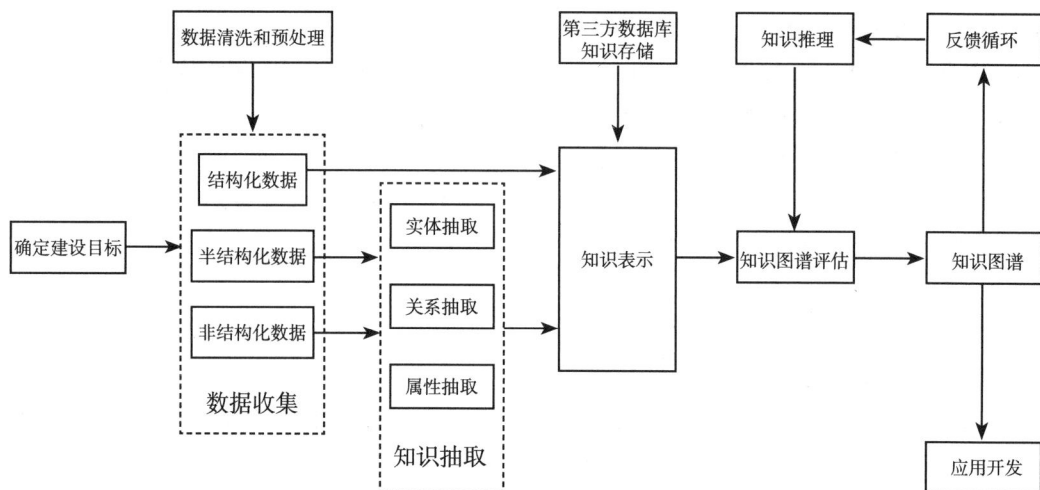

图 4-9　知识图谱构建流程

1. 确定建设目标

在构建知识图谱之前，首先需要明确其建设目标。例如，若目标是构建医疗健康领域的知识图谱，则需确定覆盖的疾病、药物、治疗方法等主题范围，以及如何支持医疗决策、患者教育等应用场景。

2. 数据收集

数据收集是构建知识图谱的基础。根据建设目标，需从公共数据库（如美国医学图书馆医学百科全书 MedlinePlus、药物数据库 DrugBank）、专业网站（如丁香园、好大夫在线）、学术论文及社交媒体讨论等来源获取数据。例如，构建医疗健康知识图谱时，可从 MedlinePlus 采集疾病诊疗指南，从 DrugBank 提取药物化学信息，并通过网络爬虫获取专业医疗平台的最新临床研究数据。

3. 数据清洗和预处理

收集到的数据往往存在各种问题，如格式不一致、数据冗余、缺失值等。因此，需要对数据进行清洗和预处理以确保其质量和一致性，具体包括去除无效及错误数据、统一数据格式、处理缺失值等。例如，在医疗健康知识图谱构建过程中，可能会发现某些疾病描述存在重复或矛盾信息。此时需通过比对多源数据，去除冗余及错误信息，并统一疾病名称、症状描述等字段的格式。

4. 知识抽取

知识抽取是从预处理数据中提取实体、关系、属性等知识要素的过程。这通常涉及自然语言处理（NLP）技术，如命名实体识别（NER）、关系抽取等方法。例如，在医疗健康知识图谱中，可使用 NER 技术从文本中识别疾病名称、药物名称等实体；继而通过关系抽取技术识别实体间关系，如"药物 A 用于治疗疾病 B"。

5. 知识表示

知识表示是将抽取出的知识要素转化为计算机可处理格式的过程。在知识图谱中，知识通常以"实体 – 关系 – 实体"或"实体 – 属性 – 值"的三元组形式表示。例如，在医疗健康知识图谱中，可以将"阿司匹林－用于治疗－头痛"作为三元组表示阿司匹林与头痛之间的治疗关系；也可将"阿司匹林－副作用－胃肠道不适"作为三元组表示其副作用信息。

6. 知识存储

知识存储是将表示为三元组形式的知识存入知识库。知识库通常采用图数据库或关系数据库进行数据存储，其中图数据库因具备高效的图结构查询能力而受到关注。例如，在医疗健康知识图谱构建过程中，可选用 Neo4j 等图数据库存储知识，该数据库支持高效的图结构查询操作，能快速检索疾病与药物间的复杂关联关系。

7. 知识推理

知识推理是基于推理规则与机器学习等技术对知识库存储内容进行逻辑推演的过程。通过该过程可发现新知识或验证既有知识的准确性。例如，在医疗健康知识图谱中，运用推理技术可探索新型药物组合或治疗方案。若已知药物 A 与药物 B 分别能缓解疾病 C 的特定症状，则可推断两者联用可能增强对疾病 C 的治疗效果。

8. 知识图谱评估

对构建完成的知识图谱进行评估是确保其质量的关键环节。评估内容包括准确性、完整性、可扩展性等方面。例如，在评估医疗知识图谱时，可邀请医学专家对图谱中的疾病描述、药物信息进行审核验证；同时可通过与现有医学数据库进行比对来评估图谱的完整性和准确性。

9. 应用开发

基于知识图谱的应用开发是知识图谱构建的主要目的。根据实际需求，可开发问答系统、推荐系统、检索系统等应用。例如，在医疗健康领域，可基于知识图谱构建智能问答系统。用户通过输入问题（如"头痛应如何治疗？"）即可获取系统根据知识图谱生成的专业解答与建议。

10. 反馈循环

在实际应用过程中，我们需要对知识图谱进行持续的优化和更新。通过收集用户反馈和应用效果数据，可以不断优化知识图谱的质量和应用效果。例如，在医疗健康知识图谱的应用过程中，可通过收集用户反馈意见和查询记录，分析用户对知识图谱的满意度及查询结果的准确性。若发现某些疾病或药物描述不够详细或存在错误，应及时返回至数据收集和处理阶段，对相应数据源进行更新或修正。同时，随着医疗领域知识的更新发展，需定期更新知识图谱内容以确保时效性和准确性。可通过设置自动化数据更新机制实现，如定期从权威医疗数据库或网站获取最新研究成果和临床数据，经清洗和预处理后整合至知识图谱中。此外，通过用户行为分析和数据挖掘技术，可发现用户查询热点与趋势，从而有针对性地优化知识图谱结构与内容，提升用户查询效率和满意度。

综上所述，知识图谱的构建是一个持续迭代和优化的过程。通过收集用户反馈、更新数据源、优化知识表示与推理算法，可逐步提升知识图谱的质量和应用价值，为各领域智能化应用提供更为坚实的知识基础。

二、知识图谱构建的关键技术

(一)实体识别与链接

1. 实体识别

实体识别是利用自然语言处理技术(NLP)中的命名实体识别(NER)方法,从文本数据中自动检测出具有特定意义的实体,如人名、地名、疾病名称、方剂名称、中药名称等。这些实体是构建知识图谱的基础单元。例如,在文本"肥儿丸中重用神曲、麦芽消食化积,健脾和中"中,实体识别技术会识别出"肥儿丸"作为方剂名称,"神曲""麦芽"作为中药名称,这些实体是后续构建知识图谱的基础。

2. 实体链接

实体链接将识别出的实体与知识库中已存在的实体进行匹配和链接,以解决实体指称歧义问题,确保同一实体在不同上下文中的一致性。实体链接技术涉及实体消歧和共指消解,确保实体在知识图谱中的唯一性和准确性。例如,在文本"肥儿丸中重用神曲、麦芽消食化积,健脾和中"中,实体链接技术会将文本中的"神曲"与知识库中已存在的"神曲"(可能包含更详细的描述和属性)进行链接,以解决实体指称歧义问题,实体识别与实体链接示例如图4-10所示。

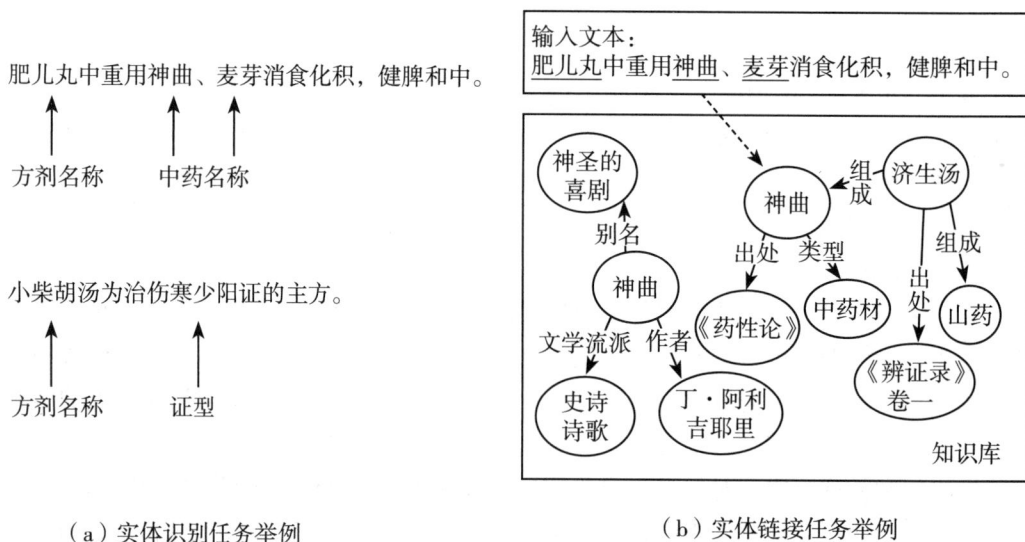

(a)实体识别任务举例　　　　　　(b)实体链接任务举例

图4-10　实体识别与实体链接示例

(二)关系抽取

1. 基于模式的关系抽取

基于模式的关系抽取指通过预定义的关系模板或模式,从文本中抽取符合模板的关系实例。这种方法依赖于人工定义的模式,准确度较高但灵活性较弱。如定义一个模式"X是Y的创始人",应用该模式从文本中抽取关系。例如在文本"比尔·盖茨是微软的创始人"中，可抽取出关系（比尔·盖茨，创始人，微软）。

2. 基于监督学习的关系抽取

基于监督学习的关系抽取指利用标注好的关系数据训练关系抽取模型，模型能够自动从文本中识别出未标注数据中的关系。这种方法需要大量的标注数据，但具有较高的灵活性和泛化能力。例如，使用标注好的数据集训练一个关系抽取模型［如双向长短期记忆网络（BiLSTM）＋条件随机场（CRF）模型］，该模型能够自动从文本"马斯克是特斯拉和SpaceX 的 CEO"中抽取出关系（马斯克，CEO，特斯拉）和（马斯克，CEO，SpaceX）。

3. 远程监督

远程监督指利用现有知识库中的关系作为监督信息，自动从大规模文本中抽取关系实例。这种方法能够自动标注大量数据，但可能存在噪声和错误标注的问题。例如，利用知识库中的关系"方剂 – 组成 – 中药"对文本进行标注，若知识库中包含"麻子仁丸 – 组成 – 大黄"，则自动将包含"麻子仁丸"和"大黄"的文本标注为具有"组成"关系，尽管这些文本可能并未明确提及这一关系。基于远程监督的关系抽取示例如图 4-11 所示。

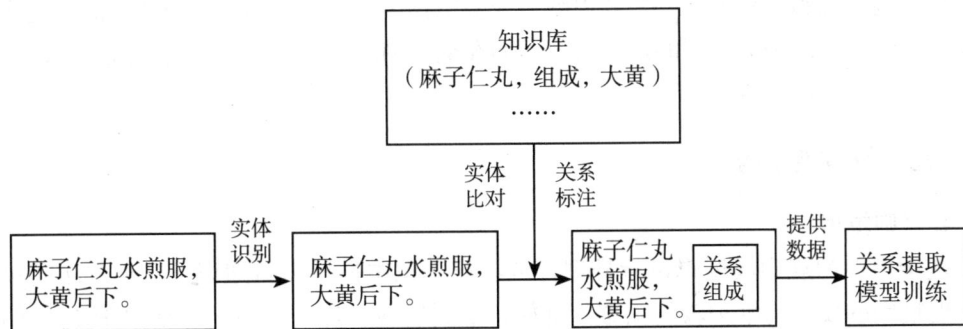

图 4-11　基于远程监督的关系抽取示例

（三）知识表示学习

1. 翻译模型

翻译模型（如 TransE、TransH、TransR 等）将实体和关系表示为低维空间中的向量，通过向量间的平移关系模拟实体间的关系。该方法具有结构简明、运算高效的特点，可有效捕捉实体和关系的语义信息。例如在 TransE 模型中，给定"首都 – 国家"关系时，若"北京"是"中国"的首都，则向量运算"北京向量＋首都向量＝中国向量"成立，这种表征方式能够反映实体关系的语义关联。

2. 神经网络模型

利用神经网络的强大学习能力，将实体和关系表示为复杂向量形式，能够捕捉更丰富的语义和上下文信息。这些模型通常针对具体任务进行优化，如关系分类、链接预测等。例如，使用卷积神经网络（convolutional neural networks，CNN）或循环神经网络（recurrent neural network，RNN）对文本进行编码可获得实体和关系的向量表示。如在文本"苹果公司发布了新款 iPhone"中，CNN 或 RNN 模型可识别"苹果公司"与"iPhone"间的发布关系，并将该关系表示为向量形式。

（四）图数据库技术

1. 图数据结构

采用适合存储图结构数据的数据结构，如邻接表、邻接矩阵或边列表等，以高效存储和查询实体与关系。例如在图数据库中，实体作为节点存储，关系作为边连接节点。在社交网络的图数据库中，用户作为节点，用户之间的好友关系作为边。

2. 图查询语言

提供专门的图查询语言（如 Cypher、Gremlin 等），支持复杂的图遍历和查询操作，方便用户从图数据库中检索所需信息。例如，利用 Cypher 查询语言执行检索操作，查询语句"MATCH a:Person–［:FRIEND］–>b:Person RETURN a, b"可返回具有好友关系的用户节点。

3. 图算法

利用图算法（如最短路径算法、PageRank 算法等）对图数据进行深入分析，挖掘隐藏的结构信息和关系模式，为知识图谱的应用提供支持。例如，在图数据库中应用最短路径算法寻找两个节点间的最短路径，如在交通网络图数据库中，可通过该算法规划起点至终点的较优路线。

（五）推理与补全

1. 规则推理

基于预设的规则或逻辑进行推理，从已有知识中推导出新知识。这种方法简单直观，但规则的设计与维护较为困难。例如，根据规则"若 A 是 B 的父亲且 B 是 C 的父亲，则 A 是 C 的祖父"，可在知识图谱中推导出新关系。

2. 统计推理

利用概率图模型等统计方法进行推理，通过计算实体和关系之间的概率关系推导新知识。该方法能够处理不确定性信息，但需具备充分统计数据和合理假设。例如，基于概率图模型计算实体间关系概率，如在推荐系统中，根据用户历史行为推算其对未接触项目的兴趣概率。

3. 深度学习推理

利用深度学习模型进行推理，通过训练模型捕捉实体与关系间的复杂模式，并据此进行推理和预测。该方法具有较好的灵活性和泛化能力，但模型训练需大量数据与计算资源。例如，采用深度学习模型［如图神经网络（graph neural networks，GNN）］进行推理，在知识图谱补全任务中，GNN 模型可基于已知三元组预测缺失的实体或关系。

4. 补全技术

补全技术包括链接预测和实体预测等，旨在填充知识图谱中的缺失信息。这些方法通过分析已有知识结构和关系模式，预测并补充可能的实体与关联，提升知识图谱的完整性和准确性。例如，在知识图谱中若存在实体缺失属性或关联的情况，可采用链接预测技术推测并补全缺失信息，如推断某位未标注出生年份的历史人物可能的出生年份。

第四节　中医药知识图谱的应用实例

一、中医药知识图谱的应用场景

中医药文化，作为中华民族独特的医学瑰宝，承载着深厚的历史底蕴与哲学思想。其特点在于"天人合一"的整体观念，强调人与自然界的和谐共生；在诊断上注重"辨证施治"，即根据患者具体病情和体质特点进行个性化诊疗；在治疗手段上融合中药、针灸、推拿等多种疗法，体现综合施治、治未病的理念。中医药文化既是医学实践的总结，更是中华民族智慧与文化的结晶。

在中医药文化的传承与创新过程中，知识图谱作为一种信息组织与表示技术，发挥着重要作用。知识图谱通过构建结构化的知识网络，将中医药领域内的数据、知识资源进行整合与关联，为中医药的深入研究、传播及创新应用提供支持。它不仅能够促进中医药理论的系统化与可视化，还能够推动中医药与现代科技的融合，为中医药的现代化、国际化发展开辟新路径。

中医药知识图谱以中医基础理论、疾病诊断、治疗方剂、中药药理等为核心，通过挖掘、整合与分析海量中医药数据，形成结构化的知识网络。这一网络涵盖中医药的多个方面，包括中药的性味归经、功效主治，疾病的病因病机、诊断治疗等内容，为中医药精准医疗、智能诊断及个性化治疗等提供了可靠的数据基础。

（一）学术研究

在中医药学术研究领域，知识图谱的应用有效推动了科研工作的深化与创新。该技术不仅为科研人员提供了系统的数据资源，还通过智能化数据分析技术，阐释了中医药理论的内在规律。

1. 方剂配伍规律研究

学者将知识图谱技术应用于方剂学领域，对古代经典方剂进行了深入数据挖掘，发现了药物之间的配伍规律和相互作用机制，为现代中药组方的优化提供了科学依据。这一研究促进了中药方剂学的理论发展，也为中药新药研发开辟了新思路。

2. 药物功效研究

利用中医药知识图谱对特定中药的功效进行全面而系统的梳理与分析，揭示中药多靶点、多途径的治疗作用，为中药新药研发提供了理论支持。这种基于知识图谱的药物功效研究方法，使中药研究更加科学系统，有助于推动中药现代化进程。

3. 疾病证型分类研究

利用知识图谱对中医临床常见疾病的证型进行细致分类与归纳，这为中医临床辨证施治提供更加精确和系统的指导，同时为中医临床研究的标准化与规范化奠定基础。例如某中医药大学通过对四诊信息多通道分别处理，利用人工构建的小规模知识图谱对模型训练进行知识增强，提出融合知识图谱的多通道中医辨证模型。

（二）临床决策支持

在临床实践中，中医药知识图谱的应用提高了医生的诊疗效率和准确性，为患者带来更精准和个性化的治疗方案。

1. 智能辅助诊断

如由某中医药大学附属医院开发的临床辅助决策系统，通过集成中医药知识图谱与临床信息系统，可将患者的症状、体征和检查结果与知识图谱中的诊疗经验进行智能匹配，为医生提供诊断建议和治疗方案参考。该辅助诊断方式在减轻医生工作负担的同时，有助于提升诊断效率和准确性。

2. 个性化治疗方案推荐

某中医院研究团队开展了中医药知识图谱在个性化治疗方案推荐中的应用研究。该团队利用知识图谱与人工智能技术，结合患者具体病情及体质特征，为其推荐个体化中医诊疗方案。此类个体化诊疗方案有助于更精准契合患者需求，在提升疗效的同时改善患者就医体验。

3. 药物安全性监测

中医药知识图谱还可用于药物安全性监测。通过构建药物不良反应知识图谱，医院可实时监测患者用药情况，及时预警潜在药物不良反应风险。这种基于知识图谱的监测方法有助于保障用药安全，降低药物不良反应发生率。如某中医药院校研究团队通过人工提取和关系抽取方法，挖掘中医古籍服药数据并构建中药服药知识图谱，采用射频识别（RFID）系统、物联网技术及多向传感器开发中药智能服药杯垫，构建中药智能服药服务系统。形成包含 2000 余首方剂的中药服药知识图谱，通过智能杯垫动态获取数据库服药信息。

（三）智慧医疗

在智慧医疗领域，中医药知识图谱的应用为患者提供了便捷高效的医疗服务体验。

1. 智能问诊系统

基于中医药知识图谱的智能问诊系统能够模拟中医专家的问诊过程，通过问答形式收集患者的症状描述与病史信息，并进行病情分析及诊断建议。该智能问诊系统在提升问诊效率的同时，有助于降低医生工作强度，使患者及时获得专业医疗建议。

2. 健康管理平台

某中医药健康管理平台集成中医药知识图谱与健康管理功能，用户可通过平台输入自身健康数据及生活习惯信息，系统将依据中医药理论为用户提供个性化健康管理方案与养生建议。此类健康管理平台有助于增强用户健康意识、改善生活质量，同时推动中医药在健康管理领域的应用。

3. 远程医疗服务

中医药知识图谱在远程医疗服务中也发挥着重要作用。医生可通过远程会诊系统，结合知识图谱中的结构化知识，为偏远地区患者提供远程诊疗。该模式突破地域限制，使更多人群能够获得专业中医药服务，有利于医疗资源均衡配置。

（四）知识图谱在中医药领域应用案例

中成药数据包含大量半结构化或非结构化数据，具有数量庞大、关系复杂等特点，与大数据特征高度相似。为更有效地实现中成药数据的存储、管理、分析与利用，项目采用知识图谱存储结构结合可视化技术整合中成药临床技术、商业流通、标准规范等信息，构建中成药知识图谱数据库体系，并搭建中成药知识图谱可视化平台。

平台主要分为知识图谱可视化展示、中成药属性表单、药品生产企业展示、药品广告流通信息展示、药品产地展示、药品经济展示及用户搜索7大模块。用户在搜索框中输入相应的中成药名称，点击搜索后，平台将自动加载出相应的信息。此外，平台设计了用户交互功能，用户通过点击不同生产厂商，可在药品广告流通信息展示模块中查看该厂家近年该药品的流通情况；用户通过鼠标点击，可实现中成药知识图谱相关节点的隐藏及知识图谱更新等功能。

平台选取中成药的商品名作为实体节点，基本属性、经济性、安全性作为一级属性节点，其中主要规格、用途、用法用量、组成、产品分类、厂家数量、性状作为从属于基本属性下的二级属性节点，文献研究、药品禁忌、不良反应作为从属于安全性下的二级属性节点，《国家基本药物目录》《国家基本医疗保险药品目录》及标准来源作为从属于经济性下的二级属性节点，以及从数据库中提取出的中成药相关数据作为对应属性下的三层实例节点，建立起中成药知识图谱数据库；运用Neo4j图数据库（一种图数据库管理系统）存储中成药相关数据，将单个中成药的相关属性区分为基本属性、安全性、经济性3大类，分别以不同颜色区分展示，不同中成药实体根据其相同属性连接起来，形成中成药知识图谱体系，不同中成药之间关系的知识图谱如图4-12所示。

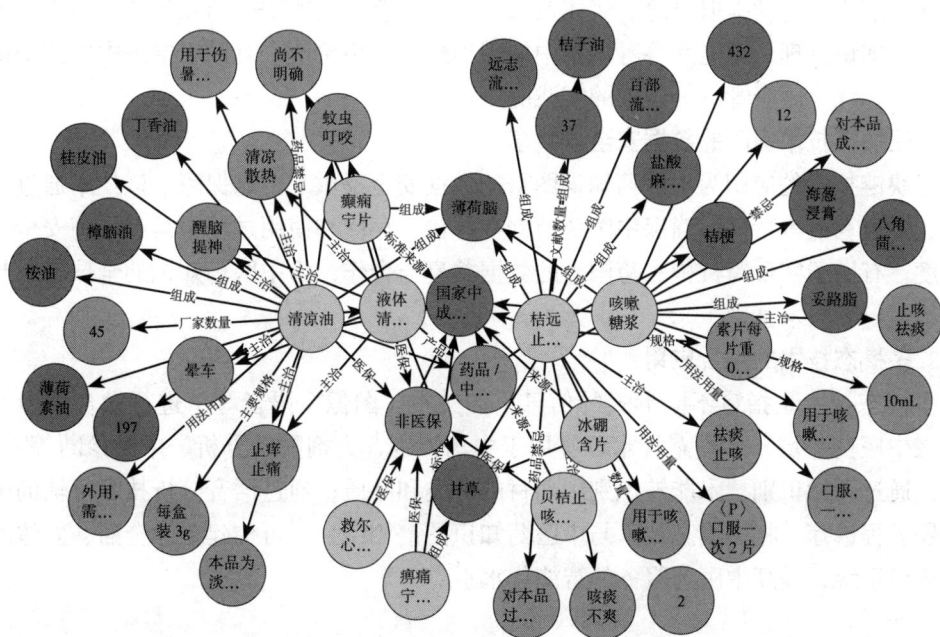

图4-12 不同中成药之间关系的知识图谱

平台采用基于 Flask 框架的 Web 开发模块，整合大屏幕可视化背景元素，通过知识图谱、表格、柱状图、折线图、散点图、词云、饼状图等形式呈现中成药相关数据。

基于知识图谱的中成药可视化平台的交互功能，可帮助用户通过该平台查找相关中成药信息，辅助快速筛选和分析治疗疾病的有效成分，有助于实现中成药知识整合、提高数据关联性并挖掘数据的潜在价值。

二、中医药知识图谱的发展趋势

（一）数据驱动的深度整合与标准化建设

1. 多维度数据源的无缝集成

利用大数据技术，实现临床数据、文献数据、实验研究数据、患者反馈等多维度数据源的实时动态整合，跨越地域、语言、时间等限制，为中医药研究提供全面的数据支持。

2. 智能化数据清洗与标准化

借助深度学习、自然语言处理等技术，对海量数据进行自动化清洗、标注和标准化处理，确保中医药知识图谱的数据质量与一致性，提高图谱的准确性和可靠性。

（二）技术创新引领的智能化升级

1. 大模型赋能的知识推理与预测

大模型技术如 GPT-4、BERT 等在自然语言处理领域的突破，为中医药知识图谱构建与应用提供了新路径。通过大模型技术，可对中医药古籍、现代文献等海量文本数据进行深度解析，自动提取概念、实体及关联关系，有效充实中医药知识图谱体系。大模型技术在知识推理、智能问答等场景中展现出较高应用价值，有助于推进中医药知识图谱在智慧诊疗、健康管理等领域的实践应用。

2. 区块链技术保障的数据安全与共享

区块链技术的应用为中医药知识图谱的数据安全提供了可靠保障。该技术通过去中心化、不可篡改等特性，确保中医药数据在传输、存储和使用过程中具有较高安全性和透明度，有助于实现跨机构、跨国界的数据共享与合作，为中医药知识的全球流通与协同创新奠定了技术基础。

3. 多模态技术的融合应用

多模态技术是指将不同形式的信息（如文本、图像、语音等）进行融合处理的技术。在中医药领域，多模态技术可应用于中药识别、方剂配伍分析、中医诊断等方面。例如，通过图像识别技术能够识别中药材的种类和品质；通过语音分析技术可辅助中医师开展远程诊疗。将多模态技术与中医药知识图谱相结合，可构建更为全面、立体的中医药知识系统，提高中医药服务的智能化水平。

（三）跨领域融合拓展的应用场景

1. 精准医疗与个性化治疗

在精准医疗与个性化治疗领域，中医药知识图谱通过深度整合患者的基因信息、生活习惯数据、病情进展记录等多维度数据，能够构建出高度个性化的健康画像。基于这一画像，医生可以更加精准地评估患者的体质、病情及潜在风险，从而制订出有针对性的中医药治疗方案。例如，通过分析患者的基因变异情况，可以预测其对特定中药成分的代谢能力和反应，避免不必要的药物副作用；结合生活习惯数据，可以调整治疗方案以更好地融入患者的日常生活中，提高治疗依从性和效果。这种精准化、个性化的治疗模式，不仅提高中医药治疗的效果，也增强患者的治疗体验和满意度。

2. 中医药文化传承与创新

中医药知识图谱在文化传承与创新方面发挥着重要作用。通过可视化技术，如虚拟现实（virtual reality，VR）、增强现实（augmented reality，AR）等，可以将中医药的悠久历史、经典理论、诊疗方法等以生动、直观的方式呈现给公众，使中医药文化更易于理解和接受。同时，结合大数据分析、人工智能等现代科技手段，可以对中医药理论进行深度挖掘和验证，发现新的治疗方法和药物组合，推动中医药理论的创新和发展。此外，中医药知识图谱还可以促进中医药与西医学的融合，为中西医结合提供科学依据和技术支持，推动医学领域的整体进步。

3. 国际合作和全球健康治理

在全球化的今天，中医药知识图谱成为国际合作和全球健康治理的重要工具。通过构建跨国界的中医药知识共享平台，各国可以共享中医药研究成果、临床经验和教育资源，促进全球中医药资源的优化配置和协同创新。这种合作不仅有助于提升中医药的国际影响力，也有助于推动全球健康治理体系的完善和发展。例如，在应对全球公共卫生事件时，中医药知识图谱可提供治疗经验和药物资源参考，为各国政府和国际组织提供决策支持；在推动全球健康公平方面，中医药知识图谱可帮助发展中国家提升医疗卫生水平，缩小健康差距。

（四）生态构建与持续发展的动力机制

1. 产学研用深度融合的创新生态

建立由政府、企业、高校、科研机构等多方参与的中医药知识图谱创新生态体系，通过政策引导、资金支持、技术创新等方式推动产学研用深度融合，促进中医药知识图谱技术的转化应用。

2. 人才培养与激励机制的完善

加大对中医药知识图谱领域人才培养的投入力度，建立多层次、多类型的人才培养体系，完善激励机制，鼓励科研人员积极参与中医药知识图谱的研究与应用工作，为中医药事业的持续发展提供人才保障。

中医药知识图谱的发展将为中医药领域带来新的机遇。它不仅会持续深化中医药知识的挖掘与整合，系统呈现中医药的丰富内涵，还将通过数据驱动的智能分析，为中医药精准医疗及个性化治疗提供有力支持。同时，这一技术将有效促进中医药文化的传承与创新，推动古老智慧与现代科技融合，展现新的活力。此外，中医药知识图谱的跨国共享与合作，有助于优化全球中医药资源配置，协同应对健康挑战，提升中医药在国际医疗体系中的影响力，为人类健康事业贡献更多智慧与力量。

思考题

1. 什么是知识图谱？
2. 知识图谱构建过程主要包括哪些步骤？
3. 在构建知识图谱时，如何确定和提取实体及其之间的关系？
4. 知识图谱在中医药领域有哪些应用？
5. 随着技术的发展，在构建大规模知识图谱时，可能面临哪些挑战？

第五章　机器学习 ▷▷▷▷

机器学习是人工智能核心组成部分，是人工智能的一种实现方法。机器学习从样本数据中积累经验、学习知识和掌握技能，再用于实际的推断和决策。与基于因果逻辑的编程不同，机器学习是对人类学习过程的模拟。人类通过经历过的历史和积累的经验天然地抽象、总结、归纳出规律，再利用这些规律对未来和未知进行推测，从而指导生活和工作。机器学习中的"训练"与"预测"正是对人类上述学习活动的对应。

本章将向读者介绍机器学习的基本概念、发展历程、基础框架、研究方法、主要模型及其分类。

第一节　机器学习概述

一、机器学习概念

机器学习领域的奠基人阿瑟·萨缪尔（Arthur Samuel）对机器学习做出定义："机器学习是一门研究领域，它使计算机能够在没有明确编程的情况下进行学习。"另一位学者汤姆·米切尔（Tom Mitchell）提出形式化定义："如果一个计算机程序在任务 T 和性能度量 P 的条件下，能够通过经验 E 提高在任务 T 上的性能（以性能度量 P 衡量），那么这个计算机程序就被认为是从经验 E 中学习。"简言之，机器学习是通过持续接收外部信息，获取知识、规则、方法及技能的过程。

"学习"这一特性是机器学习技术在当代取得重要进展的核心机制。传统计算机程序基于人类预设的因果逻辑体系，需对任务流程及分支进行明确定义。这种传统方法在应对复杂任务时存在三方面局限：其一，任务内部机理通常不完全可知，导致难以明确定义其运行流程；其二，任务流程与分支的复杂性常超出人工预设的覆盖范围；其三，当应用场景发生变化时，基于既往经验编写的程序难以实现有效调整。相较而言，机器学习技术通过定义通用学习框架，使系统能够借助经验积累自主优化框架参数，逐步获得特定任务的处理能力，显著降低人工设计成本。在动态、复杂的大规模数据环境中，系统通过不断学习更新现有知识体系，从而适应环境变化。当外部数据量足够充分时，机器能够识别出比人工设计更为精细的特征、趋势与潜在规律。

机器学习是一门持续发展的学科，其理论基础主要涵盖统计学、概率论、矩阵理论、优化理论、信息论和计算复杂性理论等。经过数十年发展，机器学习已形成具有多元特征的新兴交叉学科。1956 年达特茅斯会议被普遍视为人工智能研究的起点，该会议初步显现出人工智能的符号主义学派、连接主义学派与行为主义学派的理论雏形。机器学习早期脱胎于人工智能研究，核心任务是通过经验样本优化符号主义学派的人工智能系统。同期，基于神经科学的感知机模型、依托统计学的概率学习与推理方法、借鉴生物进化理论的遗传算法等现代机器学习关键技术相继萌芽。此后十余年间，受限于理论研究的瓶颈与计算机硬件条件，人工智能领域整体发展遭遇阶段性停滞，机器学习研究亦进入平缓期。然而在此期间仍涌现出决策树、反向传播算法等具有深远影响的理论成果，为后续突破奠定基础。至 20 世纪 90 年代，现代机器学习体系逐步成型：研究重心从抽象的人类智能模拟转向具体现实问题；评价标准由整体智能评估转为面向特定任务的量化指标。这种范式转变拓展了机器学习的发展维度，其间诞生了提升方法、支持向量机、随机森林算法及循环神经网络等经典算法。

进入 21 世纪，机器学习迎来了飞速发展期。互联网的蓬勃发展带来了海量数据，新硬件的出现使计算机性能大幅提升，为以统计学习为特征的机器学习技术提供了广阔的发展空间。深度学习的诞生推动了人工智能热潮，在自然语言处理、图像处理、信号处理、机器人等领域取得显著成果，对人类生产生活方式产生重要影响。机器学习发展过程中的标志性事件见表 5-1。

表 5-1　机器学习发展过程中的标志性事件

时间	事件
1763 年	Thomas Bayes 提出贝叶斯理论
1805 年	Adrien-Marie Legendre 提出最小二乘法
1913 年	Andrey Markov 提出马尔可夫链
1943 年	Warren McCulloch 和 Walter Pitts 创建神经元学说
1950 年	Alan Turing 提出图灵学习机
1951 年	Marvin Minsky 和 Dean Edmonds 构造第一个神经网络模型 SNARC
1954 年	Barricelli 等人提出遗传算法
1956 年	达特茅斯会议召开
1957 年	Frank Rosenblatt 提出感知机
1959 年	Arthur Samuel 提出机器学习的概念
1967 年	最近邻算法被提出
1969 年	人工神经网络的研究陷入低谷
1970 年	Seppo Linnainmaa 提出反向传播理论
1977 年	Dempster 等人提出 EM 算法
1979 年	Quinlan 提出 ID3 决策树
1979 年	Kunihiko Fukushima 发表 Neocognitron
1982 年	John Hopfield 提出 Hopfield 网络
1986 年	David Rumelhart 等人提出 BP 算法
1988 年	Kurt Hornik 提出万能近似定理，证明人工神经网络具有近似任意函数的能力

续表

时间	事 件
1988 年	Judea Pearl 等人提出图模型
1989 年	Christopher Watkins 提出强化学习算法 Q-learning
1995 年	Tin Kam Ho 提出随机森林算法
1995 年	Corinna Cortes 和 Vladimir Vapnik 提出支持向量机
1997 年	IBM 的超级计算机"深蓝"在国际象棋比赛中击败人类冠军
1997 年	Sepp Hochreiter 和 Jürgen Schmidhuber 提出长短期记忆网络
2006 年	Geoffrey Hinton 提出第一个深度神经网络
2011 年	IBM 的 Watson 系统在 Jeopardy! 中击败人类冠军
2012 年	AlexNet 在 ImageNet 基准测试中取得突破性成就
2013 年	Google 提出 Word2Vec 算法
2014 年	Facebook 发布的 DeepFace 人脸识别率超过人类
2017 年	Google 提出 Transformer 结构
2018 年	OpenAI 发布 GPT
2021 年	OpenAI 发布 Dall-E
2022 年	百度启动全无人自动驾驶商业化运营
2023 年	百度发布文心一言

二、机器学习的基本框架

基于不同的视角和研究内容，研究人员对机器学习的基本框架给出了不同描述。总体而言，数据、模型和算法是核心要素，任务、评估与目标函数也被视为重要组成部分。这些要素在计算机通过自主学习持续优化模型，实现精准预测和科学决策的过程中发挥了重要作用。根据机器学习生命周期的阶段性特征，按照任务、数据、模型、目标函数、算法、评估的顺序，可系统阐释机器学习各要素的内在关联。

（一）任务

机器学习的每个环节均与任务性质密切相关，是整个机器学习流程的指导依据。任务界定需解决的具体问题与业务需求，明确总体目标及核心要点，规定所需数据类型、数据采集范围及预处理方法，阐释待构建特征与效果评价指标，指导算法选型及参数调优，保障模型与任务需求精准适配，最终确定模型部署策略与应用场景，为模型实际应用及价值实现提供必要支撑。

从技术的角度看，机器学习任务可分为回归（regression）、分类（classification）、聚类（clustering）、关联（association）、降维（dimensionality reduction）等类型。从应用角度看，机器学习任务可分为生成任务（generation）、感知任务（perception）、归纳任务（induction）等类型。

（二）数据

数据是经验的积累，机器通过数据更新模型、学习新模式、识别趋势与异常、适应变化情况。数据的质量、数量、覆盖率和相关性显著影响机器学习性能与准确性，数据构成机器学习的基础。数据类型多样，包括结构化与非结构化、连续与离散，以及文本、图像、音频等格式。原始数据常存在缺失、不规范、分布不均衡、冗余等问题，需通过预处理提升数据质量。

利用先验知识对数据进行优化是提升机器学习性能的常用方法。特征工程通过运用领域知识将数据转换为能更好表征业务逻辑的特征。数据增强通过转换、合成和生成数据解决数据不足及不平衡问题。

（三）模型

模型是将原始数据转化为决策和预测的重要工具，本质上是数据内部模式与关系的数学表征。常见模型类型包括函数、神经网络、概率图及有限状态机等。在机器学习中，模型的学习过程即通过不断优化参数以最小化预测误差。模型的分类预测结果与实际情况的误差越小，其性能通常越优。

定义模型本身是将先验知识进行形式化的过程。在机器学习中，模型的构建往往依赖一系列显式或隐式的选择、预设及其他设定，这些都可能是概率性的或者确定性的。变量的分布假设、变量间的条件与相关性都需要基于先验知识进行设计。在深度学习中，基于先验知识设计的特殊网络结构，诸如循环神经网络（recurrent neural network，RNN）、卷积神经网络（convolutional neural network，CNN）等，通过约束假设空间的范围，与通用网络相比，能够在参数更少的情况下获得更优的泛化效果。

（四）目标函数

目标函数是机器学习的基本组成部分，在模型训练和优化中具有重要作用。目标函数量化了给定数据集中模型预测值与实际值之间的差异，这种差异通常被称为损失或成本。在训练过程中，机器学习的主要目标是通过迭代更新内部参数来尽可能减少这种损失，该过程也是衡量模型性能的核心指标之一。不同任务采用的目标函数存在差异：在线性回归任务中，常用目标函数为均方误差（mean squared error，MSE）；在逻辑回归任务中，常用目标函数为交叉熵（cross entropy，CE）。其他常见目标函数包括KL散度、Softmax函数、Huber函数等。通过持续优化目标函数，模型的预测精度与泛化能力逐步提升，最终实现从训练数据到未知数据的有效预测。

（五）算法

算法是实现模型和策略的工具，其目的是通过计算和优化找到模型的较优参数，使模型性能得到提升。依据数据有无标注可将算法分为有监督学习（supervised learning）、无监督学习（unsupervised learning）、半监督学习（semi-supervised learning）和强化学习（reinforcement learning）。依据优化方法可分为直接求解法（如 PCA 模型中求解特征向量）、数值优化法（如深度学习中的梯度下降法）、搜索法（如强化学习中的策略搜索）、进化法（如遗传算法）等。算法的选择由任务、数据、模型、目标函数等多方面因素共同决定。算法均有其适用的特定场景，不存在适用于所有任务的通用算法。

（六）评估

评估是判断模型有效性和技术性能的标准。在模型评估过程中，往往需要使用多种不同指标进行综合分析。大部分指标只能片面反映模型的部分性能。若不能合理运用评估指标，不仅难以发现模型本身问题，还可能得出错误结论。常见评估指标包括准确率（accuracy）、精确率（precision）、召回率（recall）、F1 分数、受试者工作特征曲线（ROC 曲线）、曲线下面积（AUC）、平均精度均值（average precision）、对数损失（log loss）等。

评估指标提供了一种可衡量的方法来评估模型的性能。根据具体任务和数据特点选择合适的评估指标，能够比较各种算法，优化超参数，确保模型达到所需标准。评估是一个持续的过程，需跟踪模型在实际数据环境中的使用表现，及时调整模型以适应不断变化的环境。此外，评估还有助于检测和缓解模型中的过拟合、欠拟合、偏差等问题，从而有助于保证模型的公平性和可靠性。

总之，机器学习的基本框架包括任务、数据、模型、目标函数、算法与评估六个组成部分。基于这一框架，机器学习将人类先验知识与机器实践经验结合起来。具体而言，依据先验知识对数据进行筛选与优化、设计合理的模型及对应的目标函数和算法，然后进行评估，并根据数据经验对模型进行更新与优化，最终实现机器学习任务目标的优化。

三、机器学习与人工智能

机器学习是人工智能的子领域，是一种实现人工智能的方法论。利用机器学习技术可构建具备特定智能行为的系统，应用于专门场景，从而部分实现人工智能功能。2012 年后深度学习技术的突破性进展，推动了人工智能在学术界与产业界的广泛应用。截至 2023 年，人工智能在图像分类、视觉推理及英语理解等领域的性能已取得显著提升。下文通过汽车自动驾驶与医疗智能系统两个案例，阐释机器学习与人工智能的内在关联。

无人驾驶汽车通过雷达、摄像头、传感器、全球定位系统（GPS）等技术感知周围环境，收集海量数据。计算机通过应用机器学习技术对交通标识、道路状态等信息进行学习并构建模型，再通过控制汽车实际行驶对模型进行验证、测试和优化，最终达到实际应用所需的识别精度。同时，利用机器学习技术使计算机掌握汽车在不同路况及状态下的驾驶策略与安全应对方法，从而提升无人驾驶系统的环境适应能力。无人驾驶汽车内部由机器学习技术、传感器技术、控制系统等多类技术及设备协同构成，这种实现自动化驾驶的软硬件集成系统即人工智能技术的典型应用。

　　智能医疗系统可由自然语言处理、多模态、多层感知机、专家系统、语言模型等多个机器学习子模块组成，每个模块都在人工智能系统中发挥独特作用。自然语言处理模块分析患者主诉和既往病史，将其转化为特征向量；多模态模块将图像、文本、表格、数值等不同数据格式的患者资料提取特征后进行对齐；多层感知机模块依据前端收集的患者特征进行分类；基于知识图谱的专家系统依据分类结果进行推理，做出诊断结论；生成式语言模型根据诊断结论生成病历。各机器学习模块在人工智能系统中协同合作，使智能诊断成为可能。

　　总之，机器学习是人工智能解决问题的重要方法，所有机器学习都属于人工智能范畴，而人工智能不限于机器学习。人工智能旨在构建智能系统，机器学习为实现该目标提供关键技术支撑。未来，随着技术进步，两者将在优势领域持续发挥作用，并通过新场景的融合应用，为人类社会发展提供助力。机器学习与其他领域关系如图 5-1 所示。

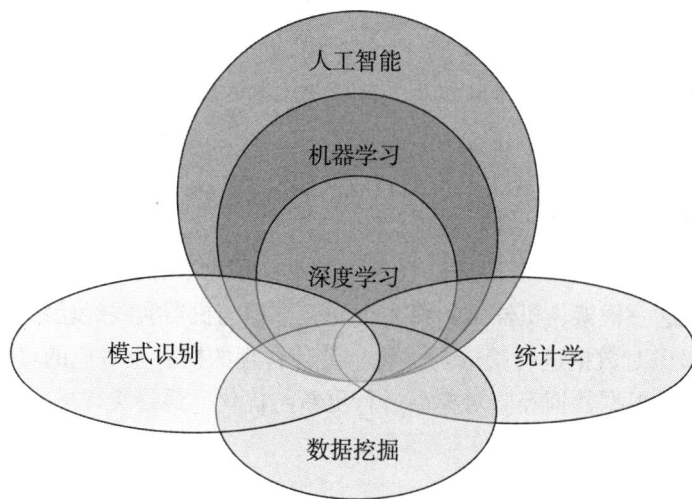

图 5-1　机器学习与其他领域关系图

第二节　机器学习基础

一、训练集、验证集与测试集

　　机器学习通过从输入数据构建模型，做出预测或决策。用于构建模型的输入数据通常根据模型创建过程中的不同阶段，划分为三个数据集：训练集、验证集和测试集。

（一）数据集功能

1. 训练集（training set）

　　训练集是用于训练阶段的数据样本。在训练过程中，模型通过学习训练集中的数据调整参数，以更好地拟合数据并提升预测能力。训练集应包含足够数量的样本，且能覆盖数据中所有可能性。

2. 验证集（validation set）

验证集是用于训练过程中评估模型性能的数据集。在训练过程中，模型会持续在验证集上进行性能评估，用以调整超参数、监测训练进展、检验泛化能力。验证集独立于训练集，模型根据在验证集上的表现调整超参数，但不学习验证集中的数据。验证集规模通常较小，但需包含足够数量的样本来保证评估结果的可靠性。

3. 测试集（test set）

测试集是用于训练完成后评估模型最终性能的数据集。测试集代表模型未遇到过的新数据。在测试集上的评估结果可反映模型是否达到任务指标。

（二）划分方法

原始数据集的划分方法取决于若干因素，包括使用场景、数据量、数据质量、超参数数量等。若训练数据过少，可能导致模型训练质量显著下降。若测试数据或验证数据不足，模型的评估结果可能出现较大偏差。常规划分标准建议训练数据占 60% ～ 80%、验证数据和测试数据各占 10% ～ 20%。划分数据集时必须保证训练集、验证集与测试集相互独立。数据泄露会干扰模型性能指标的客观性，进而影响模型在实际应用中的泛化能力。

随机抽样法（random sampling）是常见的数据集划分方法。随机抽样法将数据集进行乱序，根据预定比例将样本随机分配给训练集、验证集或测试集。对于不平衡数据集中存在分布有偏问题，分层抽样法（stratified sampling）将数据集按某种特征或规则划分为不同的层，然后从各层中独立、随机地抽取样本，保证样本分布与总体分布相近。交叉验证法（cross-validation）将数据集拆分为多个子集，这些子集在迭代训练中交替地作为训练集或验证集使用，保证训练数据的公平性。

二、过拟合与欠拟合

过拟合（overfitting）与欠拟合（underfitting）是模型训练过程中可能遇到的两种极端情况，其现象示意图如图 5-2 所示。过拟合现象指模型过于紧密或精确地匹配特定数据集，如图 5-2（a）所示；欠拟合现象指模型无法准确捕捉输入和输出之间的关系，如图 5-2（b）所示。过拟合与欠拟合现象均会影响模型的最终性能。

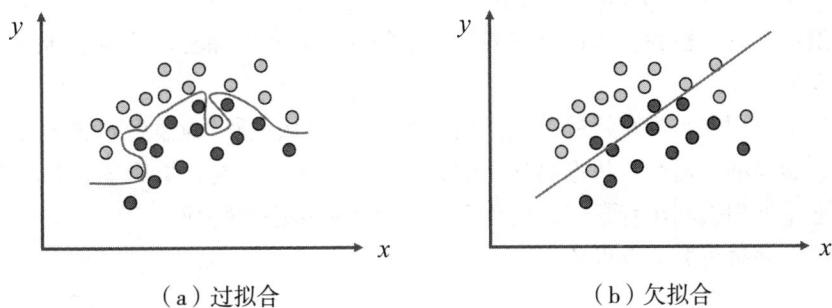

（a）过拟合　　　　　　　　（b）欠拟合

图 5-2　过拟合与欠拟合现象示意图

（一）发生原因

过拟合与欠拟合现象发生的主要原因是模型复杂度与数据不匹配。模型复杂度越高，对数据的描述能力越强。当模型复杂度过高时，在学习数据中规律与模式的同时，也会拟合噪声和无关细节，从而产生过拟合现象。模型复杂度过高分为两种情况：模型本身复杂度相对数据过高，这种现象称为结构过拟合；模型训练过程会提升复杂度，当训练过度时，模型对数据学习过于精细，这种现象称为参数过拟合。反之，当模型复杂度过低时，无法学习数据中的复杂关系，导致拟合程度不足，从而产生欠拟合现象。

数据集的质量也可能是导致过拟合与欠拟合现象发生的原因。原始数据集的不当划分会导致训练集、验证集与测试集中样本分布存在偏差，使模型拟合的特征不符合测试集中的数据分布，从而引发过拟合。数据量不足或噪声干扰过大会掩盖数据中的真实特征与模式，可能导致模型无法正确识别输入与输出间的关系，从而引发过拟合，也可能导致模型难以充分拟合数据，出现欠拟合。

训练不足是导致欠拟合现象的常见原因。模型训练时间不足或迭代次数过少，可能导致模型未完全收敛。过高的学习率易使学习过程错过较优解，进而影响模型性能。此外，不合理的正则化会削弱模型的学习能力，导致其无法充分拟合数据。

（二）解决方案

提高数据集质量是防止过拟合现象直接的方法。通常情况下，数据量越大、越能反映真实世界情况的数据集，训练出的模型性能越好。采用数据增强技术扩展数据集，并利用数据清洗技术提高数据一致性，均能降低训练时的过拟合现象。

正则化技术（regularization）是防止过拟合的常用方法。正则化技术通过引入额外信息来约束模型参数、模型结构、优化过程，从而达到解决过拟合问题的目的。常见的正则化方法是在目标函数中增加正则项，使在计算损失时也包含模型复杂度的惩罚。常见的正则项包括 L1 范数和 L2 范数，前者是所有参数绝对值的和，后者是所有参数的平方和的平方根。在训练过程中，这些正则项会对绝对值过大的参数进行约束，从而保持模型简单。在神经网络与深度学习模型中，随机失活（Dropout）技术是一种对模型结构进行正则化的方法。在训练时，随机失活技术通过随机关闭网络中的节点防止过拟合。早停技术（early stopping）是在优化过程中进行正则化的简单方法。早停在训练过程中对模型性能进行检验。当模型在验证集上的性能开始下降时，就停止训练，防止过拟合现象发生。

防止欠拟合现象较为直接的方法是增加模型复杂度，通过为模型添加非线性特征或换用更复杂的模型以提升对数据的学习能力和泛化能力。提高数据质量、对数据进行归一化或标准化处理、利用特征工程优化数据、引入更多必要特征等方法，也有助于提高模型学习效果并防止欠拟合现象。

三、表达能力、泛化能力与模型选择

模型的表达能力（expressivity）与泛化能力（generalization）是机器学习领域中的 2 个关键概念，其中泛化能力是机器学习的核心问题。在机器学习任务中，模型选择需要在表达能力与泛化能力之间进行权衡。

（一）表达能力与泛化能力

表达能力衡量了参数化模型可拟合函数的复杂程度。具备较强表达能力的模型能够捕捉数据中的细微差异与复杂模式，实现更准确的描述或预测。泛化能力指模型对未见过数据做出准确预测的性能。具有良好泛化能力的模型可在训练数据之外的数据集上保持较高预测效能。现代机器学习技术已在图像分类、游戏、语言理解等领域达到"强泛化"水平，展现出接近人类认知的系统性泛化特征。

通过对机器学习系统的预测误差进行观察，可以更深入地理解表达能力与泛化能力的本质。一个机器学习系统的预测总体误差由偏差（bias）、方差（variance）及噪声（noise）三部分组成，即 ErrorTotal = Bias + Variance + Noise。其中，偏差是模型与输入输出之间真实关系的误差，代表模型本身的拟合能力，反映模型的表达能力；方差是模型由不同训练数据集训练出的输出之间的差异，代表数据扰动对模型所造成的影响，反映模型的泛化能力；噪声不可避免，代表数据本身的不确定性，反映模型训练的上界。偏差与方差的关系如图 5-3 所示。

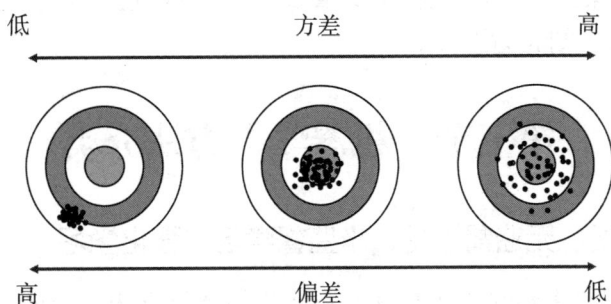

图 5-3 偏差与方差关系示意图

提高模型的复杂度可以降低偏差，增强模型表达能力，但可能导致方差增加，影响模型泛化性能；降低模型的复杂度有助于减小方差，提升模型泛化能力，但可能引起偏差增大，削弱模型表达能力。通过选择合适的模型实现偏差与方差（表达能力与泛化能力）的平衡，是机器学习领域需要解决的关键问题。

（二）模型选择

通常情况下，模型越复杂，其表达能力越强，在训练集上的误差越低。在测试集上，模型的高表达能力可能会导致泛化能力下降。如图 5-4 所示，总体误差随着模型复杂度的增加呈现先降后升的趋势。为平衡模型的泛化能力与表达能力，在实际应用中需

使模型复杂度与问题复杂度相匹配。当多种模型在同一问题上表现相近时，宜选择结构最简单的模型以保持其泛化能力。这一原则被称为奥卡姆剃刀（Occam's razor）。

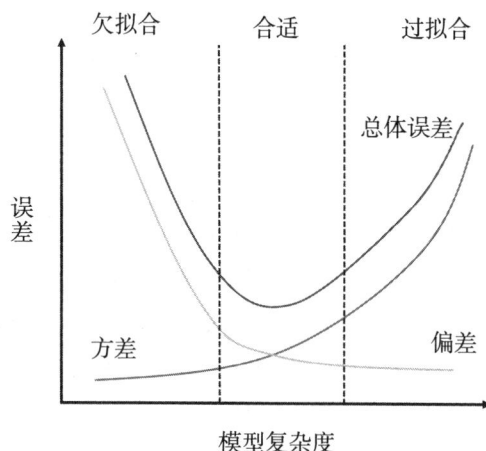

图 5-4　模型总体误差变化曲线

机器学习的另一条著名原则"没有免费的午餐"（no free lunch）表明：对于所有机器学习问题，在所有问题同等重要的条件下，不存在某种机器学习模型能在所有情况下都优于其他模型。该原则虽然在理论上指出所有模型在平均意义上表现相当，但并未否认针对特定问题可能存在更优的模型。模型的优劣需结合具体问题、数据分布特征及任务需求进行综合判断。在具体应用场景中，需通过深入理解问题本质、系统分析数据特征、审慎选择模型架构、精细调整参数设置及持续优化改进，才能获得适应特定需求的算法方案，进而提升实际应用效果。

第三节　机器学习方法分类

一、监督学习、无监督学习、半监督学习与强化学习

依据训练数据是否包含人工标注，可将机器学习方法分为监督学习（supervised learning）、无监督学习（unsupervised learning）、半监督学习（semi-supervised learning）和强化学习（reinforcement learning）。

（一）监督学习

监督学习是通过已标注的训练数据进行学习。监督学习模型通过学习输入与输出之间的映射关系，能够对新的输入数据做出预测或分类。监督学习任务主要分为分类与回归两个类别。

1. 分类

分类的目的是将数据划分到预定义的类别中，模型通过学习从已知输入数据到对应类别的映射关系进行训练，随后利用训练完成的模型对未标记的新数据实施分类，分类

示意图见图 5-5。例如预测患者归属的中医证型类别，或判断患者罹患心脏病的风险等级。常用分类算法包括逻辑回归、支持向量机、随机森林、决策树、K- 最近邻算法及朴素贝叶斯分类器等。

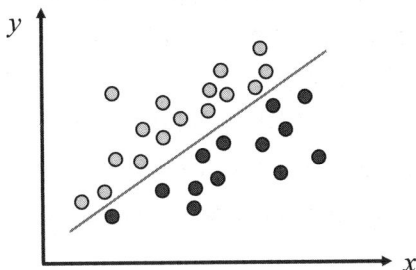

图 5-5 分类示意图

2. 回归

回归的目的是预测连续目标变量，模型通过训练数据学习因变量与自变量之间的映射关系，使模型能够根据新数据对目标变量进行预测，回归示意图如图 5-6 所示。例如预测流感感染率或适宜药物剂量。常见回归算法包括线性回归、多项式回归、岭回归、套索回归、支持向量回归、决策树、随机森林等。

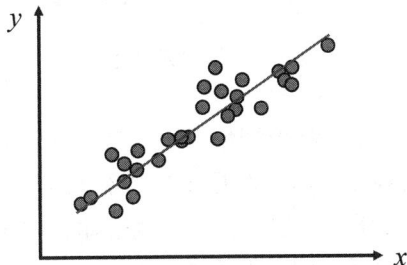

图 5-6 回归示意图

监督学习是目前常见且应用广泛的机器学习类型，具备诸多优点。监督学习在标记数据上进行训练，能够实现较高精度的预测结果，尤其在训练数据量充足且能真实反映实际场景时。监督学习模型，特别是线性回归、决策树等传统模型，通常可提供可解释的决策过程，这对医疗、金融等高风险决策领域具有重要意义。监督学习通常还可用于预训练模型的微调，与从头开发新模型相比，可节省时间与资源。

监督学习也存在一定的局限性。监督学习模型只能识别训练数据中存在的模式，难以处理未出现或未预料的模式。监督学习依赖标记数据，数据标记往往成本高昂，标记中的错误直接影响模型性能。监督学习易出现过拟合问题，导致在新数据上的泛化能力较差。

（二）无监督学习

无监督学习又称非监督学习，与监督学习不同，其通过在没有显式标注的数据集中发现隐藏模式和结构实现学习目标。无监督学习根据任务目标主要可分为聚类、关联与降维三种类型。

1. 聚类

根据未标记数据的相似性或差异性对其进行分组（也被称为簇），同一组内数据样本的相似性尽可能大，不同组间数据样本的差异性尽可能显著，聚类示意图如图 5-7 所示。这些组的原型可用作数据分析和处理的基础，例如依据像素灰度值的聚类结果实现医学图像分割，或基于疾病信息的聚类结果提取疾病特征。常见聚类算法包括 k 均值聚类算法（k-means clustering algorithm，K-Means）、均值漂移算法、基于密度的聚类算法（density-based spatial clustering of applications with noise，DBSCAN）、层次聚类、高斯混合模型、STING 模型等。

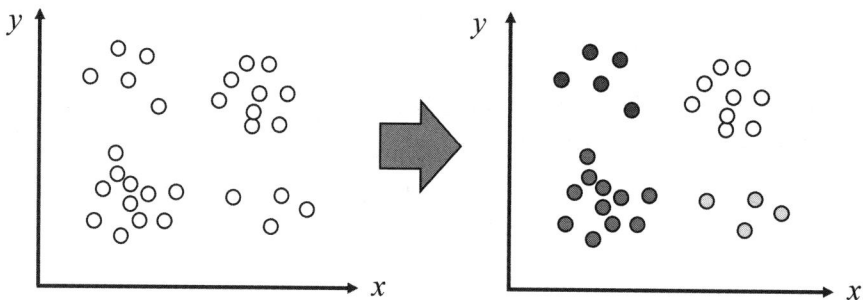

图 5-7 聚类示意图

2. 关联

关联又称关联规则挖掘，是一种挖掘数据集变量间有意义关系的方法。通过发现数据集中的频繁项集及其关联规则，可从数据中提取有效信息以支持分析与决策。例如，对中医组方数据进行关联规则学习可研究药材使用规律，中医方剂关联规则如图 5-8 所示。常见关联规则算法包括关联规则挖掘算法（Apriori）、频繁模式增长算法（frequent pattern growth，FP-growth）等。

No.	后项	前项	支持度 /%	置信度 /%	提升度
1	栀子	白芍	8.05	50.00	5.44
2	绞股蓝	决明子	5.17	55.56	4.39
3	甘草	姜黄	5.75	50.00	3.62
4	五味子	丹参	16.09	57.14	1.91
5	枳椇子	陈皮	9.77	58.82	1.90
6	枳椇子	茯苓	12.64	54.55	1.76
7	枳椇子	红景天	7.47	53.85	1.74
8	枳椇子	白芍	8.05	50.00	1.61
9	枳椇子	栀子	9.20	50.00	1.61

图 5-8 中医方剂关联规则

3. 降维

降维的目的是通过少量特征（维度）表示给定数据集的同时保留原始数据中的主要

特征。降维算法通过去除数据中不相关或冗余的特征，利用变量提取或组合将高维空间转换为低维空间，降维示意图如图 5-9 所示。降维有助于降低模型训练成本，并可能提升模型的运算效率。常见降维算法包括主成分分析、线性判别分析和自编码器等。

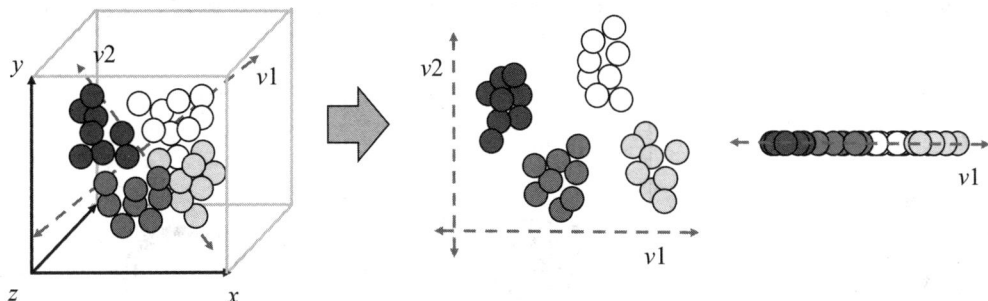

图 5-9　降维示意图

随着深度学习技术的蓬勃发展，对标注数据的迫切需求使自监督学习（self-supervised learning）成为研究热点。自监督学习作为无监督学习的子集，能够从大规模未标记数据中自动提取有效特征和模式。在自监督学习中，任务被划分为前置任务（pretext）和下游任务（downstream）。前置任务中，模型通过无监督学习方式从数据生成隐式表征，这些表征随后作为下游任务（如监督学习任务或强化学习任务）的输入。将预训练模型应用于新任务的过程称为"迁移学习"。与传统无监督学习不同，自监督学习通过目标函数进行优化，可视为处理监督学习任务的特异性无监督学习形式。该技术通过自预测学习和对比学习方式，被用于训练复杂多任务深度学习架构，广泛应用于大语言模型、图像合成及计算机视觉等领域。

无监督学习在数据探索和特征提取方面具有重要优势。该方法能够发现数据中隐藏的模式和关联，有助于理解数据的内在结构与特性。无监督学习无需依赖预先标注的数据集，可有效降低数据标注的工作量及成本。通过从原始数据中提取具有意义的特征，该方法可为后续数据分析与建模提供支持。

但无监督学习不使用标签，因此难以直接评估模型输出的质量，亦难以确定模型是否有效捕捉数据的模式和关系。部分无监督学习方法（如聚类分析）的学习结果可能缺乏清晰的解释性、直接的任务关联性或明确的科学意义。此外，无监督学习的效果常受初始参数与算法选择的影响，若参数或算法选择不当，可能影响最终结果。

（三）半监督学习

半监督学习同时使用标记数据和未标记数据，是一种介于监督学习和无监督学习之间的机器学习算法。在机器学习的实际应用中，经常遇到获取足够数量的标记数据困难或成本高昂，但获取大量未标记数据相对容易的情况。半监督学习在训练中同时使用大量未标记数据和有限标记数据，避免数据和资源的浪费。

为了充分利用无标签数据，半监督学习需要假设数据分布具有某种潜在规律。数据分布假设示意图如图 5-10 所示。其中平滑假设认为相近的数据点更可能具有相同标签，如图 5-10（a）所示，这也是监督学习中的一般假设；聚类假设认为数据倾向于形成离散的集群，在同一个集群中的数据点更可能具有相同标签，如图 5-10（b）所示；流形假设认为数据大致位于比输入空间维度更低的低维流形上，如图 5-10（c）所示。从本质上说，这三类假设具有一致性，只是侧重点有所不同。基于这些假设，半监督学习方法可分为传导学习和归纳学习。

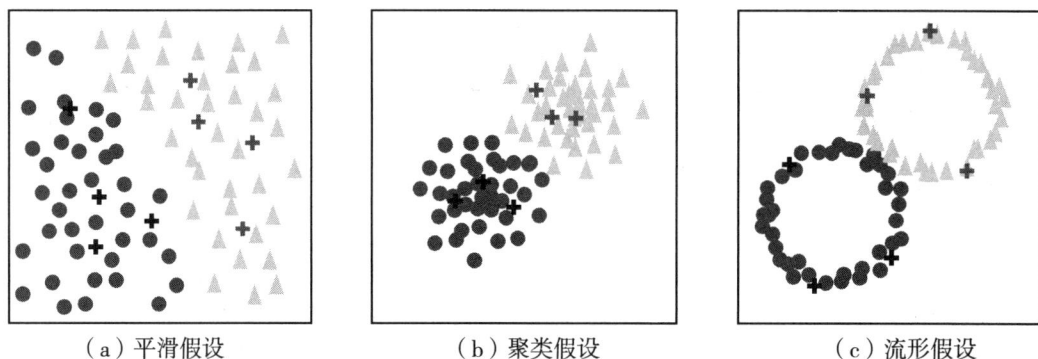

| （a）平滑假设 | （b）聚类假设 | （c）流形假设 |

深色十字标记代表有标签数据，浅色十字标记代表无标签数据。

图 5-10　数据分布假设示意图

1. 传导学习

传导学习利用已知标签预测训练集中未标记数据点的标签。在传导学习中，信息通过基于图的传导方法在直接连接的数据点间进行传播。传导方法通常包含三个步骤：图构建、图加权和推断。第一步使用对象数据集构建图，其中每个节点代表一个数据点，相似数据点通过边连接。第二步对这些边进行加权，以表示相应数据点之间的相似程度。第三步利用该图为未标记数据点分配标签。

2. 归纳学习

归纳学习通过构建分类器为输入空间中的对象预测标签，可分为包装法、无监督预处理法和本质半监督法。包装法利用已标记数据训练分类器，将未标记数据预测为概率性伪标记（例如 90% 的可能性是猫，10% 的可能性是狗）。无监督预处理法先采用无监督学习对数据进行预处理，再进行监督学习。可以先对数据进行聚类，再根据聚类结果将未标记数据预测为伪标记，也可以对数据进行预训练或特征提取来确定监督学习的初始参数。包装法和无监督预处理法均可与监督学习方法结合使用。本质半监督法在学习过程中直接使用未标记数据。此类方法大多是监督学习方法的扩展，通过修改目标函数或优化过程，使其适应半监督学习环境。

半监督学习可同时利用标记和未标记数据，有助于降低数据收集成本，使模型能在规模更大且多样性更优的数据集中进行学习。通过挖掘未标记数据中的潜在模式与有效信息，可提升模型性能并增强其泛化能力。但未标记数据可能增加数据收集及预处理的复杂度，也可能导致模型结构复杂化，进而影响模型可解释性。此外，未标记数据可能含有较多噪声与错误，其分布与标记数据分布间亦可能存在显著差异，这些因素均可能对模型性能产生负面影响。

（四）强化学习

强化学习是一种通过与环境交互、产生动作并根据反馈信号调整策略的机器学习方法，适用于智能体的决策制定。智能体是能够独立于人类直接指令、基于环境状态自主做出决策并执行动作的系统，典型应用包括工业机器人、自动驾驶系统和 AlphaGo 等。

强化学习本质上由智能体、环境和目标三要素构成。智能体通过与环境的交互进行学习。环境提供当前状态信息，智能体利用这些信息确定要执行的动作。动作执行后，环境发生变化并反馈强化信号，用于评估智能体在当前状态下所作选择的效果。智能体根据获得的奖励或惩罚更新策略，以便在后续状态中做出更优决策。通过不断重复上述过程，智能体逐步优化策略，提升从环境中获得的累积奖励。强化学习基本过程如图 5-11 所示。

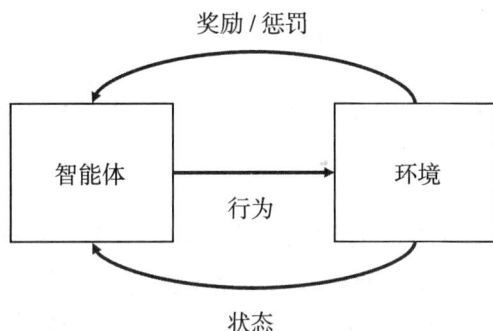

图 5-11　强化学习基本过程

强化学习的实现方法众多。动态规划法将大型任务分解为小型任务，将原始问题建模为基于离散时间步长的序列决策过程，每个决策的制定均基于可能产生的下一个状态。蒙特卡洛方法完全依赖经验，仅通过与环境进行真实或模拟交互获取状态、动作、奖励的样本序列。时间差分学习法融合动态规划法与蒙特卡洛方法，智能体通过在每个状态下预测奖励与实际奖励的差异来修正策略。

和传统方法相比，强化学习在应对大规模状态空间和动态变化的复杂环境时具有较大优势。通过与环境的交互，强化学习能够自主学习并优化策略，无需先验知识或大量标注数据。强化学习算法具有自适应性，能根据环境变化调整策略，同时其探索性使在面对新任务时具有灵活性，并展现出较强的泛化能力。但强化学习需要大量数据和计算资源，训练过程可能耗时较长。强化学习模型的行为有时难以解释且不可预测，调试过程相对复杂。

二、参数模型与非参数模型

参数模型（parametric model）与非参数模型（non-parametric model）作为数理统计学中的概念，现也常用于机器学习领域。机器学习的目标可概括为学习输入变量到输出变量的映射函数，其函数形式是未知的。参数模型和非参数模型对函数形式及其学习方式存在不同假设，如 K-Means 算法与 DBSCAN 算法的聚类过程（图 5-12）。

（a）K-Means 算法

（b）DBSCAN 算法

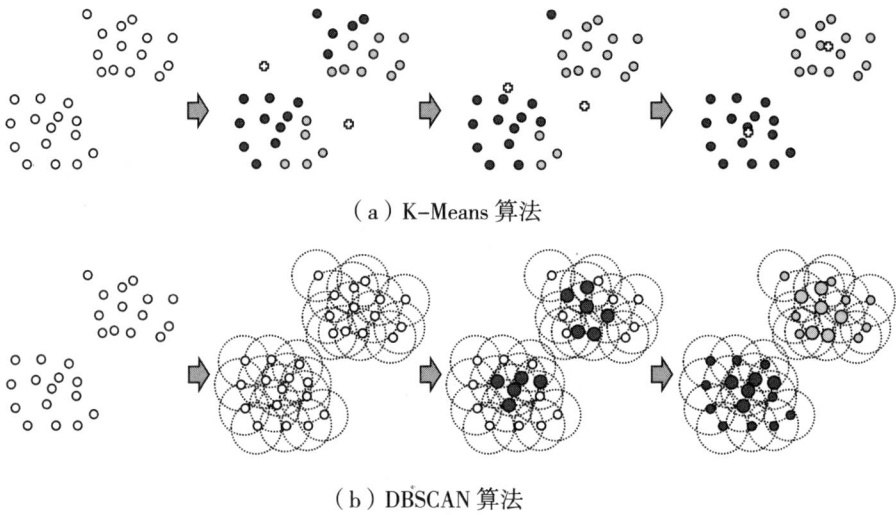

图 5-12 K-Means 算法与 DBSCAN 算法聚类过程

（一）参数模型

参数模型通常假设数据集总体服从某个分布，该分布可通过若干参数确定，如正态分布由均值和标准差确定。分布假设简化了基于采样数据推断总体的过程。基于此假设，参数模型使用固定数量参数进行数据建模，根据分布形态实施预测与决策。K-Means 算法作为典型参数模型，其假设数据服从正态分布，模型由样本点类别与类别均值两个参数构成。采用 K-Means 算法的聚类过程如图 5-12（a）所示。

参数模型的参数数量与数据量无关，具有简单性和高效性的特点。参数模型通常基于特定的假设：线性回归要求数据服从独立性假设、误差项服从正态分布假设和方差齐性假设；逻辑回归需要假设数据服从伯努利分布。在使用参数模型前，可以利用领域知识或统计方法检验数据是否符合分布假设，也可以利用预处理技术或特征工程使数据符合假设。常见的参数模型包括线性回归、逻辑回归、朴素贝叶斯、感知机、隐马尔可夫模型（HMM）等。

参数模型具有诸多优点：模型参数通常可直接解释；由于无需学习数据分布形状，仅需较少数据即可有效训练；当假设条件满足时，更易检测输入与输出间的真实映射关系；其计算量较小，训练及预测速度较快。这些特点使参数模型广泛应用于电子商务、金融等领域。

参数模型的局限性：对假设敏感，若对数据函数形式的假设不准确，可能导致模型性能下降；受限于特定概率分布假设，在复杂数据建模中灵活性不足；当真实数据分布较模型假设更为复杂时，可能无法捕捉数据间复杂关系，从而出现欠拟合现象。

（二）非参数模型

非参数模型不假设变量之间存在任何特定形式的关系，也不依赖参数的选择。非参数模型通过数据本身来确定模型的形状和形式，输入与输出之间的映射函数通过算法对训练数据进行拟合得到。采用典型的非参数模型 DBSCAN 算法进行聚类分析的过程如图 5-12（b）所示。DBSCAN 算法不对数据分布做任何假设，而是使用一组关于"邻域"的参数来描述样本分布的紧密程度，并将簇定义为由密度可达关系导出的最大密度相连样本集合。

非参数模型适用于数据量大但对数据分布缺乏先验知识的场景。非参数模型不采用固定结构，允许使用大量参数以适应数据的复杂性。这种灵活性使非参数模型能够捕捉未知或特定数据分布，亦可识别参数模型可能忽略的数据细微差异。常见非参数模型包括核密度估计、K-近邻、决策树、高斯过程等。

非参数模型的优点：不受特定函数形式的约束，较为灵活，可以处理多种数据形状和模式；对数据分布的假设较少，不需要数据服从特定分布；模型结构由数据本身决定，可采用数据驱动的建模方法；通常对异常值和非正态误差分布具有较强鲁棒性。

非参数模型的局限性：计算量可能会随着数据集的增长而指数增长；缺乏固定函数形式可能会使结果难以解释；如果不仔细调整，非参数模型容易过拟合。

（三）模型选择

参数模型与非参数模型的选择需结合具体应用场景，通常涉及数据量、模型复杂度及可解释性等因素。在计算资源有限、数据结构明晰且可通过简单模型有效表征时，多采用参数模型。当数据规模较大且分布特征不明确或偏离参数模型假设条件时，则倾向于选择非参数模型。采用非参数模型时，需通过严谨的验证与测试流程控制过拟合风险。实际应用中，常通过参数模型与非参数模型的对比分析，选择更适配特定数据集与任务需求的建模方法。

三、判别模型与生成模型

根据完成任务机制的不同，可将机器学习模型分为判别模型（discriminative model）和生成模型（generative model）。

（一）判别模型

判别模型从数据直接学习决策函数 $y = f(x)$ 或条件概率 $P(y \mid x)$，其中 x 是模型的输入，y 是模型的输出。判别模型采用判别式学习方法，学习过程较为直接，关注后验概率，能有效利用有标注的训练数据。在分类任务中，判别模型的学习目标是寻找不同类别之间的最优分类面，反映异类数据之间的差异；在回归任务中，判别模型直接对条件概率进行建模。

判别模型擅长捕捉数据中的复杂关系，能够直接对不同类别之间的决策边界进行建模，实现精确预测和分类。通过学习输入特征与输出标签间的直接映射关系，判别模型通常可识别决策过程中关键特征与模式，提升模型可解释性和学习效率。该模型能有效处理高维复杂数据，并适应不同类型的输入特征。在具备充足标注数据条件下，判别模型可高效学习复杂决策边界，因而广泛应用于自然语言处理、图像识别、医疗健康分析等领域。常见判别模型包括支持向量机、决策树、随机森林、卷积神经网络、循环神经网络、Transformer 等。

（二）生成模型

生成模型是一种学习输入特征与输出标记联合概率分布的模型，即 $P(x，y)$，其中 x 为输入，y 为输出。生成模型通过对数据底层分布进行建模，在获取联合概率分布后，可借助贝叶斯公式推导出条件概率分布 $P(y|x)$。该模型从统计学角度描述数据的分布特征，能够反映同类数据内在的相似性。与判别模型不同，生成模型不关注不同类别间的分类边界，而是致力于构建符合数据形态的分布模型。

生成模型模拟了数据的生成方式，在数据稀缺或获取成本较高的领域中，该模型可生成额外数据以补充原始数据集。生成模型通过深入理解正常数据的特征，能够有效识别异常值或离群值，并适用于数据不完整的情况。该模型可进行无标记数据学习，使其能适应无监督、半监督和监督学习等多种场景。此外，生成模型可通过增量学习进行训练，具有较快的收敛速度，这些特性为其拓展了广泛的应用空间。常见生成模型包括高斯混合模型、朴素贝叶斯模型和隐马尔可夫模型等。

（三）深度生成模型

深度生成模型（deep generative model）是一种基于深度学习的生成模型，可从海量数据中学习数据分布规律，并生成具有相似特征的新数据。

根据极大似然函数处理方法的不同，深度生成模型可分为近似法、变形法与隐式法三类。近似法通过变分或抽样的方法求似然函数的近似分布，以变分自编码器（variational autoencoder，VAE）为代表。变形法对似然函数进行适当变形以简便计算，以流模型（flow–based models）和自回归模型（autoregressive model，AR）为代表。隐式法巧妙避开极大似然函数的求解过程，以生成对抗网络（generative adversarial network，GAN）为代表。生成对抗网络是目前在图像领域具有重要影响力的生成模型，经典的生成对抗网络结构如图 5-13 所示。

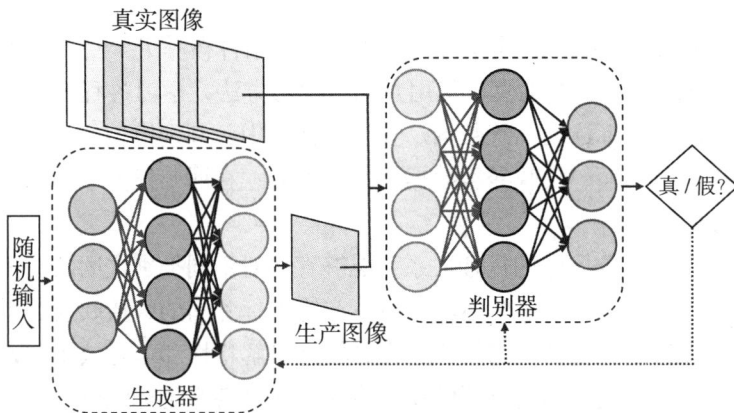

图 5-13　生成对抗网络结构图

在快速发展的深度学习领域，深度生成模型的应用范围日益扩展。该模型被用于数据增强，有效缓解了机器学习领域标记数据不足的难题。通过生成多样化且逼真的数据集，深度生成模型提升了机器学习模型的鲁棒性与泛化能力。在内容创作领域，深度生成模型被整合至人工智能辅助工具中，为艺术表达提供了新途径。在医疗领域，该模型被应用于药物发现与分子设计，通过生成具有特定属性的分子结构，加速潜在药物候选物的筛选进程。在网络安全领域，深度生成模型被用于深度伪造检测与网络防护，帮助个人及组织抵御人工智能生成内容带来的安全威胁。

第四节 中医药机器学习实例

人工智能自诞生以来就与医疗领域的应用密切相关，机器学习技术在中医药各子领域均发挥重要作用，推动中医药向现代化、信息化方向不断迈进。下面通过机器学习技术在中医临床诊断、中药材数据分析、中医方剂量效关系分析、中医药数据增强中的应用实例，展现机器学习技术在中医药领域研究与应用中的显著作用。

一、中医临床诊断过程建模

中医具有整体性、模糊性、隐蔽性、非线性等特征。机器学习技术通过对海量中医诊断数据进行学习，可对中医的临床诊断推理过程建模。"气滞血瘀证"推断模型如图5-14

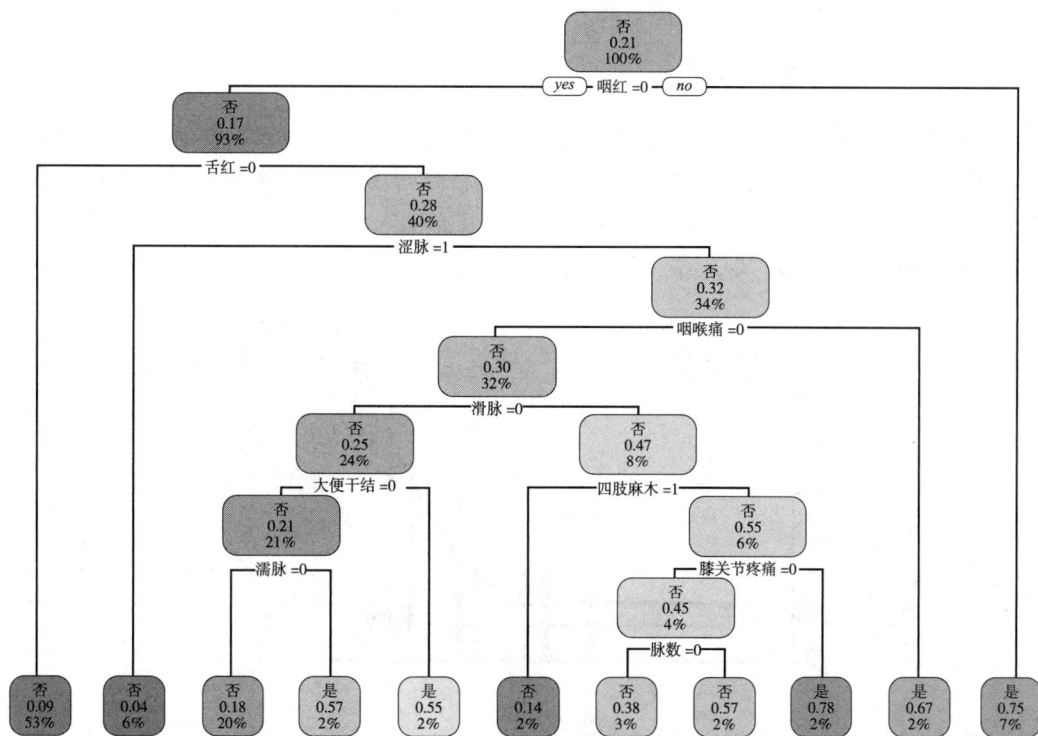

图5-14 "气滞血瘀证"推断模型

所示，展示了利用监督学习中决策树算法对气滞血瘀证诊断过程进行归纳的结果。借助机器学习技术，医生能够更加直观、清晰地识别各证型的诊断辨证规则，提取各证型的证候诊断条目，提升临床诊断效率，为中医证候量化诊断标准研究提供思路。

二、中药材成分数据特征提取与分析

中药材组成成分复杂、作用环节多样，中药药效物质研究已成为中药现代化的重要内容。机器学习技术通过对海量色谱质谱数据进行分析，能够快速锁定中药材中主要成分，助力现代中药研究。例如，虫草菌粉成分模型（图 5-15）是利用无监督学习中的主成分分析算法与聚类算法对虫草菌粉成分数据进行分析的结果。

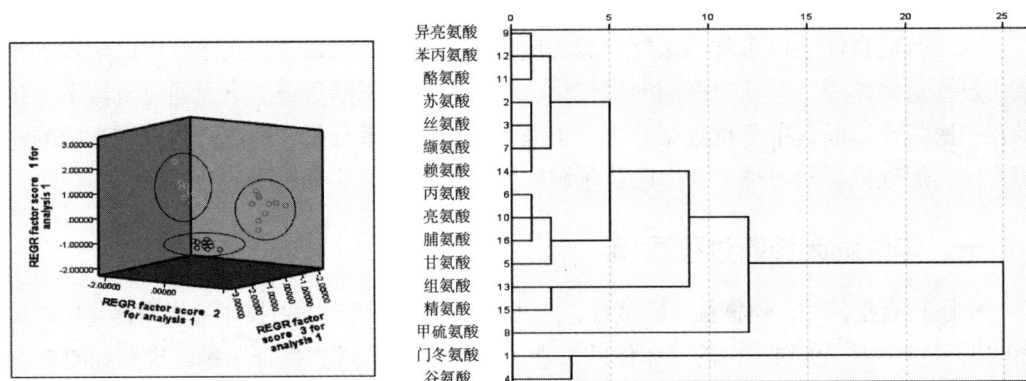

图 5-15　虫草菌粉成分模型

三、中医方药量效分析

中药材的用量与效果之间存在潜在关联，参数模型通过数据分布假设可快速分析中医方药的量效关系。文献采用线性回归模型对麻杏甘石汤主要有效成分进行研究，其部分量效关系模型见图 5-16。借助机器学习技术开展中医方药量效关系研究，有助于揭示方药用量的内在规律，保障临床用药安全有效。

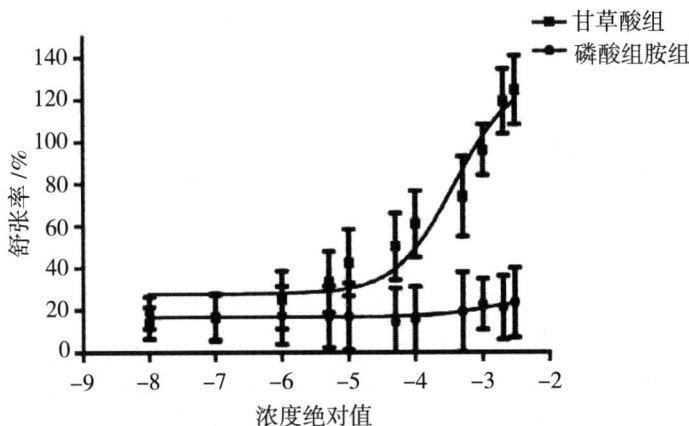

图 5-16　麻杏甘石汤部分量效关系模型

四、中医药数据增强

中医药领域的真实数据往往难以获取，采集成本通常较高。数据量不足是制约中医药领域发展的重要因素。生成模型通过模拟数据生成过程，为解决中医药数据不足问题提供了有效方法。基于长短期记忆网络（long short-term memory，LSTM）模型的大承气汤血药浓度数据增强效果如图 5-17 所示，该图直观呈现了通过 LSTM 模型实现数据增强的效果。

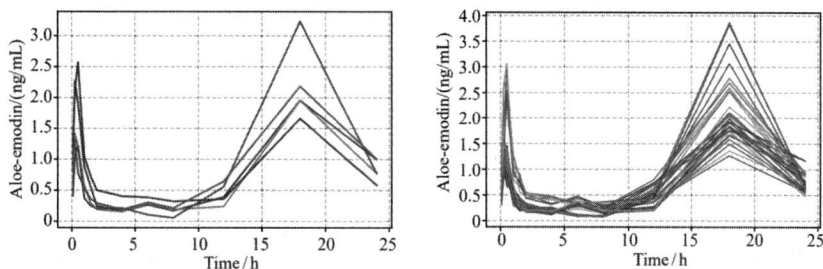

图 5-17　利用长短期记忆网络（LSTM）模型进行数据增强效果

由上述案例可以看出，机器学习技术已成为中医临床、智能诊断、药物研发等领域的重要工具。通过制定恰当的任务目标、全面收集数据、合理提取特征、选择合适的模型和算法、审慎地进行评估和验证，机器学习技术能够发挥较强的学习能力，做出有效的预测和决策，成为中医药领域的有力助力。

思考题

1. 请列举几个机器学习的应用场景。
2. 在实际应用中，机器学习模型有时无法达到满意效果，可能是什么原因？
3. 如何理解模型复杂度需与数据复杂度相匹配？
4. 请列举中医药领域中监督学习的若干应用实例。
5. 参数模型和非参数模型在中医药领域中分别可能适用于什么场景？

第六章 深度学习 ▷▷▷▷

深度学习是学习样本数据的内在规律及表示层次，其学习过程中获得的信息有助于提升对文字、图像和声音等数据的解释能力。最终目标是让机器能够像人一样具有分析学习能力，能够识别文字、图像和声音等各类数据。

第一节 深度学习概念

深度学习（deep learning，DL）是机器学习（machine learning，ML）领域的重要研究方向，其通过构建多层神经网络模型模拟人脑的学习机制，以实现对复杂数据的自动化特征提取与模式识别。

深度学习作为机器学习领域的重要分支，正推动机器学习向人工智能目标持续发展。该技术通过从海量样本数据中提取深层次结构特征，显著提升机器对文字、图像、声音等复杂数据的理解解析能力。基于多层神经网络架构的深度学习算法，在处理语音识别与图像识别等任务时，展现出较传统技术更明显的优势。

深度学习的广泛应用不仅局限于搜索优化、数据挖掘等传统机器学习领域，还深刻影响了机器翻译、自然语言处理、多媒体内容分析、个性化推荐等多个前沿科技领域。通过模拟人类的视觉、听觉乃至思维模式，深度学习解决了众多复杂的模式识别问题，有效推动了人工智能技术的整体发展。总体而言，深度学习正在引导机器朝着更智能、更接近人类认知能力的方向发展。

一、深度学习的发展历史

近年来，深度学习迅速发展，国内外都高度关注。热潮并非突然兴起，而是经历了漫长的发展过程，主要包括以下阶段。

（一）起源阶段

深度学习的起源可追溯至 1943 年，心理学家麦卡洛克（Warren McCulloch）与数学逻辑学家沃尔特·皮茨（Walter Pitts）提出的麦卡洛克 – 匹兹模型（McCulloch–Pitts model，MP），开创了模仿人类大脑神经元结构与工作原理的神经网络时代。随后，加拿大心理学家唐纳德·赫布（Donald Olding Hebb）的赫布学习规则（Hebb rule）进一步奠定了神经网络学习算法的基础。20 世纪 50 年代末，美国科学家罗森布拉特（Frank Rosenblatt）提出感知机模型，实现了基于线性模型的二分类功能，激发了神经网络研究的热潮。然而，1969 年，马文·明斯基（Marvin Minsky）与西蒙·派珀特（Seymour Papert）指出单层感知机无法解决线性不可分问题，导致神经网络研究在 20 世纪 70 年代陷入低谷，直至多层神经网络与后续算法的发展才迎来新的突破。

（二）发展阶段

深度学习在 20 世纪 80 年代初期得到初步发展，著名物理学家约翰·霍普菲尔德（John Hopfield）的 Hopfield 神经网络虽然展示了联想记忆和优化计算的潜力，但因易陷入局部极小值而未能广泛应用。随后，"深度学习之父"杰弗里·辛顿（Geoffrey Hinton）提出的反向传播（back propagation，BP）算法通过误差反向传播优化多层感知器，解决了非线性分类问题，重新激发了神经网络的研究热情。然而，受限于当时计算机硬件性能，BP 算法在神经网络规模扩大时遭遇"梯度消失"问题，限制了其进一步发展。同时，20 世纪 90 年代中期支持向量机（support vector machine，SVM）等浅层机器学习算法的兴起，以其出色的性能及与神经网络不同的原理，使神经网络研究再次陷入瓶颈。

（三）快速增长阶段

2006 年，杰弗里·辛顿（Geoffrey Hinton）及其团队在《科学》杂志提出深度学习理论及应对"梯度消失"问题的方案，标志着深度学习进入快速发展阶段。随着斯坦福大学、多伦多大学等科研机构的持续投入，深度学习技术逐步在学术界与产业界得到推广。2012 年 ImageNet 竞赛中，采用 ReLU 激活函数与 GPU 加速技术的 AlexNet 模型取得突破性进展，显著提升了图像识别领域的算法性能。此后数年间，从 DeepFace 人脸识别系统的研发到 AlphaGo 程序战胜围棋职业棋手李世石，再到具备自主学习能力的 AlphaGo Zero 问世，深度学习不仅在图像分类任务中达到较高准确率，更在策略决策领域展现出超越人类的表现。2017 年后，该技术逐步拓展至医学影像分析、金融风险预测、艺术创作及自动驾驶等应用场景，成为推动人工智能技术革新的重要力量。

二、深度学习在中医药的应用简介

深度学习在中医药领域的应用，正逐步开启中医学与现代科技融合的新篇章。随着大数据技术的快速发展和数据资源的不断丰富，深度学习凭借其强大的数据处理与学习能力，为中医药的临床实践、药物研发、疾病预测及健康管理等多个方面带来显著变革与创新。通过深入分析中医药领域的海量数据，深度学习技术不仅能有效挖掘中医学的宝贵经验，还可为中医药现代化与国际化发展开拓新路径。

目前，深度学习在中医药领域的应用已呈现多样化态势。该技术有效挖掘了名老中医的临床诊疗经验与用药规律，辅助医生提高诊疗水平。在药物研发领域，深度学习通过构建多维关系模型，缩短了新药研发周期并降低研发成本。此外，其在医学影像分析与疾病诊断中的应用，提升了诊断效率和准确性。

深度学习在中医药领域的优势主要体现在自动化、智能化、高效性和准确性上。通过自动处理和分析海量数据并提取关键信息，显著提升了工作效率。同时，其灵活性和可定制性使其能够适应不同应用场景的需求，为中医药研究提供了技术支持。尽管前景广阔，但深度学习在中医药领域的应用仍面临数据质量、模型可解释性和跨学科合作等挑战。数据的不规范和不完整影响了模型的训练效果，模型的复杂性则增加了解释难度。此外，跨学科合作的不足也限制了技术的深入应用。因此，需要采取措施提升数据质量，增强模型的可解释性，并促进学科间的合作。

随着技术的不断进步和跨学科合作的加强，深度学习在中医药领域的应用将迎来更广阔的发展空间。我们有理由相信，深度学习将继续在中医药诊疗、研发及健康管理等方面发挥重要作用，推动中医药事业向科学化、精准化方向发展。同时，这项技术也将促进中医药与现代科技的深度融合，为人类健康事业贡献智慧与力量。

第二节　神经网络

神经网络作为人工智能领域的重要技术突破，自20世纪80年代起便成为研究热点，显著推动了人工智能的发展。神经网络的应用表明人工智能进入新阶段，研究者通过输入数据，系统即可基于多层网络架构自主完成数据分析与模式识别。

神经网络是一种模拟人脑神经元及其连接方式的计算框架，通过人工构建的神经元节点及其相互连接模拟信息处理和学习机制。此类模型能够解决多种问题，包括数据分类、数值预测、数据分组（聚类）及图像处理等任务。通过分析海量数据中的非线性模式，神经网络可执行预测、识别任务，并生成新的数据内容，展现出较强的学习与创新能力。

一、从感知机到神经网络

（一）感知机

感知机是机器学习领域中的一种基础监督学习分类算法，受脑神经元工作方式启发，构建了二分类线性模型。该模型由三个核心部分组成：输入层（类比神经元的树突），接收外部数据；激活函数（如符号函数），作为计算单元模拟神经元处理过程；输出层（类比神经元的轴突），输出最终分类结果。

感知机的基本原理在于寻找一个分离超平面，该超平面能够将输入空间中的实例划分为两个类别。为了找到该超平面，感知机采用基于误分类的损失函数，并借助梯度下降算法对其进行优化。通过迭代调整超平面的参数（权重向量），感知机逐步减少误分类实例数量，直至找到能够正确分类训练数据集的超平面。然而，感知机的学习能力受限于其线性分类特性，仅能处理线性可分数据集。对于非线性可分数据集，感知机可能无法找到理想的分离超平面，导致分类效果受限。尽管如此，感知机作为机器学习领域的入门算法，对理解分类问题、激活函数、梯度下降等基本概念具有重要作用，并为后续复杂模型的学习奠定基础。

（二）多层感知机

多层感知机（multilayer perceptron，MLP）是深度学习架构中的基础模型，通过堆叠多个感知机层构建复杂的非线性分类器与回归器。MLP 通过增加隐藏层数量，有效扩展了传统单一感知机的线性分类能力，使其能够处理并学习输入数据中复杂的高阶特征关系。在 MLP 结构中，输入层接收原始数据，一个或多个隐藏层对数据进行非线性变换和特征提取。每个隐藏层神经元接收前一层输出信号，通过加权求和并应用激活函数（如 ReLU、Sigmoid 等）产生非线性响应，随后将信号传递至下一层。最终输出层根据隐藏层输出生成预测结果。

多层感知机的工作流程包括前向传播和反向传播两个主要阶段。前向传播生成预测值并计算与真实值的损失；反向传播通过调整权重和偏置参数以优化模型性能。通过反复迭代前向传播和反向传播过程，多层感知机能够逐步学习并适应数据中的复杂模式，从而在图像分类、语音识别、自然语言处理及复杂回归问题等机器学习任务中具有较好的效果。随着计算能力的提升和算法的改进，多层感知机及其衍生模型（如深度学习网络）在解决现实问题中的应用潜力得到持续开发与拓展。

从感知机到多层感知机的发展标志着机器学习领域的重要进展。感知机作为基础的线性分类模型，其能力受限于只能处理线性可分问题。然而，多层感知机（MLP）通过引入隐藏层和非线性激活函数，显著扩展了模型的能力，使其能够处理复杂的非线性关系，从而适应更广泛的实际问题。

（三）神经网络

神经网络是一种模仿生物神经网络，特别是动物大脑结构和功能的数学模型或计算机模型。神经网络由大量人工神经元连接并进行计算，在多数情况下，人工神经网络能基于外界信息改变内部结构，是一种自主逐渐适应的过程。

随着对神经网络研究的不断深入，研究者开始探索更加复杂和多样化的网络结构，继而催生了诸如卷积神经网络（convolutional neural networks，CNN）、循环神经网络（recurrent neural networks，RNN）、长短时记忆网络（long short-term memory，LSTM）及生成对抗网络（generative adversarial networks，GAN）等一系列新型模型。进入 21 世纪，深度学习技术的兴起将人工智能推向新高度。深度学习通过构建深层次神经网络模型，利用大数据和强大计算能力，自动从原始数据中提取高级特征表示，这些特征对于解决复杂任务至关重要。深度学习显著提升了模型的预测精度和泛化能力，并推动人工智能在多个领域的广泛应用。

二、激活函数

激活函数是神经元的非线性变换函数，可将神经元的输入转化为输出。在神经网络中，同一层的神经元通常采用相同的激活函数。选择合适的激活函数有助于提升神经网络的非线性拟合能力与分类准确性。常见的激活函数包括 Sigmoid 函数、Tanh 函数、

ReLU 函数和 Softmax 函数等。

Sigmoid 函数的数学表达式见式 6–1。

$$f(x) = \frac{1}{1+e^{-x}} \tag{6-1}$$

作为一种广泛应用于神经网络和机器学习中的数学函数，其特点鲜明且功能强大。首先，Sigmoid 函数通过其 S 型曲线的设计，能够将任意实数输入映射到（0，1）区间内的输出值，此特性使它在处理二分类问题时较为适合，因为输出值可以直接解释为属于某个类别的概率。其次，Sigmoid 函数的平滑性和连续性确保了在神经网络中的表现稳定且易于处理。平滑性不仅使函数本身易于求导，还允许使用梯度下降等优化算法来高效调整网络参数。然而，Sigmoid 函数也存在局限性，当输入值过大或过小时，其输出会趋近于 1 或 0，导致梯度趋近于 0，可能会引发梯度消失问题，影响网络的训练效果。尽管如此，Sigmoid 函数在神经网络的发展史上仍具有重要地位。它曾作为隐藏层激活函数的常见选择，帮助网络引入非线性因素，提高模型的表达能力。同时，在逻辑回归等算法中，Sigmoid 函数也承担着将线性模型输出转换为概率值的角色。综上所述，Sigmoid 函数是一种需要谨慎使用的数学工具。在选择是否使用 Sigmoid 函数时，需要根据具体应用场景和需求综合考虑其优缺点，以做出合适的选择。

Tanh 函数也被称为双曲正切函数，其数学表达式见式 6–2。

$$f(x) = \frac{e^x - e^{-x}}{e^x + e^{-x}} \tag{6-2}$$

Tanh 函数的核心思想是将输入值映射到介于 –1 和 1 的输出范围。该函数在处理零中心化数据时具有优势，因其输出呈对称分布。与 Sigmoid（S 型）函数相比，Tanh 函数的输出范围更广，可同时呈现负值与正值特征，这使其在部分需双向预测的问题中更具适用性。此外，Tanh 函数在输入值接近 0 时呈现最大梯度，有利于加速梯度下降等优化算法的收敛。然而该函数在深层神经网络中仍存在局限性：当输入值过大或过小时，其梯度逐渐衰减的特性可能导致梯度消失现象。总体而言，Tanh 函数凭借对称输出特性和梯度优势，在神经网络学习机制中发挥着重要作用。

线性整流单元（ReLU）函数是一种常用的非线性激活函数，其数学表达式见式 6–3。

$$f(x) = \max(0, x) \tag{6-3}$$

非线性处理方式不仅易于计算，而且能够有效缓解传统激活函数如 Sigmoid 和 Tanh 在深度网络中可能遇到的梯度消失问题。ReLU 函数之所以受欢迎，首先在于其非负性，即输出始终为非负数或零，有助于在神经网络中引入稀疏性，减少计算量，并可能在一定程度上降低过拟合风险。其次，ReLU 函数的计算效率较高，仅涉及阈值判断和线性运算，适合大规模数据与深度网络的训练需求。

然而，ReLU 函数也存在一些潜在问题，特别是当输入值持续为负时，由于梯度为 0，神经元可能会陷入"死亡"状态，不再对任何输入产生响应。为克服这些缺点，研究人员提出多种 ReLU 变体，如 Leaky ReLU、PReLU 和 ELU 等，这些变体在输入为负时赋予微小梯度以保持神经元活性。总体而言，ReLU 函数凭借其简单性、高效性及有效缓解梯度消失的特性，在深度学习领域具有重要地位。该函数广泛应用于各类神经网络架构中作为隐藏层激活函数，对提升神经网络的学习能力与性能发挥显著作用。

Softmax 函数的数学表达式见式 6–4。

$$f_i(z) = \frac{e^{z_i}}{\sum_{j=1}^{K} e^{z_j}} \tag{6-4}$$

其中 Z_i 表示第 i 个神经元的输入，K 表示神经元的数量。Softmax 函数适用于处理多分类问题，能够将数值向量转换为概率分布向量，确保所有输出概率值之和为 1，为多类别预测提供概率解释。其核心特性在于能够保持输入向量中元素之间的相对大小关系，并通过指数函数放大差异，使在输出概率分布中，较大输入值对应的类别具有较高概率。此机制使 Softmax 函数在区分不同类别时具有有效性。在神经网络中，Softmax 函数通常作为输出层的激活函数，特别是在处理多分类任务时。它将神经网络的原始输出转换为概率分布，可与真实标签的独热编码形式进行比较，通过交叉熵损失函数评估预测准确性并优化网络参数。虽然 Softmax 函数具有生成有效概率分布和保持输入向量相对大小关系等优点，但也存在局限性。例如当输入向量元素值较大时，可能引发数值稳定性问题，因此在应用中常需对输入向量进行缩放处理。尽管如此，Softmax 函数仍是机器学习领域处理多分类问题的常用方法之一，在实际应用中表现出较好的性能。结合交叉熵损失函数等优化技术，Softmax 函数为神经网络模型的训练和优化提供了支持。

在深度学习领域，选择合适的激活函数是构建高效神经网络的关键步骤之一。首先，需明确问题的类型。对于二分类问题，Sigmoid 函数因能将输出映射到 0 和 1 之间，常被用作输出层的激活函数，以表示分类的概率。而在多分类问题中，Softmax 函数则更为适用，因为它能将神经网络的输出转换为概率分布，反映每个类别的预测概率。接下来，需考虑网络架构的影响。在隐藏层中，ReLU 及其变体（如 Leaky ReLU、ELU 等）因计算简单且能有效缓解梯度消失问题，成为许多深度学习模型的选择。对于循环神经网络，特别是处理时间序列数据时，Tanh 或 ReLU 变体可能更为合适。而在卷积神经网络中，ReLU及其变体同样表现良好，特别是在图像识别任务中。在选择激活函数时，还需关注梯度问题。Sigmoid 和 Tanh 函数在深度网络中容易出现梯度消失现象，从而影响模型的训练效率。而 ReLU 函数虽然能较好解决此类问题，但在某些情况下可能导致神经元"死亡"。因此，需要权衡相关因素，选择既能保持梯度流动又能避免神经元失活的激活函数。此外，计算复杂度也是选择激活函数时需要考虑的因素之一。在保证模型性能的前提下，选择计算成本较低的激活函数有助于提高训练效率，加快模型收敛速度。

综上所述，选择合适的激活函数需要根据问题类型、网络架构、梯度特性、计算复杂度及输出范围等多方面进行综合考量。通过实验与交叉验证评估不同激活函数在特定任务中的表现，是确定合适激活函数的有效方法。最终目标是构建高效且准确的深度学习模型，以解决实际应用中的复杂问题。

三、三层神经网络的实现

三层神经网络（包括输入层、一个隐藏层和输出层）的实现过程可分解为几个关键步骤，这些关键步骤共同构成神经网络的前向传播和训练过程。

（一）初始化权重和偏置

在训练开始之前，需要为网络中的每个连接（权重）和每个神经元（偏置）设置初始值。初始值通常设置为较小的随机数，以避免网络在训练初期出现对称性或梯度消失的问题。

（二）前向传播

前向传播是神经网络的核心过程之一，描述了信息在网络中的单向流动。在前向传播过程中，输入数据首先被传递至隐藏层，隐藏层的每个神经元接收来自输入层的数据（通过权重和偏置进行加权求和），随后应用激活函数实现非线性变换。变换后的数据继续传递至输出层，输出层神经元以相同机理处理数据，最终生成网络输出结果。

（三）计算损失

在训练过程中，需要建立衡量网络输出与真实标签差异的评估标准，即损失函数。损失函数用于计算网络输出与真实标签之间的误差值，其计算结果通常为非负数。训练过程的核心目标是通过优化算法降低损失值。

（四）反向传播

反向传播是神经网络训练的重要步骤，用于计算损失函数关于网络参数的梯度（损失函数对网络权重和偏置的偏导数）。梯度指明了如何调整网络参数以减小损失值。在反向传播过程中，梯度从输出层开始计算，随后逐层向后传播至隐藏层，最终到达输入层。

（五）更新权重和偏置

一旦计算出梯度，便可通过梯度下降算法或其变体更新网络的权重和偏置。通常的实现方式是将梯度乘以学习率，再从当前权重和偏置中减去该乘积。学习率用于调节参数更新的幅度，过低的学习率可能使训练效率降低，而过高的学习率可能导致训练过程出现波动。

（六）迭代训练

上述过程会不断重复，直到满足某个停止条件，如损失值低于某个阈值、训练轮次达到预设上限等。每次迭代都使用新的训练数据来更新网络参数，以逐渐减小损失值并提高网络性能。

（七）评估与测试

在训练完成后，需要使用测试数据集评估神经网络的性能。测试数据集独立于训练数据集，用于模拟神经网络在实际应用中的表现。通过比较神经网络输出与测试数据集的真实标签，可计算准确率、召回率、F1 分数等评估指标，从而衡量神经网络性能。

第三节 卷积神经网络

卷积神经网络（convolutional neural networks，CNN）是一种基于深度学习的神经网络模型。通过模仿生物视觉皮层感知机制，并运用卷积计算实现对图像、音频等网格化数据的高效处理。其发展历程从早期对猫视觉皮层细胞的研究中汲取灵感，到 1998 年 LeNet-5 模型的提出，再到 21 世纪后的广泛应用，展现出较强的实用性和发展潜力。CNN 的核心特性包括局部感受野、权重共享和池化层，此类设计使其能够以较小计算量捕捉数据的局部特征，同时有效减少模型参数量，降低过拟合风险。其典型结构由卷积层、池化层和全连接层组成，分别承担特征提取、降维和特征组合功能，为复杂任务提供高效处理能力。

在应用领域方面，卷积神经网络（CNN）已取得显著成就，特别是在计算机视觉领域，如图像识别、分类等任务中表现突出。同时，它也被广泛应用于自然语言处理、音频处理和姿态识别等领域，展现出广泛的应用前景。随着技术进步与创新，CNN 的性能和应用范围将持续拓展。研究者将不断探索新的模型结构与优化算法，以提升 CNN 的运算效率与识别精度。此外，随着计算机硬件的发展，CNN 的计算效率与实时性也将逐步提高，为人工智能领域的深化研究提供技术支持。

一、卷积神经网络结构及原理

卷积神经网络通常包括卷积层、池化层、全连接层三个部分，其结构如图 6-1 所示。在卷积神经网络中，卷积层主要用于捕捉图像中的局部特征，此类过程被形象地称为特征提取；池化层负责减少网络中的参数数量，实现数据降维，并有助于防止模型过

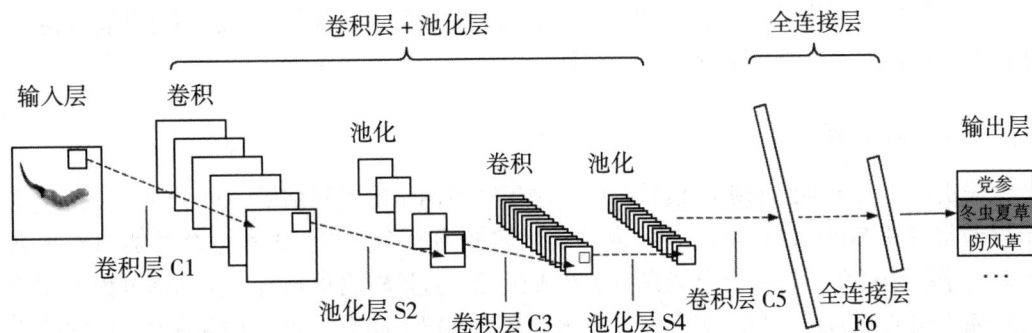

图 6-1 卷积神经网络的结构示意图

拟合；全连接层类似传统神经网络的部分，用于输出结果。

（一）输入层

在神经网络中，输入层是神经网络的第一层，负责接收外部输入的数据。数据可以是图像、声音、文本、传感器数据等。输入层的主要作用是将数据以数值形式传递至网络，以便进行后续处理与分析。

（二）卷积层

卷积层是卷积神经网络中的核心层之一，主要负责在输入图像上执行卷积操作以提取不同特征。卷积层通过卷积核（滤波器或特征检测器）与输入图像进行局部连接和卷积运算，生成特征图（feature map），该特征图包含输入数据的不同特征信息。

（三）池化层

池化层是深度学习神经网络中常用的一种层级结构，主要用于缩小输入数据的空间尺寸，降低模型计算复杂度，缓解过拟合现象，并在一定程度上提取输入数据的关键特征。池化层主要对卷积层输出的特征图进行下采样操作，通常置于卷积层之后。

（四）激活函数层

激活函数层位于卷积层或全连接层之后，用于引入非线性因素，使神经网络能够学习和逼近复杂的非线性函数。常见的激活函数包括 Sigmoid、Tanh、ReLU（修正线性单元）及其变种（如 Leaky ReLU、Parametric ReLU 等）。ReLU 函数因具有计算简单、收敛速度快和缓解梯度消失问题等特性，在卷积神经网络中得到广泛应用。

（五）全连接层

全连接层是深度学习中常用的一种神经网络层，常用于图像识别等领域，主要作用是将前面层（如卷积层、池化层等）输出的特征进行全局整合，并映射到样本的标记空间（输出空间）。在全连接层中，每个神经元均与前一层的所有神经元相连接，以实现全局特征的加权组合。通过对特征权重和偏置的学习，神经网络能够提取到更具意义的特征。全连接层凭借其全连接特性，能够整合输入数据的全局特征，并将这些特征进一步映射至输出层，从而完成分类或回归任务。

（六）输出层

输出层是卷积神经网络的最后一层，用于输出网络的预测结果。对于分类任务，输出层通常使用 Softmax 函数将神经元的输出转换为概率分布，表示每个类别的预测概率。对于回归任务，输出层可能只有 1 个神经元，直接输出预测值。在训练过程中，通过将输出层的预测结果与真实标签进行比较来计算损失函数（如交叉熵损失、均方误差损失等），并利用反向传播算法更新网络中的权重参数。

二、卷积神经网络工作过程

以 LeNet-5 卷积神经网络为例。该网络结构相对简单，若不包含输入层，共包含七层网络结构：两个卷积层（C1、C3）、两个池化层（S2、S4）、两个全连接层（C5、F6）和一个输出层。该网络在两个卷积层分别采用了不同数量的卷积核，第一层为 6个，第二层为 16 个，LeNet-5 卷积神经网络结构如图 6-2 所示。

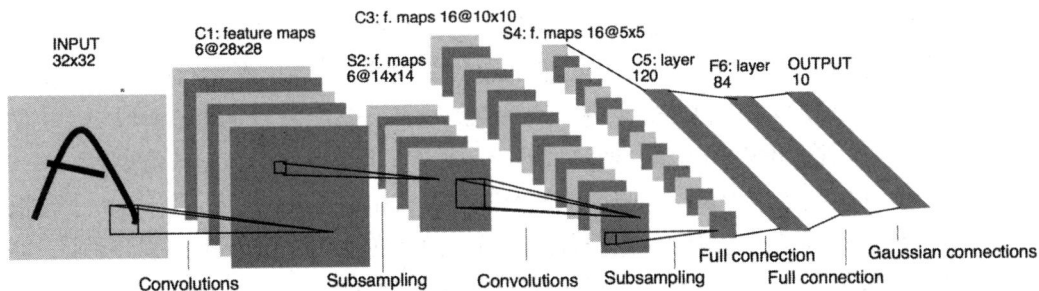

图 6-2　LeNet-5 卷积神经网络

LeNet-5 卷积网络工作流程：输入层由 32×32 像素节点组成，接收原始图像。在卷积网络的计算过程中，卷积运算和池化运算交替进行，具体如下所述。

C1 层是卷积层，形成 6 个特征图，每个特征图由 28×28 个神经元组成。卷积的输入区域大小是 5×5，每个特征图内参数共享，即每个特征图内只使用一个共同卷积核，6 个卷积核得到 C1 层的 6 个特征图，卷积核有 5×5 个连接参数加上 1 个偏置共 26 个参数。C1 层有 (5×5+1)×6=156 个训练参数，有 (5×5+1)×28×28×6=122304 个连接。

S2 层是一个池化层，基于图像局部相关性原理，通过子抽样减少数据处理量并保留有效信息。C1 层的 6 个 28×28 特征图经 2×2 池化操作下采样后，生成 S2 层的 6 个14×14 特征图。S2 层共存在 5880 个连接。

C3 层是一个卷积层，其卷积核尺寸与 C1 层相同，通过 5×5 的卷积核对 S2 层进行卷积操作，生成 10×10 神经元组成的特征图。该层共包含 16 个 10×10 的特征图。C3 层的每个特征图并非均与 S2 层的所有特征图相连，通常通过控制连接数量在合理范围内，从而使不同特征图接收不同的输入以提取差异化特征。本层共包含 1516 个可训练参数，形成 151600 个连接关系。

S4 是一个池化层，C3 层的 16 个 10×10 特征图分别进行以 2×2 为单位的池化窗口下采样，得到 16 个 5×5 的特征图。S4 层有 2000 个连接，连接方式与 S2 层类似。

C5 层是一个全连接层。由于 S4 层的 16 个特征图大小为 5×5，与卷积核尺寸相同，因此卷积后生成的特征图尺寸为 1×1。该层产生 120 个卷积结果，每个卷积结果均与上一层的 16 个特征图连接，共计 48120 个参数及 48120 个连接。

F6 层是全连接层，包含 84 个单元，与 C5 层全连接。其训练参数和连接数均为10164。

最后一层为输出层，共有 10 个单元，分别代表数字 0 ～ 9，如果节点 i 的输出值为

0，则网络识别的结果是数字 i。采用的是径向基函数（radial basis function，RBF）的网络连接方式。输出层有 840 个设定的参数和连接。

卷积神经网络本质上是一种从输入到输出的映射，能够学习大量输入与输出之间的映射关系，而不需要输入和输出之间的精确数学表达式。只要用已知的模式对卷积神经网络加以训练，网络即可具备输入 – 输出对之间的映射能力。

训练算法与传统的 BP 算法类似，包括两个阶段：第一阶段为前向传播阶段，第二阶段为反向传播阶段。在前向传播阶段中，从样本集中取一个样本（X，Y_p），X 表示输入数据，Y_p 表示对应的预期输出，将输入数据 X 输入网络并计算实际输出 O_p。此过程中信息从输入层经逐层变换传递至输出层，该过程也是网络完成训练后正常运行时的计算流程（实际上即输入与每层权值矩阵进行点乘，最终得到输出结果）。在反向传播阶段中，计算实际输出 O_p 与预期输出 Y_p 的差值，通过误差最小化方法反向传播并调整权值矩阵。

卷积神经网络主要用于识别位移、缩放及其他形式扭曲不变的二维图形。由于卷积神经网络的特征检测层可通过训练数据自主学习，因此在使用时无须显式特征提取，可直接通过训练数据隐式学习；此外，同一特征映射面上的神经元共享权值，使网络能够并行学习，这也是卷积神经网络相较于全连接网络的一大优势。该网络凭借局部权值共享的特殊结构，在语音识别和图像处理方面具有显著优势，其布局更接近生物神经网络的实际结构，权值共享机制有效降低了网络复杂度，尤其是多维输入向量（如图像）可直接输入网络，避免了特征提取和分类过程中复杂的数据重建。

第四节　循环神经网络

循环神经网络（recurrent neural network，RNN）是一种专为处理序列数据设计的神经网络结构。它通过引入时间上的隐藏状态，使网络能够捕捉数据中的时序依赖性和上下文信息。RNN 的核心思想在于其内部的"记忆"机制，即每个时间步的隐藏状态都会根据当前输入和前一时间步的隐藏状态进行更新，从而实现信息的传递和累积。然而，传统的 RNN 在处理长序列时面临长期依赖问题，即梯度随时间步的增加而迅速消失或爆炸，限制了其对长距离信息依赖的捕捉能力。为解决此问题，研究者提出了多种 RNN 的变体，如长短期记忆网络（long short term memory，LSTM）和门控循环单元（gated recurrent unit，GRU），通过引入门控机制来控制信息的流动，有效缓解了梯度消失和梯度爆炸问题。

RNN 在自然语言处理（natural language processing，NLP）、时间序列预测、音频和视频处理等多个领域展现出应用价值。在 NLP 中，RNN 能够处理文本数据中的单词序列，捕捉单词之间的依赖关系和上下文信息，从而提升机器翻译、文本生成等任务的性能。在时间序列预测领域，RNN 能够捕捉时间序列数据中的动态变化，实现预测。而在音频和视频处理中，RNN 则能够处理音频信号和视频帧之间的时序关系，提高音乐生成和视频推荐等任务的效果。随着深度学习技术的发展和计算能力的提升，RNN 的性能和应用范围将持续扩大。研究者将继续探索新的 RNN 变体和优化算法，以应对复杂和多样化的任务需求。同时，RNN 也将与其他深度学习技术相结合，形成高效的处理系统，推动人工智能技术的发展。

一、循环神经网络简介

循环神经网络受生物记忆能力启发，与卷积神经网络受生物视觉细胞启发的原理相类似。循环神经网络是具有循环结构的神经网络类型，适用于处理存在时序关联的序列数据。该网络通过记忆历史信息参与当前输出运算，其隐藏层节点间存在连接关系，且隐藏层的输入既包含输入层输出，也包含前一时序隐藏层输出。如图 6-3 所示，循环神经网络通过数据循环传递实现运算：输入层 x 经隐藏层处理后输出 y，同时隐藏层输出结果 h 将作为下一时序输入组成部分持续传递。

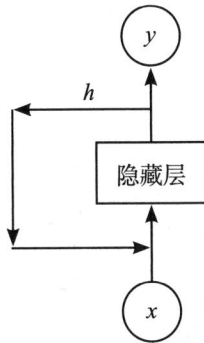

图 6-3 循环神经网络

循环神经网络可将其结构在时间维度上展开，模拟一系列相互连接的前馈网络，循环神经网络展开示意图如图 6-4 所示。若输入序列为 $(x_0, x_1, \cdots, x_i)$，将 x_0 输入隐藏层后，得到输出结果 y_0 和隐藏向量 h_0；接着将 h_0 作为第二次输入的一部分与 x_1 共同输入隐藏层，得到输出结果 y_1 和隐藏向量 h_1，以此类推。其中，x_i 表示第 i 时刻的输入，y_i 表示第 i 时刻的输出，h_i 表示第 i 时刻的记忆。其目的是将前面时刻的输入信息通过隐藏向量传递至后续时刻，从而使网络具备一定的"记忆力"。由于隐藏向量通过循环传递信息，该网络结构被称为循环神经网络。

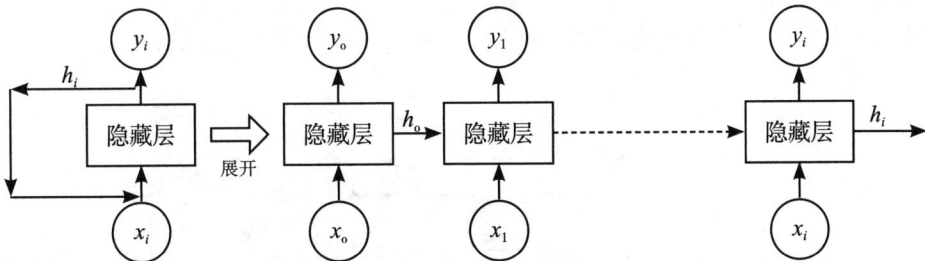

图 6-4 循环神经网络展开示意图

循环神经网络的训练与传统神经网络基本一致，均采用反向传播算法。在使用梯度下降算法时，循环神经网络每一步的输出不仅依赖于当前网络状态，还依赖于之前若干步的网络状态。例如，在 $t=4$ 时刻进行反向传播时，需向后传递 3 步梯度信息并累加各步梯度值，该算法称为随时间反向传播算法（backpropagation through time，BPTT）。需注意的是，BPTT 难以解决长时依赖问题（当前输出与较长的历史序列相关），当依赖步长超过 10 步时，BPTT 常因梯度消失或梯度爆炸问题而失效。

对于梯度爆炸，可以用梯度截断或梯度裁剪来解决。梯度消失比梯度爆炸更难解决，可以通过长短期记忆网络解决。

二、长短期记忆网络

循环神经网络神经元的连接方式不同于一般的神经网络，但也存在梯度消失和爆炸等问题。长短期记忆（long short-term memory，LSTM）是一种特殊的循环神经网络，可以缓解梯度消失和爆炸问题。LSTM 通过引入记忆单元结构及输入门、遗忘门、输出门 3 个控制门实现对历史信息的调控。图 6-5 所示为 LSTM 结构示意图，展现了其记忆功能特性。

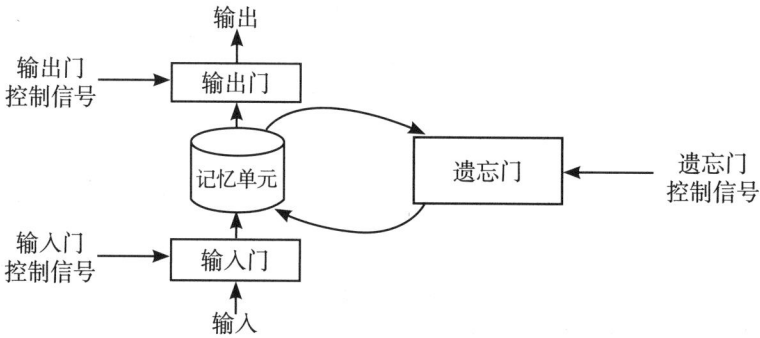

图 6-5　LSTM 抽象图

LSTM 由 3 个控制门（输入门、遗忘门、输出门）和 1 个记忆单元组成。输入部分包括需存入记忆单元的外部信息。输入门控制信号用于调节输入信息是否存入记忆单元。遗忘门控制信号决定是否清除记忆单元中的历史信息。输出门控制信号控制记忆单元内容是否输出至其他隐藏层。最终输出为记忆单元传递至后续隐藏层的内容。

通过上述独特结构，长短期记忆网络（LSTM）能够控制只将重要内容存入记忆单元，实现需要时输出、必要时清空等功能。

图 6-6 和图 6-7 分别为循环神经网络、长短期记忆网络的内部结构图。

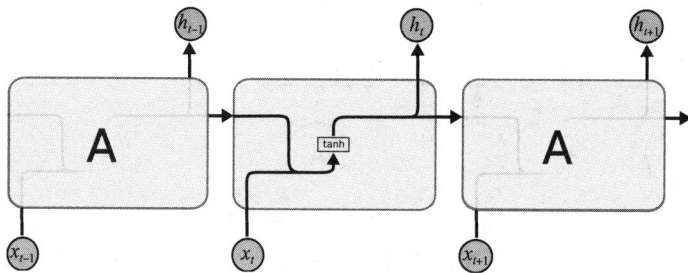

图 6-6　RNN 的内部结构图

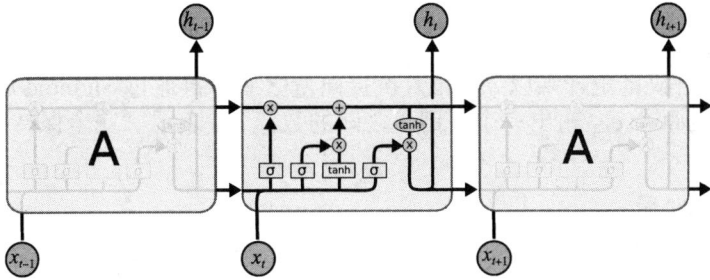

图 6-7　LSTM 的内部结构图

由图 6-6 和图 6-7 可以看出，所有循环神经网络（RNN）都具有神经网络的重复模块链式结构。在标准 RNN 中，重复模块通常具有较简单的结构，例如 Tanh 层。长短期记忆网络（LSTM）同样具有链式结构，其重复模块包含 4 个以特殊方式交互的神经网络层。相比 RNN，LSTM 除隐含状态 h 随时间流动外，细胞状态 C 也随时间流动，其中 C 表征长期记忆。图 6-7 中，x_t 表示神经元的输入，h_t 表示神经元的输出。σ 代表 Sigmoid 激活函数，tanh 代表双曲正切激活函数。⊗表示逐元素乘法运算，⊕表示逐元素加法运算，→表示向量传递。

LSTM 内部主要有三个阶段：遗忘阶段、选择记忆阶段和输出阶段。这三个阶段通过调控细胞状态中的信息量实现功能，细胞状态如图 6-8 所示。该状态可类比为一条高效的信息传送带，贯穿整个神经网络链，确保信息顺畅流动。在此传送过程中，信息主要保持原始形态传递，仅存在少量线性交互作用。

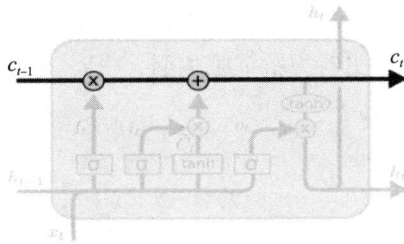

图 6-8　细胞状态

1. 遗忘门阶段

在该阶段中，主要是对上一个节点传递过来的输入进行选择性遗忘。该阶段需要决定要从细胞状态中丢弃哪些信息。遗忘门工作如图 6-9 所示，输出公式如下。

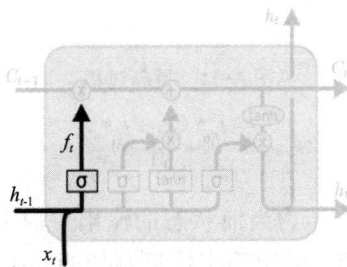

图 6-9　遗忘门工作

$$f_t = \sigma(w_f \cdot [h_{t-1}, x_t] + b_f) \tag{6-5}$$

其中，f_t 是由权重矩阵乘以 h_{t-1} 和 x_t 拼接向量之后，再通过 Sigmoid 激活函数处理，为细胞状态中的每个 c_{t-1} 输出一个 0 到 1 之间的数值，1 表示"完全保持"，0 表示"完全遗忘"。

2. 选择记忆阶段

该阶段主要是将输入有选择性地进行"记忆"，确定何种新信息被存放在细胞状态中。输入门工作如图 6-10 所示，输出公式如式 6-6、式 6-7 所示。

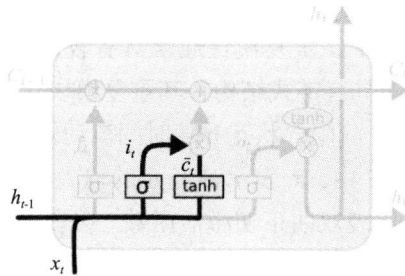

图 6-10　输入门工作原理

$$i_t = \sigma(w_i \cdot [h_{t-1}, x_t] + b_i) \tag{6-6}$$

$$\tilde{C}_t = \tanh(W_c \cdot [h_{t-1}, x_t] + b_c) \tag{6-7}$$

LSTM 结合遗忘门、更新门、上一层记忆细胞值和记忆细胞候选值共同决定并更新当前细胞状态。将旧细胞状态更新为新细胞状态，将 c_{t-1} 更新为 c_t，更新过程如图 6-11 所示，输出公式如式 6-8 所示。

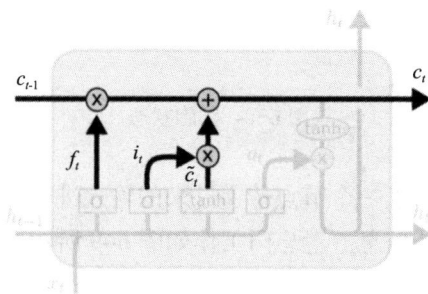

图 6-11　更新过程

$$C_t = f_t * C_{t-1} + i_t * \tilde{C}_t \tag{6-8}$$

3. 输出阶段

该阶段将决定哪些信息将作为当前状态的输出。输出基于细胞状态。LSTM 通过独立设置的输出门实现该功能，输出门工作机制如图 6-12 所示，其计算公式如式 6-9 所示。

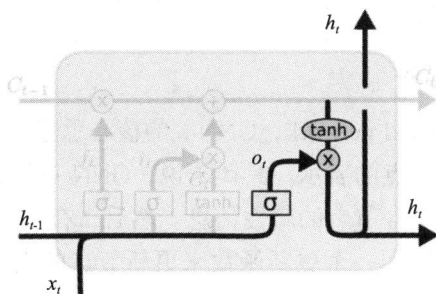

图 6-12　输出门工作

$$o_t = \sigma(W_o \cdot [h_{t-1}, x_t] + b_o) \qquad (6-9)$$

$$h_t = o_t * tanh(C_t) \qquad (6-10)$$

通过激活函数 Sigmoid 确定细胞状态的输出部分，随后将细胞状态经 Tanh 处理使其数值范围调整至 $-1 \sim 1$，并与 Sigmoid 函数的输出结果相乘，最终输出经筛选确定的部分。

第五节　图神经网络

随着机器学习技术的快速发展，越来越多的数据类型得到广泛研究和应用。其中，图数据因能有效表征复杂关系与结构特性，逐渐成为研究热点。然而，传统机器学习与神经网络方法在处理图数据时存在局限性，这些方法主要面向结构化数据或序列数据。因此，如何高效处理和分析图数据成为一个重要的研究方向。

图数据在实际生活中无处不在，例如社交网络中的用户关系、知识图谱中的实体和关系、分子结构中的原子和键，以及交通网络中的道路和交叉口等。图数据不仅类型复杂多样，而且包含丰富的上下文信息和隐含关系，传统的方法难以充分挖掘其潜在价值。因此，图神经网络（graph neural networks，GNN）应运而生。

图神经网络通过结合图结构特性，较好地克服了传统方法处理图数据时的部分局限性。该模型能够提取节点与边之间的复杂关联特征，完成高效的节点表征学习与图结构信息整合，从而在多个应用领域表现出显著的技术优势。

一、图神经网络简介

深度学习在多个领域的成功主要归功于计算资源的快速发展、大量训练数据的收集，以及深度学习从欧几里得数据（如图像、文本和视频）中提取潜在表征的有效性。例如卷积神经网络可利用平移不变性、局部连通性和图像数据语义合成性，从而提取出与整个数据集共享的局部有意义的特征，用于各类图像分析任务。尽管深度学习已在欧几里得数据中取得显著成果，但从当前发展趋势看，非欧几里得域数据的应用日益广泛。如在电子商务领域，基于图的学习系统能通过用户与产品间的交互实现较高精准度的推荐；在化学领域，分子被建模为图，新药研发需测定其生物活性。

（一）图神经网络概述

图神经网络（graph neural network，GNN）的核心思想是通过迭代地聚合和更新图中节点的邻居信息来学习节点的表示。具体来说，GNN首先为每个节点分配一个初始的特征向量，该向量可以包含节点的属性信息。然后，在每一次迭代中，GNN会聚合每个节点的邻居信息，并使用一个更新函数来更新节点的表示。此过程会进行多次迭代，以便节点能够捕捉更广泛的图结构信息。

图神经网络的历史最早可以追溯到2005年，由戈里（Gori）等人首次提出图神经网络概念，用于处理无向图、有向图、标签图和循环图等。布鲁娜（Bruna）等人提出将卷积神经网络应用到图上，通过对卷积算子进行巧妙转换，提出了图卷积网络（graph convolutional network，GCN），并衍生出多种变体，包括图自编码器（graph autoencoder，GAE）、图生成网络（graph generative network，GGN）、图循环网络（graph recurrent network，GRN）及图注意力网络（graph attention network，GAT）。

图神经网络作为一种处理图结构数据的有效工具，通过迭代聚合与更新节点表征，能够捕捉图中的复杂模式及结构信息，并在多项任务中展现良好性能。随着研究深化与应用场景拓展，该技术将具有更广泛的应用价值。

（二）图神经网络基本概念

1. 图

图是一种结构化数据，由一系列对象（节点）和连接关系（边）组成。作为非欧几里得空间数据，图分析被应用于节点分类、链路预测和聚类等方向。近年来，基于图结构的强大表征能力，采用机器学习方法进行图分析的研究受到广泛关注。

2. 图数据

图数据的复杂性对现有机器学习算法提出了重大挑战，因为图数据是不规则的。每张图大小不同、节点无序，一张图中的每个节点都有不同数目的邻近节点，使一些在图像中容易计算的重要运算（如卷积）不能再直接应用于图。此外，现有机器学习算法的核心假设是实例彼此独立。然而，图数据中的每个实例都与周围的其他实例相关，包含一些复杂的连接信息，用于捕获数据之间的依赖关系，包括引用、邻居关系和相互作用。

3. 图神经网络

图神经网络是一种深度学习模型，专门用于处理图结构数据、提取其特征并发掘潜在模式的算法总称，可满足聚类、分类、预测、分割、生成等图学习任务需求。由于具有性能优势和可解释性特点，图神经网络（GNN）已成为当前广泛应用的图分析方法。图结构数据广泛存在于现实世界的多种场景中，包括社交网络、知识图谱、化学分子结构和交通网络等。此类数据中节点和边通常蕴含丰富信息，而传统深度学习模型（如卷积神经网络CNN和循环神经网络RNN）在处理时存在局限性。图神经网络通过有效捕获和利用图结构数据中的信息，专门针对此类需求而设计。

二、图神经网络的重要性

图神经网络提供了一种有效方式来处理和分析图结构数据。图结构数据广泛存在于现实世界的多个应用领域，包括社交网络、生物信息学、化学分子结构、知识图谱、物理模拟、推荐系统、自然语言处理等。

（一）图神经网络能够处理复杂关系

图神经网络专门设计用于处理和分析图结构数据，其结构由节点（实体）和边（关系）构成。传统方法在处理此类数据时往往存在局限性，因其难以有效捕捉实体间的复杂依赖关系和交互特征。图神经网络通过递归聚合与转换邻接节点的信息，能够表征复杂关系并生成蕴含丰富上下文信息的节点表示。例如在中医药领域，研究涉及症状、证候、治法、中药等多元实体及其间异构关联，这些关系可构成图结构数据。图神经网络对非结构化复杂数据的处理能力，通过解析实体间的多元异构关联，可为中医药研究提供新的技术路径。

（二）图神经网络能应对数据稀疏性和非结构化数据

在许多实际应用中，数据常以非结构化形式存在且包含大量稀疏信息。传统机器学习技术往往难以直接处理此类数据。图神经网络因具有处理非结构化和稀疏数据的特性，在社交网络、化学分子、知识图谱等领域具有显著优势。例如，在中医药领域，中医处方数据常面临实体共现信息稀疏的问题，这会制约模型的泛化能力。图神经网络通过运用图结构的连通性特征，能有效改善处方数据中实体共现信息稀疏的现状，从而提升模型的预测精度与可靠性。

（三）图神经网络具有较好的表达能力和可解释性

图神经网络通过学习和聚合邻居节点的信息，能够生成具有较强表达能力的节点表示。节点表示不仅包含节点自身的特征，还包含其在图结构中的位置和上下文信息。此外，由于图神经网络的操作基于图结构，其输出结果通常具有较好的可解释性，便于理解分析。随着图神经网络在多领域的应用日益广泛，针对图结构数据的处理和分析能力也在持续提升。

三、图神经网络模型

（一）图卷积网络

图卷积网络是一种专门用于处理图结构数据的深度学习模型。它通过在图结构数据上执行卷积操作，能够捕捉节点间复杂的关系和图的深层次结构特征。其核心思想是通过聚合相邻节点的信息来更新节点表示。在图结构中，每个节点都与其相邻节点通过边相连，这些边代表节点之间的关系。图卷积网络通过考虑节点的邻接关系，将相邻节点的特征信息聚合到当前节点上，从而实现节点特征表示的更新。

（二）图自编码器

基于自编码器的图神经网络被称为图自编码器，可以半监督或无监督地学习图节点信息。其通过学习输入数据的压缩表示（编码），然后尝试从这种压缩表示中重构出原始输入数据（解码），实现对数据的表征学习。图自编码器旨在通过编码器将图数据（如社交网络、分子结构、知识图谱等）映射到低维潜在空间表示，再通过解码器将该潜在空间表示重建为原始图结构。这一过程不仅实现图数据的压缩与解压缩，更能有效学习图数据的内在特征和结构信息。在深度学习领域，自编码器（auto-Encoder，AE）是一类通过输入信息进行表征学习的人工神经网络。

（三）图生成网络

图生成网络是一类用来生成图数据结构的图神经网络（GNN），其通过既定规则对节点和边进行重组，最终生成具有特定属性和要求的目标图。该网络的核心在于模拟和生成图结构数据，通常基于先验知识或规则，通过学习和优化过程逐步构建符合特定要求的图。在生成过程中，网络需处理节点间复杂依赖关系与高维属性，确保生成图谱既保持多样性又满足实际需求。

（四）图循环网络

图循环网络（GRN）是最早出现的一种 GNN 模型。相较于其他 GNN 算法，GRN通常将图数据转换为序列，在训练过程中序列会不断递归演进和变化，从而捕捉图结构中的动态信息和依赖关系。GRN 模型一般使用循环神经网络或其变体（如长短期记忆网络、双向循环神经网络等）来处理这些序列数据。

（五）图注意力网络

图注意力网络是一种基于图神经网络的模型，专门用于处理图结构数据。该模型通过在节点间引入注意力机制，使模型能更有效地捕捉节点间关系及特征信息。其核心思想是将注意力机制融入图神经网络架构。在图神经网络中，节点间信息传递通过聚合相邻节点特征实现，而图注意力网络通过动态分配不同权重至各相邻节点，实现对信息传递过程的精细化调控。该机制使模型能侧重关键相邻节点的信息处理，提升信息传递效能与精确度。

第六节　基于深度学习的民族药植物图像识别应用

一、应用背景

中国的药用植物资源种类众多，利用药用植物进行卫生保健和疾病防治已有悠久历史。面对种类繁多的中药材，加之地域对中药材称谓差异等因素影响，人们对中药材种类的辨识能力较为有限，尤其对接触较少的民族药更为明显。此外，中药材市场存在不规范现象，部分采购人员难以准确鉴别外观相似的药材，给批量采购带来较大困扰。目前中药材鉴别主要采用两种方式：一是依赖专业人士的经验知识进行判别，但结果易受主观因素影响；二是通过图像对比，药学著作如《本草纲目》《中国药典》均配有中药材图示资料，具有较强可操作性，但民族药相关图谱著作较为匮乏，给研究者造成不便。

民族药种类众多，但现有植物图像识别软件对民族药的识别精度有待提升。以藏药为例，其药用资源物种丰富，为藏族聚居区各族人民的健康维护、疾病防治及民族繁衍提供了重要保障。藏药经典《晶珠本草》共收载药物 2294 种，已有药用记录的藏药 2000 余种，常用品种 300 余种，其中大部分为植物药。据统计，70% ~ 80% 的藏药产自青藏高原，属该区域特有物种。在植物识别与分类方面仅有少数藏药专家较为熟悉，随着计算机技术发展，可通过图像识别技术建立藏药识别辅助系统，构建专用民族药图像识别算法，这将有利于民族药资源的保护与利用。

将图像识别技术应用到民族药识别工作中，研究少样本、背景复杂的民族药植物图像识别方法，关键在于实现民族药植物图像的特征提取与分类。在传统机器学习方法中，研究人员提出词袋模型（BOW）、费舍尔向量模型（FV）及空间金字塔匹配模型（SPM）等方法用于图像特征提取；在图像分类中，通常采用决策树、支持向量机、K- 近邻、BP 神经网络等方法。传统机器学习方法在植物识别时主要关注叶片纹理、外观形状等特征信息，难以提取图像的高级语义特征。而民族药常具有种类多样、特征多元、形态复杂等特点，这些特性使民族药植物图像识别面临较大挑战。使用传统机器学习方法进行民族药植物图像分类，易出现泛化能力不足、鲁棒性较弱及过拟合等问题，识别准确率与效率难以达到预期效果。由于传统机器学习算法难以满足高难度民族药图像识别与分类需求，因此研究适用于民族药植物图像识别的技术方法具有必要性。

随着卷积神经网络在深度学习领域的不断发展，图像识别技术在人工智能领域得到广泛应用，在游戏开发、金融服务、电子商务、身份认证等方面均取得显著研究成果。然而卷积神经网络不仅需要强大的计算能力，还需要充足的数据量支持，但在实际应用中常面临数据稀缺问题。例如藏药植物图像识别领域，由于带标注的训练数据不足，模型难以完成充分的训练与学习，此时图像识别准确率会明显下降。在民族药图像采集过程中，除目标植株外常混杂岩石、杂草等干扰物，此类因素会影响模型特征提取效率，导致识别精度降低。拍摄距离同样影响特征提取效果，当拍摄距离较远时，民族药植株在图像中占比较小，纹理信息较难被有效获取，且易受周边杂物干扰。值得注意的是，卷积神经网络在训练过程中可能误将图像背景中的干扰物识别为关键特征，这使复杂背景下的民族药图像识别面临较大挑战，因此针对复杂背景的民族药植物图像识别技术仍需深化研究。

二、图像识别模型的构建与训练

双通道自适应注意力神经网络（two-channel adaptive attention neural network,

TAAN）通过在高低频特征提取过程中采用不同的注意力模块，增强模型对复杂背景图像中民族药植物主体的关注能力，提升其对复杂背景下植株特征的表征效能。本案例采用的双通道自适应注意力神经网络（TAAN）结构如图 6-13 所示，该方法包含三个组成部分：低层次特征提取单元、低频特征提取模块和高频特征提取模块。在低层次特征提取单元中，使用 3×3 卷积核进行图像基础特征提取，输入通道数为 3，输出通道数为 64。其数学表达式见式 6-11。

$$F_s = H_s(X_0) \qquad (6\text{-}11)$$

其中，F_s 表示提取的浅层特征，$H_s(\quad)$ 表示 3×3 卷积运算。将提取的浅层特征信息输入双通道注意力组进行特征聚焦，同时提取深层特征信息，其公式表示见式 6-12。

$$F_U = concat(F_s, H_T(F_s), H_T(H_T(F_s)), H_T(H_T(H_T(F_s)))) \qquad (6\text{-}12)$$

其中，F_U 表示经注意力单元提取的低频特征信息，$H_T(\quad)$ 表示双通道特征提取模块。提取的低频通道信息通过高频特征提取单元 Former 模块处理后获得深层次特征信息，最终由分类器实现民族药识别，其公式表示见式 6-13。

$$F_v = H_{High}(F_U) \qquad (6\text{-}13)$$

其中，F_v 是经过高频特征提取模块后的特征，$H_{High}(\quad)$ 为 Former 模块。

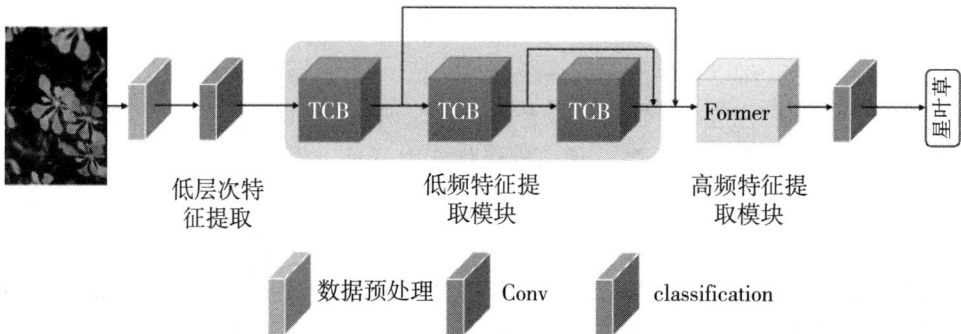

图 6-13　双通道自适应注意力神经网络模型图

在低频特征提取模块中使用 TCB 模块（双通道卷积模块）提取民族药图像的纹理形状等浅层特征，在高频特征提取中使用 Former 模块增强从低频特征中提取的纹理形状等特征，同时减少模型的参数量和计算量，加快识别速度。在 DenseNet 网络模型中，将每一层的输出都作为后续各层的输入进行连接，在众多连接中只有少部分具有效用，因此我们将低频特征提取模块中的 TCB 实施一次性聚合连接。从图 6-13 可见，每个 TCB 的输出包含两种连接方式：一种是将输出特征与下一个 TCB 连接，实现特征的升维抽象；另一种是将输出与低频特征提取单元的输出相连，以聚合出更优的特征。

通过双通道卷积模块，低频特征可被有效获取。如图 6-14 所示，该特征提取模块由两个并行分支组成，分别提取图像的通道特征信息与空间特征信息。上分支为自适应卷积注意力模块，通过分析卷积核与通道间关系，自适应选取卷积核尺寸，实现跨通道特征信息交互。下分支采用大尺度卷积核提取空间特征，着重关注图像重要区域，并通过空间信息提取补充通道特征缺失的细节。通道特征与空间特征的分离提取机制，实现了从通道维度及空间维度对特征信息的捕获。在 TCB 模块中完成通道特征与空间特征的融合后，注意力机制可实现对特征空间关键区域的聚焦。

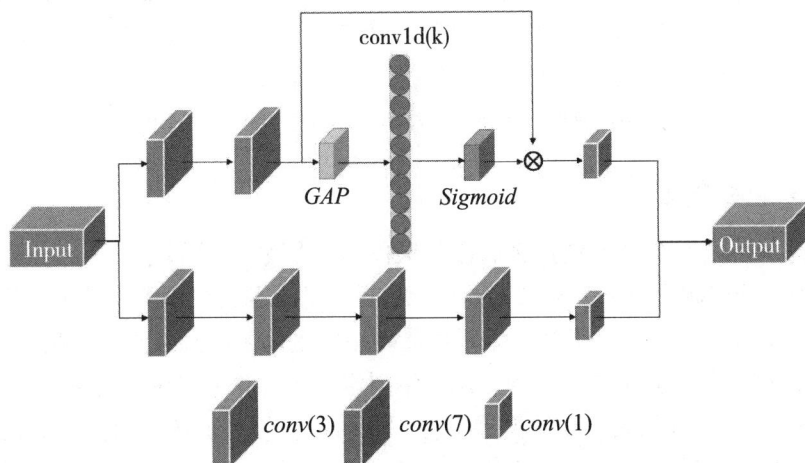

图 6-14 双通道卷积模块

高频特征提取为 Former 模块，如图 6-15 所示。该模块采用 Vision Transformer 形式的注意力机制。原网络框架使用 Multi-Head Attention 模块，从而导致整个模型计算量大、运行缓慢。由于 Attention 的作用是实现全局特征之间的信息通信，本文使用 Spatial Conv 替代原框架中的 Multi-Head Attention 模块，显著减少计算量，同时保持原有训练精度不变。

在实验中通过两个残差子模块分步实现高频特征对全局特征的提取抽象，将输入切分为图像块（patch）并将其转换为标记（token），可以得到序列 $X \in R^{N \times C}$。第一个模块为归一化（Norm）+ 空间卷积（Spatial Conv），主要作用是对之前提取的特征图进

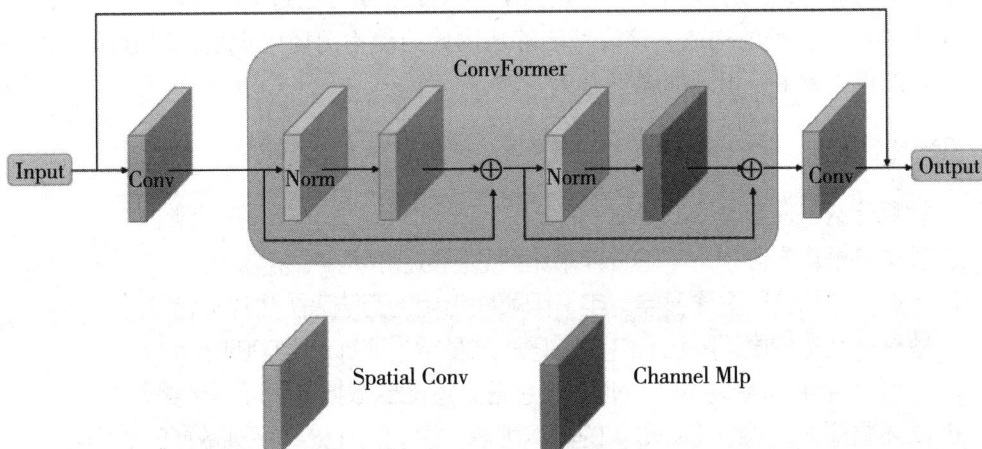

图 6-15 Former 模块

行空间信息提取，可以表示为 Y=SpatialConv(Norm(X))+X。选用的第二个模块为归一化（Norm）+通道多层感知机（Channel MLP），旨在实现通道信息之间的交互。相较于传统多头注意力模块，本案例使用空间卷积与通道 MLP 形成的注意力单元更为简洁，运算速度更快。我们将上述两个残差子模块的操作命名为 ConvFormerAttention（简称 CFA）。由于 CFA 将输入从 $R^{C \times H \times W}$ 空间转换为 $R^{N \times C}$ 空间，因此使用卷积将 $R^{N \times C}$ 重新变为 $R^{C \times H \times W}$ 空间。在整个网络中，卷积层获取低频特征信息，Transformer 架构整合全局特征信息，实现在高频提取中进行注意力特征提取的同时加速网络收敛。

三、实验与结论

本案例采用藏药红景天数据集。红景天图像数据来自两部分：一部分为专家在西藏、青海等地开展调研时采集的红景天图像；另一部分源自中国科学院植物研究所主办的中国植物图像库网站。参照藏传医药经典《晶珠本草》中红景天植株描述进行筛选，共获得 3727 张图片，其中 202 张为专家采集图像，3525 张来自中国科学院植物研究所。本次实验选取 14 种红景天属植物开展图像识别研究。模型训练前对图像数据进行随机裁剪、旋转及超分辨重建处理，最终获得 11181 张图像。按 8∶2 比例将数据集划分为训练集（8945 张）和测试集（2236 张）。

本案例构建的网络模型在训练时受初始学习率和批次大小的影响，不同的学习率和批次大小会以不同步调寻找全局最优解。学习率是模型梯度下降的步长，影响搜索全局最优解的快慢；批次大小为模型每次训练的样本数量，影响模型寻求最优解的方向。选取初始学习率为 0.0001，批次大小为 16。

在进行图像识别之前，先对图像进行预处理，然后将图像统一为 224×224×3。输入网络中，在低层次特征提取单元中，使用步长为 2 的卷积核进行特征提取。低频特征提取模块主要由 TCB 单元构成，每个 TCB 单元包含两个通道支路，每个 TCB 单元都会使图像大小减半且通道数增加。通过 TCB 单元进行特征升维后，采用 Concat 方法实现特征聚合，三个 TCB 模块聚合后的特征为 28×28×1024。后续连接卷积模块将通道数调整为 512，输入到高频特征提取单元后输出为 7×7×512，最终通过分类模块完成分类。

基于 TAAN 模型的构成，该模型能够从民族药植物图像中识别出民族药植株，并取得较好的识别效果，识别准确率为 97.79%。

思考题

1. 解释什么是深度学习，并举例说明它与传统机器学习方法的区别。
2. 列举并解释深度学习中的几种常见激活函数及其应用场景。
3. 什么是过拟合？在深度学习中，用哪些常用的方法来防止过拟合？
4. 解释什么是梯度下降法，并说明它在深度学习训练过程中的作用。
5. 什么是卷积神经网络（CNN）？它在处理图像数据时有哪些优势？
6. 简述循环神经网络（RNN）的基本思想，说明它在处理序列数据的优势。
7. 深度学习如何助力中医实现个体化诊疗？

第七章　大型语言模型 ▷▷▷▷

大型语言模型作为具有庞大参数规模、深层网络结构及强大计算能力的语言模型，是自然语言处理领域的重要技术实践应用。该模型通过训练海量文本数据，能够学习丰富的语言知识与语义理解能力，进而在多种语言任务中展现良好性能。其不仅能生成流畅连贯的文本，还可解析并响应复杂语言输入，实现智能化人机交互。

第一节　大型语言模型概述

一、大型语言模型定义与重要性

（一）定义

大型语言模型（large language models，LLMs）是一种由深度神经网络构建的语言模型，又简称为大语言模型，这些模型通常包含数百亿以上的参数，并通过自监督学习方法，利用大量无标注文本进行训练。自 2018 年以来，Google、OpenAI、Facebook、百度、华为等公司和研究机构相继发布了包括 BERT、GPT 等在内的多种大型语言模型，这些模型在自然语言处理任务中表现出色，广泛应用于机器翻译、文本摘要、问答系统、情感分析、聊天机器人等领域。

大型语言模型的核心能力在于它们能够处理和生成自然语言文本，通过学习大量语言数据，它们可以理解并生成人类语言，从而实现与人类进行自然语言交流的可能性。这种技术进步使人工智能系统能够更好地理解和适应人类的语言习惯，提升人机交互的自然性和效率。

（二）重要性

大型语言模型在自然语言处理领域的重要性不容忽视。它不仅是技术创新的代表，也是推动产业应用发展、促进人机交互智能化的重要力量。随着技术进步与应用拓展，其重要性主要体现在以下几个方面：

1. 提升语言处理性能

大型语言模型在文本生成、理解、推理等多个方面展现出了显著的性能。它们能够生成较为流畅、自然的文本，更准确地理解复杂的语言输入，并在多项语言任务中实现较高的准确率。这种性能提升使大型语言模型在实际应用中具有更广泛的适用性和较高的价值。

2. 技术突破与创新

大型语言模型体现了当前自然语言处理技术的重要进展，其通过深度学习算法与大规模参数架构，实现了对语言理解机制的深入解析。这类技术创新不仅促进了自然语言处理领域的进步，也为机器学习、人工智能等相关领域提供了新的研究视角与方法论支持。

3. 推动产业应用与发展

大型语言模型的应用前景广阔，可应用于智能客服、智能写作、智能教育、机器翻译等多个领域，为社会提供便捷高效的语言处理服务。该技术的发展也促进了相关产业的创新升级，为经济增长和社会发展注入活力。

4. 促进人机交互的智能化

大型语言模型的出现使人机交互更加智能化和自然化。其能够理解并响应人类的语言输入，实现更流畅自然的对话交流。这种智能化交互方式在提升用户体验的同时，也为人工智能技术的普及应用奠定基础。

二、中医药领域对大型语言模型的需求分析

中医药领域对人工智能的需求日益迫切，这不仅源自中医药自身发展的内在要求，也得益于人工智能技术在医疗健康领域的广泛应用和快速发展。

在中医药的传承与创新方面，人工智能技术发挥着重要作用。中医药作为中国传统文化的重要组成部分，其独特的理论和诊疗方法需要得到有效传承和发展。传统的中医药知识传承方式主要依赖于师徒相传和古籍研读，这种方式存在效率不足且难以保障知识准确性和完整性的局限。为此，中医药领域需要运用人工智能技术实现知识的数字化和智能化传承。通过自然语言处理、机器学习等技术，可对海量中医药古籍文献进行数字化处理，构建中医药知识图谱，实现知识的快速检索与智能推荐。这不仅有助于提升中医药知识的传承效能，还能辅助中医药从业者更系统地理解中医药理论，促进中医药的创新发展。

在中医药的诊疗和服务方面，人工智能技术发挥着重要作用。中医药的诊疗过程涉及大量症状分析、体质辨识和方剂推荐等工作，这些工作不仅烦琐且需要丰富的临床经验。由于中医药从业者数量有限且分布不均，导致许多地区的患者难以获得高质量的中医药服务。因此，中医药领域需借助人工智能技术提高诊疗准确性和效率。通过深度学习、图像识别等技术，可构建中医药智能诊疗系统，实现患者症状的自动识别分析，提供个性化诊疗建议。同时可利用人工智能技术开展远程医疗服务，打破地域限制，使更多患者享受优质中医药服务。此外，人工智能技术还可应用于中医药健康管理和预防保健领域，通过数据分析和挖掘发现潜在健康问题，提供个性化健康干预措施，从而提升健康水平。

但是，在大型语言模型出现之前，中医药与人工智能融合的应用面临多重困难。

1. 数据收集与处理的挑战较为突出

中医药领域的数据不仅包括海量的古籍文献，还涉及复杂的临床病例和诊疗经验。这些数据往往缺乏统一的标准和格式，使数据收集、整理和分析存在较大困难。此外，由于中医药知识的传承多依赖于师徒相授和口头传授，很多宝贵的经验难以形成结构化数据，进一步增加了数据处理的难度。

2. 模型构建的复杂性是一大障碍

中医药诊疗涉及望闻问切等多种诊断手段，以及复杂的辨证论治过程，这需要人工智能模型具备高度的智能化和个性化能力。然而，在大型语言模型出现之前，传统的人工智能技术难以全面捕捉和理解中医药诊疗的复杂性和多样性，导致模型构建的准确性和实用性受到限制。

3. 技术应用场景的局限性也不容忽视

由于技术水平的限制，早期人工智能技术在中医药领域的应用多集中于辅助诊断、药物筛选等特定场景，较难形成系统性解决方案。这种情况制约了中医药与人工智能融合的深度与广度，导致中医药智能化发展进程相对迟缓。

因此，在大型语言模型（如 GPT 系列）出现后，中医药与人工智能的融合应用实现了显著提速。这一过程主要得益于大型语言模型具备的知识学习与表征能力，使中医诊疗智能化成为可能。大型语言模型通过海量中医典籍、现代文献、电子病历等数据的训练，能够深度理解并模拟中医专家的临床思维和诊疗经验。这不仅拓展了中医专家的诊疗服务时空范围，还促进了名老中医经验的数字化活态传承。基于生成式大语言模型构建的中医智能诊疗系统，可突破传统分类式模型的局限性，实现更灵活精准的辅助诊疗过程，临床适用性显著增强。

在数据准备阶段，大型语言模型结合自动化技术和人工审查，收集并整理了高质量的中医诊疗数据，构建了大规模中医诊疗语料库。在模型训练阶段，通过自监督学习，模型能够获取中医知识的上下文语义信息，形成精确的中医知识表征。中医理论指导下的模型训练和调优策略，保障了模型输出的可靠性和准确性。大型语言模型还具备较强的生成能力，能根据患者具体症状和需求，生成个性化诊疗建议和处方，为中医临床决策提供有效支持。这不仅提升了诊疗效率，还推动了中医药的个性化、精准化发展。

第二节　大型语言模型技术

一、大型语言模型的发展历程

（一）早期萌芽阶段（1950—2005 年）

1. 人工智能的提出与早期发展

人工智能的提出可追溯至 1950 年，艾伦·图灵（Alan Turing）提出图灵测试作为智能评估的标准，随后在 1956 年的达特茅斯会议上，"人工智能"一词被约翰·麦卡锡

（John McCarthy）首次正式提出，标志着这一领域的诞生。早期研究致力于探索机器模拟人类智能的潜力，包括逻辑推理、自然语言处理等领域。由于计算能力和数据量的限制，早期模型在处理复杂任务时面临巨大挑战，如数据依赖性、计算资源消耗大、缺乏可解释性等。

2. 神经网络的早期探索

1957 年，弗兰克·罗森布拉特（Frank Rosenblatt）提出感知器模型，为后续的神经网络发展奠定了基础。感知器模型，也被称为感知机，通过简单的输入层、权重层和输出层结构，展示了神经网络处理信息的基本方式，即加权求和与阈值判断。这种基本架构启发了研究者探索更深层次的神经网络结构，包括多层感知器、卷积神经网络等。随着技术的发展，这些结构进一步演化，形成了能够处理海量数据、执行复杂任务的大模型。感知器模型作为起点，为大模型的诞生和发展铺设了道路。感知机结构图如图 7-1 所示。

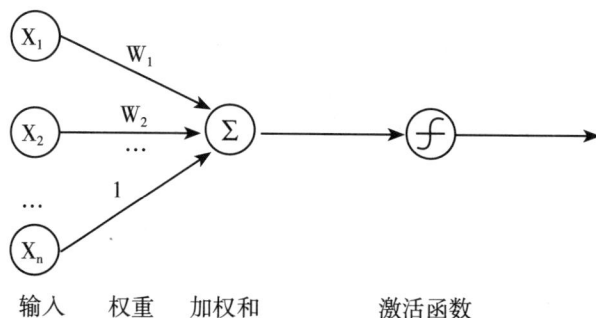

图 7-1 感知机结构图

20 世纪 80 年代，鲁梅尔哈特（Rumelhart）、欣顿（Hinton）及其团队引入反向传播算法（图 7-2），推动了多层神经网络的发展。反向传播算法通过计算网络中每个权重参数对总损失函数的梯度，并利用梯度下降等优化算法更新这些权重，从而实现对多层神经网络的有效训练。这一算法不仅解决了多层神经网络中权重难以调整的问题，还使神经网络能够学习更加复杂的模式和数据表示。随着计算能力提升和大数据时代的到来，通过反向传播算法训练的神经网络为后续发展出数百万至数十亿参数规模的大模型奠定了技术基础。

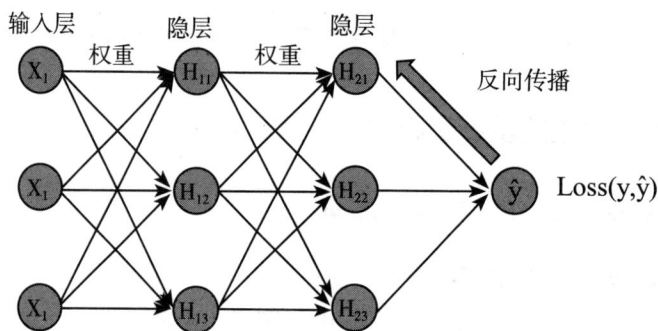

图 7-2 反向传播算法示意图

早期探索阶段对大型语言模型的意义在于奠定了技术基础。这一时期，计算机科学家开始尝试模拟人类语言理解过程，尽管受限于计算能力和数据量，效果并不理想，但这些努力为后续大型语言模型研究提供了经验和方向。

（二）快速成长期（2006—2019 年）

1. 深度学习的崛起

2006 年，杰弗里·辛顿（Geoffrey Hinton）等人提出了深度学习概念，用于训练深层次神经网络。随着计算硬件（尤其是图形处理器）的普及和海量标注数据的获取，深度学习逐渐成为实现人工智能的关键技术。大模型作为深度学习技术的代表性成果，利用深度神经网络结构，在海量数据上进行训练，能够学习到更加丰富的特征表示，进而在多个领域展现出良好的应用潜力。

2. 代表性模型与技术创新

2012 年，AlexNet 在 ImageNet 图像分类竞赛中取得突破性成果，为深度学习在计算机视觉领域的发展树立了重要里程碑。该模型的成功展现了深度神经网络在图像识别任务中的优势性能，推动了计算机视觉技术进入深度学习时代。AlexNet 通过采用 ReLU 激活函数、双图形处理器（GPU）并行计算等创新技术，显著提升了模型训练效率和识别精度，为后续深度学习模型的发展提供了技术基础。

随后，2013 年 Word2Vec 词向量模型的提出，为自然语言处理领域带来了显著影响。该模型通过训练将词汇映射到高维向量空间中，使词与词之间的语义关系得以量化表达，为后续的语义分析、文本生成等任务提供了技术支持。Word2Vec 词向量模型结构示意图如图 7-3 所示。

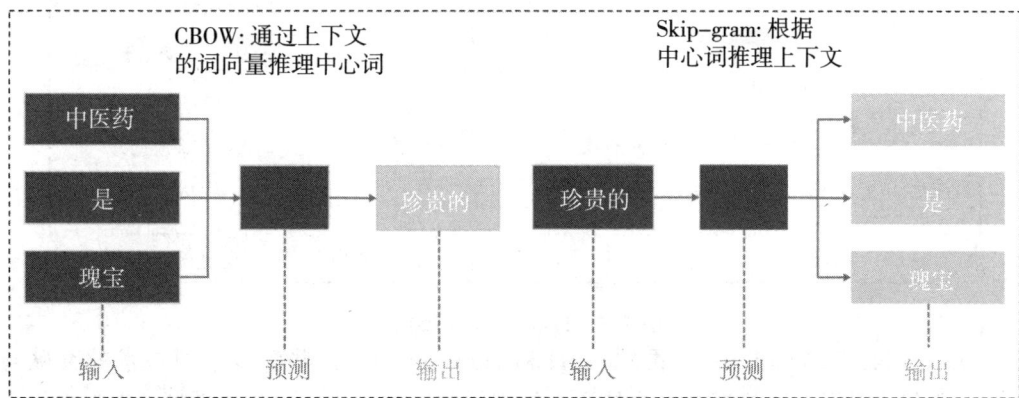

图 7-3　Word2Vec 词向量模型结构示意图

2014 年，生成式对抗网络（generative adversarial networks，GAN）的诞生推动了深度学习在生成模型方面的发展。生成式对抗网络结构图如图 7-4 所示。GAN 通过生成器与判别器的对抗训练，实现了对数据分布的有效建模，能够生成具有较高品质的样本数据，为图像生成、风格迁移等领域开辟了新的研究方向。

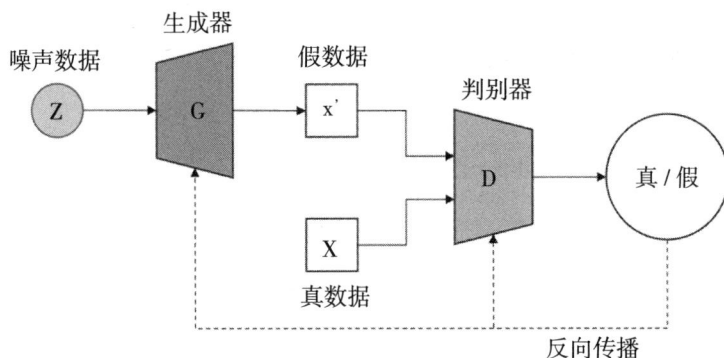

图 7-4　生成对抗网络结构图

2017 年，Google 提出的基于自注意力机制的 Transformer 架构显著改变了自然语言处理领域的格局，Transformer 架构图如图 7-5 所示。该架构通过自注意力机制捕捉输入序列中的全局依赖关系，实现并行计算，有效提升了模型的训练效率与推理性能。此外，Transformer 架构为大规模语言模型的预训练提供了技术支撑，使模型能够通过海量数据进行知识学习与积累，从而提升泛化能力与应用潜力。

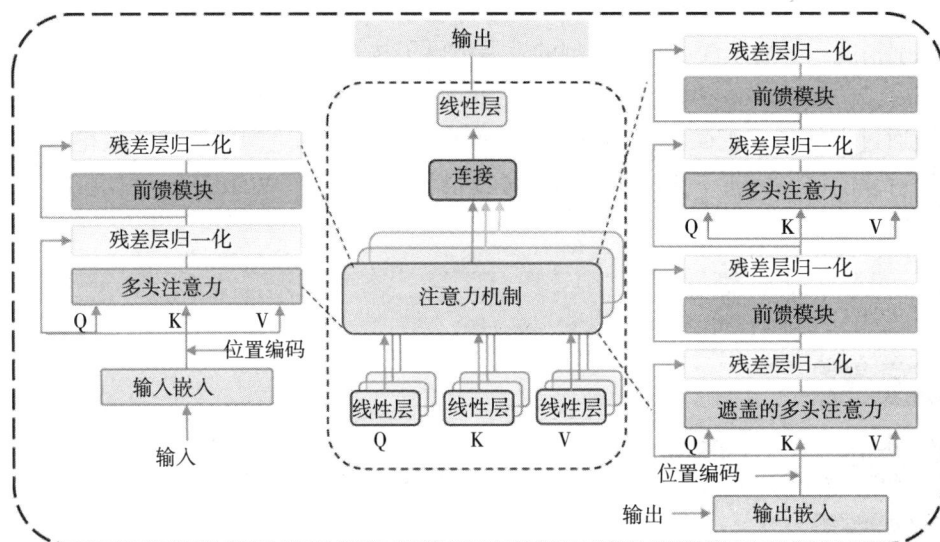

图 7-5　Transformer 架构图

从 AlexNet 到 Word2Vec，再到 GAN 和 Transformer，这些深度学习技术的突破与创新，不仅推动了计算机视觉和自然语言处理等领域的进步，也为大模型的兴起提供了技术支撑。大模型基于这些深度学习技术的积累与融合，通过在海量数据上进行高效训练与推理，逐步展现出其应用潜力与价值。

（三）全面爆发期（2020 年至今）

1. 预训练大型语言模型的兴起

以 GPT（generative pre-trained transformer）为代表的预训练大型语言模型，在近

年来快速发展并推动了自然语言处理（natural language processing，NLP）领域的技术革新，特别是 OpenAI 推出的 GPT-3 和 GPT-4，进一步提升了大型语言模型的技术水平。这些模型依托海量文本数据进行深度预训练，不仅掌握了丰富的语言知识和语境理解能力，还展现出较强的多任务处理能力和泛化能力，能够应对包括文本生成、问答、摘要在内的多种 NLP 任务。

与此同时，双向编码器表示来自转换器（bidirectional encoder representations from transformers，BERT）等模型也在自然语言处理领域取得显著成果，与 GPT 形成并行技术路线。BERT 模型通过预训练任务设计，使模型能够深入理解文本语义关系，并在多项自然语言处理任务中获得良好表现。这种并行发展态势既丰富了自然语言处理领域的技术手段，也促进不同模型间的优势互补，共同推动自然语言处理技术快速发展。

BERT 和 GPT 在自然语言处理（NLP）领域中都扮演着重要角色，它们之间既有关联也存在显著区别，如图 7-6 所示。BERT 和 GPT 均基于 Transformer 模型，该模型为两者提供了强大的处理能力。同时，两者都采用了预训练与微调的方式。区别在于 BERT 是双向语言表示模型，通过同时考虑词语的上下文信息，形成深层的语义表征；GPT 则是生成式语言模型，侧重于文本的连贯生成能力，适用于自然语言生成（NLG）任务。

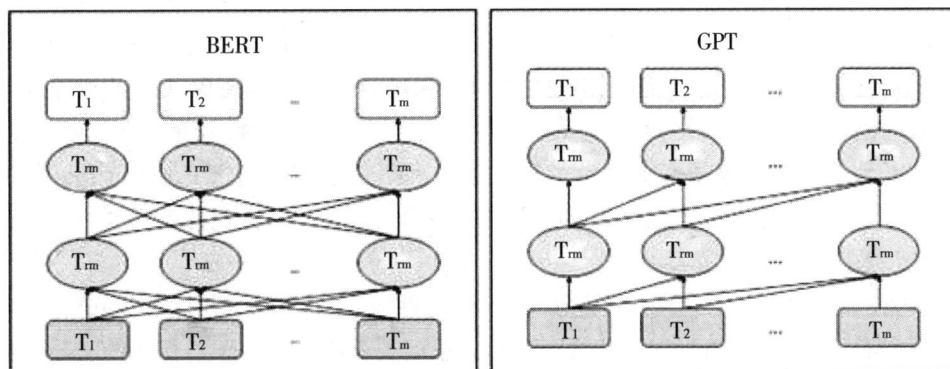

图 7-6　BERT 和 GPT 区别图

2. 行业大型语言模型的应用与影响

大型语言模型在自然语言处理、计算机视觉与语音识别等核心领域取得突破性进展，有效拓展了人工智能技术的应用范围。为满足垂直行业的特定需求，行业大型语言模型应运而生，成为衔接人工智能技术与实际应用场景的重要纽带。行业典型大型语言模型应用详见表 7-1。

表 7-1　行业代表性大型语言模型应用表

领域	名称	描述
医疗	BenTsao（本草）	中文医学指令微调的大语言模型
心理健康	MeChat	中文心理健康大模型
法律领域	LawGPT_zh	中文法律通用模型

领域	名称	描述
金融领域	Cornucopia	中文金融领域问答大模型
教育	Taoli（桃李）	国际中文教育领域大模型
自媒体	MediaGPT	中文自媒体大模型
电商	EcomGPT	电商大模型
政务	YaYi（雅意）	多领域大模型
天文地理	StarGLM	天文大模型
交通	TransGPT（致远）	交通大模型

例如，BenTsao（原名华佗，Hua Tuo）是一个基于中文医学知识的 LLaMA 微调模型，通过中文医学指令数据集增强了模型在医疗领域的问答效果，致力于提供专业且准确的医疗咨询服务；LawGPT_zh 是基于中文法律知识的大模型，通过预训练和指令精调增强法律理解能力，可用于法律问答、对话模型和知识推理，旨在提升法律领域问题的解答准确性和专业性；Taoli（桃李）是适用于国际中文教育领域的大模型，通过扩充国际中文教育领域的专有词表和专有数据集进行指令精调，增强了大模型在该领域的理解能力，能够提供个性化、智能化的汉语学习指导；MediaGPT 是一款专为中文自媒体领域设计的大模型，通过特定领域的预训练和指令微调，具备深入理解和处理自媒体知识的能力，为内容创作者、直播运营者等提供精准、实用的运营策略和创作灵感；EcomGPT 是一款专为电子商务设计的指令型大型语言模型，通过 EcomInstruct 数据集进行指令微调，能够理解并执行涉及产品信息、用户评论等多样化任务的复杂流程，提升人工智能在电商领域的应用能力。

这些行业模型通过对通用大型语言模型的微调与优化，既保留其强大的语言处理能力，又融入行业特有的知识体系和规则逻辑，从而更精准地服务于各行业的实际业务需求，促进人工智能技术在各领域的深度应用与融合。

二、大型语言模型的基础技术及关键要素

大型语言模型的基础技术及关键要素涵盖神经网络架构、Transformer 架构、预训练与微调、优化算法、正则化技术及分布式训练与并行计算等多个方面。这些技术的持续发展与改进促进了大型语言模型在自然语言处理、计算机视觉等领域的应用进展。

（一）大型语言模型的基础技术

1. 神经网络架构

大型语言模型的核心技术基础在于其神经网络架构的复杂性与深度，这些架构是模型能够处理海量文本数据、理解语言规律并生成高质量文本的重要因素。深度前馈神经网络作为其中一大类，通过多层非线性变换，能够逐层抽象出输入数据的深层特征，这

对于捕捉语言的复杂性和多样性具有重要作用。

卷积神经网络（convolutional neural networks，CNN）在图像处理领域应用广泛，在语言处理中主要用于捕捉文本中的局部依赖关系，如词嵌入矩阵中的 n-gram 特征。在大型语言模型中，更常见的是循环神经网络（recurrent neural network，RNN）及其变体，如长短期记忆网络（long short-term memory，LSTM）和门控循环单元（gated recurrent unit，GRU）。这些网络结构擅长处理序列数据，能够保留序列中的历史信息，从而捕捉文本中的长期依赖关系，这对理解句子的完整语义具有重要意义。

2.Transformer 架构

Transformer 改变了处理序列数据的方式，通过自注意力机制解决了传统序列模型（如 RNN、LSTM）在并行化处理时遇到的问题。在自然语言处理领域，基于 Transformer 架构的模型（如 BERT、GPT 系列）取得重要进展。这些模型能够处理长文本、捕捉序列中的长距离依赖关系，并在多种任务中表现出优异的性能。

与神经网络架构相比，Transformer 架构是神经网络架构的一种特定形式，其在处理序列数据（如自然语言处理任务）中展现出显著优势，成为深度学习领域的重要进展，有效提升了传统神经网络处理复杂序列任务的能力。同时，Transformer 架构中的自注意力机制（self-attention）作为神经网络注意力机制的高级应用形式，能够使模型在处理输入序列时同步关注序列各位置信息，从而更精准地捕捉序列内部的依赖关系。

Transformer 模型适用于处理序列数据，如自然语言文本。该模型由编码器（encoder）和解码器（decoder）两部分构成，通过自注意力机制实现序列到序列的映射。

在编码器中，输入序列首先被转换为嵌入向量，并添加位置编码以保留序列的顺序信息。随后，这些向量通过多个堆叠的编码器层进行处理，每一层都包含自注意力机制和前馈神经网络。自注意力机制允许模型在处理每个元素时，能够同时考虑序列中的其他所有元素，从而捕捉元素之间的依赖关系。前馈神经网络则进一步处理自注意力机制的输出，以提取更复杂的特征。

解码器的作用是根据编码器的输出生成目标序列。解码器的结构与编码器类似，但增加了一个编码器-解码器注意力层，用于关注编码器的输出。这样，解码器在生成每个输出元素时，都能够利用编码器提取的输入序列信息。

通过堆叠多个编码器层和解码器层，Transformer 模型能够构建出具有较强性能的模型。这些模型通过预训练和微调的方式，在大量未标注或已标注数据上进行训练，从而获得对语言的深入理解和生成能力。

神经网络架构是深度学习的基础，而 Transformer 架构则是神经网络架构的重要形式，Transformer 架构是当前大语言模型领域常用的框架。

3. 正则化技术

正则化技术是一种用于防止大语言模型过拟合的重要方法，其通过在损失函数中添加惩罚项来限制模型复杂度，从而促使模型学习更具泛化能力的简单模式。在训练过程中，正则化技术有助于提升模型对未见数据的适应能力，增强其鲁棒性与预测精度。常见的正则化形式包括 L1 正则化、L2 正则化、Dropout 和 Batch Normalization 等技术，这些方法在模型训练中被广泛应用以优化性能。

L1 正则化通过在损失函数中添加 L1 范数（参数绝对值的和）作为正则项，来限制大语言模型参数的取值范围。L1 正则化有助于使大语言模型参数更加稀疏，即许多参数值会变为 0 或接近 0，这有助于降低大语言模型的复杂度，防止过拟合。

L2 正则化与 L1 正则化类似，其原理是在损失函数中添加 L2 范数（参数平方和的平方根）的平方作为正则项。L2 正则化可使模型参数分布更加平缓，避免参数值过大，从而降低模型对输入数据噪声的敏感性，增强模型的泛化能力。在大型语言模型训练中，L2 正则化应用较为广泛，因其既能抑制过拟合现象，又可维持模型训练的稳定性。该技术亦称作权重衰减（weight decay），通过梯度更新规则等效于对权重参数施加渐进式衰减。

Dropout 是一种在训练过程中随机丢弃部分神经元（或称为连接）的技术。该技术通过使模型在每次迭代中以不同的结构进行训练，从而降低模型对特定神经元或连接的依赖，提升其泛化能力。在神经网络模型（如 RNN、LSTM、Transformer 等）中，Dropout 可应用于不同层或连接上，以减少模型对特定词汇或上下文的依赖。需注意的是，在测试或评估模型时，应关闭 Dropout 功能，以保证模型使用完整结构进行预测。

批量归一化（Batch Normalization）是一种通过对神经网络每一层的输入进行标准化处理以加速训练并具备正则化效果的技术。该方法通过计算小批量数据的均值与方差，将数据归一化至特定范围（通常调整为均值 0、方差 1），从而增强大型语言模型训练过程的稳定性。批量归一化不仅能提升训练速度，还可降低模型对参数初始值的敏感性，并改善其泛化性能。在大型语言模型训练中，该技术通常作用于隐藏层，有助于优化梯度流动并缓解内部协变量偏移现象。

4. 分布式训练与并行计算

由于大型语言模型的参数规模与计算量庞大，分布式训练与并行计算技术成为训练大型语言模型的关键手段。通过将计算任务分配至多个 GPU 或多台机器进行并行处理，可有效提升训练效率并减少硬件资源消耗。常用方法包括数据并行（将大规模数据集划分为多个子集并在不同设备同步处理）、模型并行及其组合应用方案。

数据并行指将大型数据集分割为多个子集，并在不同计算设备（如图形处理器）上并行处理这些子集。每个设备处理数据集的子集并执行相同计算任务（如正向传播与反向传播）。设备间通过交换梯度信息更新全局模型参数。该方法的优势在于能充分利用多设备计算资源，有效提升训练效率，适用于数据集规模较大且模型体量适中的场景。其局限性在于设备间需频繁传输梯度信息导致通信成本较高，且当模型体量过大时，单个设备的存储容量可能难以承载完整模型，致使数据并行方案实施受限。

模型并行指将模型的不同部分分布到多个计算设备上，形成处理流水线。每个设备负责模型的一部分（如某个层或某些层），并与其他设备进行通信以传递数据和梯度。这样整个模型可在多个设备上并行计算，从而处理超大规模模型。优点是可处理超大规模模型，缓解单个设备的内存压力，适用于模型规模较大但数据集相对适中的情况。缺点是计算任务划分和通信开销较大，需精细设计算法和实现，流水线中的设备需保持同步，可能增加额外复杂性和延迟。

混合并行是数据并行与模型并行的结合方式。该方法根据具体任务需求和硬件资源配置，将数据集和模型划分为若干部分，通过多计算设备实现并行处理。混合并行能够综合运用数据并行与模型并行的技术优势，有效提升模型训练速度及运算效率。

（二）大型语言模型的关键要素

1. 预训练与微调

（1）预训练　预训练的主要目的是让模型在大规模无标签数据上学习到通用的语言表示，这些方面包括语法、语义、上下文关系等。这种通用表示能力可以作为后续任务的基础，帮助模型更快地适应新的任务。

GPT 系列采用基于 Transformer 架构的解码器结构，通过自回归语言模型的方式进行预训练。具体而言，模型通过预测文本序列中的下一个词，并以最大化序列中所有词的联合概率为目标进行训练。

BERT 系列同样采用基于 Transformer 的编码器结构，通过掩码语言模型（masked language model，MLM）和下一句预测（next sentence prediction，NSP）两个任务进行预训练。MLM 任务会随机遮盖文本中的一部分单词，然后让模型预测这些被遮盖的词语。NSP 任务则是判断两个句子是否连续出现，以提高模型对句子间关系的理解能力。

（2）微调　是将预训练模型针对特定下游任务进行适应性调整的过程，以提高其在该任务上的性能。在微调阶段，模型会加载预训练阶段学得的参数作为初始值，并使用标注数据集进行监督学习。根据下游任务的不同，可能需要调整模型的输入输出结构（如添加特定任务层）、修改损失函数等。通过在特定任务上的训练，模型逐步调整参数以适应任务需求，从而在测试集上表现出性能的提升。

预训练–微调范式使大语言模型能够更高效地适应新任务，大型语言模型预训练–微调范式图如图 7-7 所示。预训练阶段通过大规模无标注数据集使模型学习通用语言规律和数据特征，从而提升模型泛化能力。微调阶段可根据不同任务需求进行针对性调整，使模型能够适应多种自然语言处理任务。

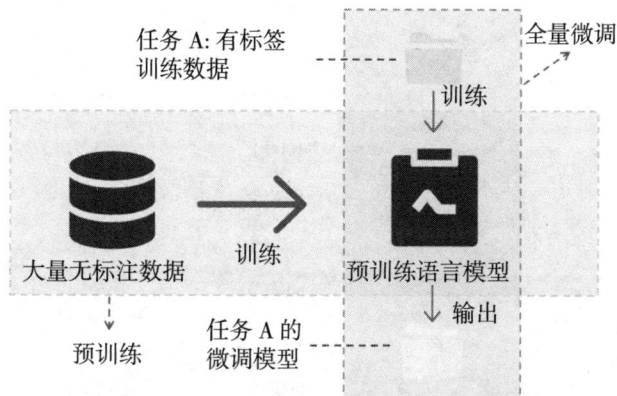

图 7-7　大型语言模型预训练－微调范式图

2. 参数规模设定

参数量是衡量模型"大小"的关键指标。大型语言模型通常具有千亿级别的参数，这使其能够捕捉丰富的特征与模式，从而在多项任务中展现良好性能。

一般来说，参数规模较大的模型，其具备的能力通常较强。这是因为较多的参数意味着模型能够学习和捕捉更丰富的语言特征和细微差别，从而提升语言理解的深度和广度。例如，GPT-3 模型包含 1750 亿个参数，其设计有助于增强对复杂语言结构的解析能力，从而生成较为连贯且语义合理的文本。

模型参数达到千亿量级后可能出现"智能涌现"效应，从而形成泛化能力，并在多个应用场景中展现通用性。基于此类大模型进行优化调整的模型通常具有更好的产业应用价值。"智能涌现"效应指当模型规模与算力水平超过特定参数阈值时，人工智能效果呈现非随机概率特征。在通用领域，参数量的增加通常与智能涌现可能性的提升存在相关性，人工智能准确率往往呈现上升趋势。在专业垂直领域，通过对大参数模型进行针对性优化，较易获得精准的应用效果。

据科技部新一代人工智能发展研究中心近期发布的《中国人工智能大模型地图研究报告》显示，截至 2023 年 11 月，中国研发的大模型数量排名全球第二，仅次于美国，目前国内 10 亿参数规模及以上的大模型已发布 79 个。百度、阿里等头部企业公布的大模型（如文心、通义）参数量通常在 1000 亿级别，其中文心大模型参数量达 2600 亿。其他企业或创业公司研发的大模型参数量多在 10 亿至 100 亿级别。现有大型语言模型的参数规模详见表 7-2。

表 7-2　现有大型语言模型的参数规模表

大模型	参数
"文心"大模型	2600 亿
"通义"大模型	1100 亿
"混元"大模型	10000 亿
"盘古"大模型	2000 亿
Chat JD	1000 亿
"知海图 A"大模型	1000 亿
"天工"大语言模型	4000 亿
"天燕"大模型	1000 亿
360 智脑	1000 亿
"玉言"预训练大模型	110 亿
MiLM-6B	64 亿
WPSAI	10000 亿
日日新 SenseNova/ 商量、秒画、如影	6000 亿
"讯飞星火"认知大模型	130 亿

大模型	参数
"序列猴子"大模型 / 奇妙文、言之画	100 亿
ChatGLM	62 亿
"孟子 Mchat"大模型	1000 亿
"DriveGPT"自动驾驶生成式大模型	1200 亿
"魔力写作"大模型	70 亿
"知海图 AI"大模型	1000 亿
超拟人大模型 /AI 乌托邦	660 亿
"元语 ChatYuan"对话大模型	100 亿
"曹植"大语言模型	500 亿
光年之外	100 亿
"MOSS"对话式大型语言模型	160 亿
"悟道 2.0"预训练大模型	10000 亿
"MathGPT"数学大模型	1300 亿

在过去的几年里，语言模型的参数规模从数亿增长到数千亿，甚至达到万亿级别。这种快速增长趋势使大模型在处理复杂任务时表现出显著优势。然而，随着参数规模的持续增加，也带来了一系列挑战和问题，如计算资源浪费、效率下降及模型透明度和可解释性降低等。

因此，未来的大模型发展将更加注重在保持高性能的同时降低计算资源需求，并提升模型的透明性与可解释性。这可能需要通过优化模型训练方法与架构设计、开发新型硬件架构及采用高效训练策略等途径实现。

3. 优化算法

优化算法用于调整模型的参数，以最小化损失函数。在大型语言模型训练中，高效的优化算法对模型的收敛速度和性能具有重要作用。常见算法包括随机梯度下降（SGD）及其变体（如带动量的 SGD）、Adam（一种自适应学习率优化算法）等。这些算法能够有效处理大规模模型训练中的梯度稀疏性和噪声问题。

随机梯度下降（stochastic gradient descent，SGD）是梯度下降的一种变体，其在每次迭代中随机选取单个样本计算梯度并更新模型参数。该方法通过降低计算复杂度提升训练效率，其中一维损失函数曲线上的随机梯度下降示意图如图 7-8 所示。为提升 SGD 收敛效率并抑制参数波动，可在算法中引入动量项。动量项通过加权累积历史梯度信息，实现在参数相关方向加速更新，同时抑制非相关方向的波动。在大型语言模型训练过程中，融合动量项的 SGD 能更高效地利用历史梯度信息，从而提升训练效率并优化模型性能。

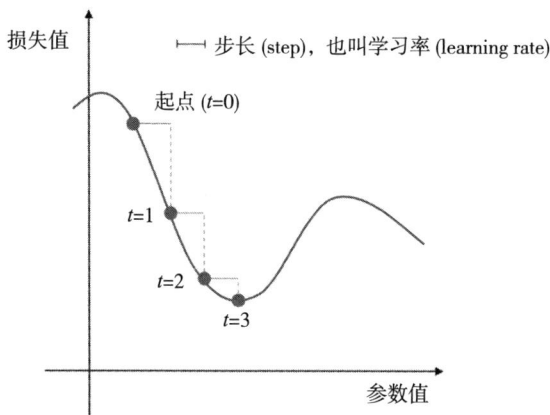

图 7-8　沿一维损失函数曲线的随机梯度下降图

Adam（adaptive moment estimation）是一种结合了动量和自适应学习率的优化算法，Adam 算法流程见表 7-3。该算法同时采用历史梯度的指数加权平均（动量）和历史梯度平方的指数加权平均（用于调整学习率），能够根据不同参数特性自动调节学习率，在训练过程中具有较好的适应性和效率。在大型语言模型训练中，Adam 已成为较为流行的优化算法，其具有较快收敛速度并能有效处理大规模模型训练中出现的梯度稀疏性及噪声问题。

表 7-3　Adam 算法流程表

算法　Adam
Require: 全局学习速率 η
Require: 初始参数 θ
Require: 常数 δ，数值稳定情况下设为 10^{-7}
初始化梯度累积变量 $G=0$
While 没有达到停止标准 do
从训练集中采集包含 m 个样本 $\left\{x^{(1)},\ldots,x^{(m)}\right\}$ 最小批次，对应目标为 $y^{(i)}$
计算梯度：$g \leftarrow \dfrac{1}{m}\nabla_{\theta}\sum_{i}L(f(x^{(i)};\theta),y^{i})$
历史梯度值平方的累加：$G \leftarrow G+\dfrac{\partial L(\omega)}{\partial \omega_{t}}\odot\dfrac{\partial L(\omega)}{\partial \omega_{t}}$
更新公式：$\omega_{t+1} \leftarrow \omega_{t}-\dfrac{\eta}{\delta+\sqrt{G}}\odot\dfrac{\partial L(\omega)}{\partial \omega_{t}}$（逐元素地应用除和求平方根）
应用更新：$\theta \leftarrow \theta+\Delta\theta$
End while

AdamW（adam with weight decay）是对 Adam 算法的一种改进，其将权重衰减项从梯度计算中解耦，直接添加至权重更新步骤。这一改进有助于解决原始 Adam 算法中权重衰减与梯度计算耦合引发的问题，从而提升模型性能。在训练大型语言模型时，AdamW 已成为许多研究者和工程师常用的优化算法。

三、大型语言模型的性能评估与优化

大型语言模型的性能评估与优化是自然语言处理（NLP）领域复杂而重要的课题。随着深度学习技术的不断发展，大型语言模型在多项任务中展现出较强能力。通过全面评估模型性能并采取有效优化策略，可提升模型性能，推动其在更多领域的应用和发展。

（一）大型语言模型的性能评估

大型语言模型的性能评估通常涉及多个维度和指标，以确保全面、准确地衡量模型效能。主要评估指标如下。

1. 精确率

评估模型在各种任务上的预测准确性，如文本分类、情感分析、机器翻译等。精确率是衡量模型性能的常用指标之一，具体指系统正确识别出的关系占所有识别出的关系的比例，即系统预测为正样本（存在某种关系）的实例中真正为正样本的比例（式7-1）。精确率越高，说明系统误报（将不存在的关系错误识别为存在）的情况越少。

$$Precision = \frac{TP}{TP + FP} \tag{7-1}$$

2. 召回率和 F1 值

对于二分类或多分类问题，召回率和 F1 值都是重要的评估指标。召回率反映模型识别正例的能力，指系统正确识别出的正例占所有实际存在正例的比例（式7-2）。该指标体现实际为正样本的实例中被正确识别的比例，数值越高表明系统漏报现象越少。F1 值是精确率与召回率的调和平均数，用于综合评估两者性能（式7-3）。该值越高，表明系统在精确率和召回率方面的整体表现越均衡。在知识提取过程中，F1 分数因能平衡考量精确率和召回率，常被用作综合性能评估标准。

$$\mathrm{Re}\,call = \frac{TP}{TP + FN} \tag{7-2}$$

$$F1 = \frac{2 * precision * recall}{precision + recall} \tag{7-3}$$

3. 困惑度

是衡量语言模型对测试数据预测能力的指标，具体表现为模型预测下一个词（或字符）的不确定性程度。困惑度计算基于模型在测试集上预测每个词（或字符）的概率分布。对于给定的测试文本，模型为每个可能的下一个词（或字符）赋予概率，困惑度是这些概率几何平均值的倒数，并取自然对数。该指标可直观理解为模型生成测试文本时平均面临的有效选择数。计算公式见式 7-4。

$$PPL = \exp(-\frac{1}{N}\sum_{i=1}^{N}\log p(w_i \mid w_{1:i-1})) \quad\quad (7-4)$$

其中，N 是文本序列的长度，w_i 是序列中的第 i 个词，$p(w_i \mid w_{1:i-1})$)是给定前面词的情况下第 i 个词的概率。

困惑度越低，表明模型对测试数据的预测准确性越高，即模型能更有效地捕捉语言的内在规律和结构。

4. 双语评估替换研究

双语评估替换研究（bilingual evaluation understudy，BLEU）是一种用于评估机器翻译质量的指标，它通过比较机器翻译输出和一组参考翻译之间的 n-gram 重叠来评分。BLEU 分数通过计算机器翻译输出与参考翻译之间的 n-gram 精确匹配度，并结合长度惩罚因子调整得到。BLEU 分数的范围为 0 ～ 1，其中 1 表示与参考翻译完全匹配。该指标主要应用于机器翻译任务，也可扩展至其他文本生成任务，如文本摘要。

5. 泛化能力

在实际应用中，大语言模型往往需要面对多样化的数据和任务场景，因此具备良好的泛化能力至关重要。具备较强泛化能力的大语言模型能够在新数据或新任务上保持稳定的性能表现，不会因数据分布变化或任务难度提升而出现显著下降。这种能力有助于提升大语言模型在实际应用中的可靠性和稳定性。

6. 计算效率

大语言模型需要快速响应用户请求并处理海量数据，因此高效的计算能力至关重要。计算效率较高的大语言模型能够降低运行成本，提升用户体验，并在资源受限环境下实现更优的性能表现。在评估大语言模型时，需综合考虑其计算复杂度与运行效率等性能指标。

7. 可解释性

在大语言模型领域，模型可解释性是一个持续受到关注的评估维度。其核心在于理解模型的决策依据及输出结果的生成逻辑。在涉及人类生活、工作或法律决策等应用场景中，透明度具有重要价值。具备可解释性的模型能够阐明其内部工作机制，使开发者、用户及监管机构能够审查决策依据，确保其公平性与合理性。这种特性有助于建立信任基础，提升模型的应用价值，并为持续改进提供技术支撑。

（二）大型语言模型的优化策略

针对大型语言模型在性能方面可能存在的不足，可采取多种优化策略提升模型效能。

1. 知识蒸馏

知识蒸馏是一种模型压缩与加速技术，其核心思想在于利用已训练完成的大型教师模型（teacher model）指导小型学生模型（student model）的训练过程。在此过程中，教师模型作为知识源，将其在大量数据中学习到的特征表示、类别间关系等知识，通过软化概率分布等形式传递给学生模型。相较于直接通过原始数据学习，学生模型通过模拟教师模型的输出，能更高效地掌握任务核心信息，从而缩短训练周期并优化模型性能。

以自然语言处理中的机器翻译任务为例，假设我们有一个基于 Transformer 架构的大型教师模型，该模型在多个外文医药翻译数据集上进行了训练，并能在多种语言对间实现较高水平的翻译。然而，由于其参数量庞大且计算复杂度较高，直接将该大语言模型部署到实际应用中可能面临性能瓶颈。为解决此问题，可采用知识蒸馏方法，将教师模型的外文医药翻译知识迁移至小型学生模型上。

具体步骤：

（1）教师模型训练　使用大规模数据集对教师模型进行充分训练，确保其能够在中医药外文知识翻译任务上达到较高的性能水平。

（2）数据准备　准备用于蒸馏的源语言与目标语言（外文医药知识）句子对。这些数据可以是教师模型训练所用的数据集，也可以是新构建的数据集。

（3）教师模型输出结果获取　对于每个句子对，使用教师模型进行外文医药文本翻译，并记录其输出的概率分布（通常为经过 softmax 函数归一化处理后的概率）。

（4）学生模型训练　以学生模型的参数为初始值，使用教师模型的输出作为软目标（soft target），与真实的硬目标（hard target，即真实的翻译结果）共同构建损失函数。通过该损失函数训练学生模型，使其模仿教师模型的输出。

（5）优化与评估　在训练过程中，可以调整温度参数、损失函数权重等超参数以优化蒸馏效果。训练完成后，使用独立的外文医药知识测试集对学生模型进行评估，验证其性能是否接近或达到教师模型水平。

知识蒸馏的优势在于能够有效降低大语言模型的复杂度和计算成本，同时保持或接近教师模型的性能水平。这对需要将大型语言模型部署至资源受限环境（如移动设备、嵌入式设备等）的开发者具有重要价值。此外，知识蒸馏可提升大语言模型的泛化能力和鲁棒性，因学生模型通过模仿教师模型的过程，能够习得更多关于数据分布与类别关系的隐式知识。

2. 模型剪枝

模型剪枝的基本原理在于识别并移除大型语言模型中对最终预测结果贡献较小或冗余的参数和组件，从而降低模型的存储需求并提升推理速度。根据剪枝粒度差异，模型剪枝可分为参数剪枝、通道剪枝、卷积核剪枝和结构剪枝等类型。

由于 Transformer 模型包含大量参数和复杂结构，剪枝成为降低其计算成本与提升推理速度的重要技术手段。假设存在基于 Transformer 架构的大型语言模型，为降低计算成本，研究者采用结构化剪枝策略。首先评估模型中各层级及模块的重要性权重，继而移除对模型性能影响较弱的层级或模块。通过该策略，模型参数量缩减50%，同时性能指标下降幅度控制在3.8%以内。实验数据表明，模型剪枝作为优化方法，可在保持性能相对稳定的前提下，实现计算成本的有效控制。

模型剪枝是一个复杂的过程，需要仔细设计剪枝策略并进行充分的实验验证。此外，剪枝后的模型通常还需要进行再训练或微调以恢复其性能。

3. 量化技术

量化技术的基本原理是将模型中的浮点数参数（如权重和激活值）转换为较低位宽的整数表示，例如从 32 位浮点数（FP32）转换为 16 位浮点数（FP16）、8 位整数（INT8）或更低精度的数值类型。这一过程类似将高精度数据转换为低精度表示，虽然会损失部分信息精度，但能够有效减少存储空间和计算资源的需求。

以 GPT 系列模型为例，量化技术在这些大型语言模型中的应用已经取得显著成效。例如，通过将 GPT 模型的权重和激活值从 FP32 量化为 INT8，可以在保持模型性能基本不变的前提下，将模型大小缩小到原来的 1/4 左右，同时推理速度也有显著提升。一个基于 GPT 的聊天机器人模型在量化前通常需要数十 GB 的存储空间保存模型参数，且推理速度受硬件资源限制。然而，在采用量化技术后，该模型的大小可以缩小到几 GB 甚至更小，使其能够在更广泛的设备上运行，包括边缘设备和移动设备。

在实际应用中，需根据具体任务的需求和硬件资源的限制选择合适的量化方法与量化精度。同时，为尽量减少量化带来的性能损失，研究者还提出多种量化策略和技术，如动态量化、混合精度量化等。

第三节　大型语言模型在中医药领域应用案例与分析

中医药在多个领域有大型语言模型的应用案例，这些应用不仅推动了中医药的现代化发展，还提升了其在知识问答、临床辅助诊疗、智能问诊等方面的能力。

一、中医药知识问答

（一）ShenNong-TCM 大语言模型

由华东师范大学计算机科学与技术学院智能知识管理与服务科研团队开发的 ShenNong-TCM 大模型于 2023 年 6 月开源中文中医药大模型 ShenNong-TCM-LLM，基于开源中医药知识图谱，通过调用 ChatGPT 生成中医药指令数据，并采用 LoRA 技术进行模型微调。该模型在医学咨询应答中体现人文关怀要素，可提供具有实用价值的医学建议。其显著特点是能够根据患者症状特征推荐适配的中草药或方剂，而非仅给出普适性诊疗建议。

ShenNong-TCM 的训练与评估分别依托于两个专业数据集：ShenNong-TCM-Dataset 和 ShenNong-TCM-EB（评估基准）。ShenNong-TCM-Dataset 以中医药知识图谱为依托，利用 ChatGPT-3.5 构建了一个以实体为中心的数据集。类似地，ShenNong-TCM-EB 也是基于实体构建，但其数据源自中医执业医师资格考试的题库。尽管 ShenNong-TCM 系列数据集尚未通过学术论文形式公开发表，其所有相关资料均可在 GitHub 和 Hugging Face 平台获取。需要说明的是，虽然 ShenNong-TCM-Dataset 已实现公开发布，ShenNong-TCM-EB 也公布了详尽的样例与生成流程，但完整的评估基准数据集目前仍未对外开放。

（二）本草大语言模型

哈尔滨工业大学社会计算与信息检索研究中心健康智能科研团队研发出本草大模型。该团队于 2023 年 3 月 31 日发布并开源模型参数与训练数据，公开了经过中文医学指令精调或微调的大语言模型集，包括 LLaMA、Alpaca-Chinese 等。这些模型基于医学知识图谱及文献资料，结合 ChatGPT 应用程序接口（API）构建中文医学指令微调数据集，有效提升了基础模型在医疗领域的问答性能。

在针对更大规模的语言模型或当前对话式语言模型（如 ChatGPT）时，额外预训练所需开销较大。一般微调过程在任务形式与对话形式间存在差异。本草大模型提出基于指令微调的医学知识增强方法，选用大型语言模型 LLaMA 及经过中文词表扩充与二次预训练的中文 Alpaca-7B 进行指令微调，以提升模型在中文医学对话任务中的表现。微调过程包含构建适配的指令模板、实施数据增强及开展高效参数调整。这些改进使模型能更精准捕捉用户意图，并提供具有针对性的信息与建议。

（三）黄帝大语言模型

南京大学信息管理学院及郑州大学人工智能学院科研团队合作完成黄帝大语言模型。研究团队在 Ziya-LLaMA-13B-V1 基线模型的基础上加入中医教材数据，收集"十三五"规划所有中医教材共 22 本；在线中医网站数据，爬取中医世家、民间医学网等在线中医网站及知识库，训练出一个具有中医知识理解力的预训练语言模型，之后在此基础上通过大量的中医古籍指令对话数据及通用指令数据进行有监督微调，使模型具备中医古籍知识问答能力。

（四）轩岐问对大语言模型

2023 年 7 月，轩岐问对大语言模型由浙江中医药大学—甘草医生中医药人工智能联合工程中心研发完成，采用融合知识图谱的检索增强生成（RAG）技术，为大语言模型注入领域知识。该技术提升了大语言模型回答的准确性，使模型生成的答案可追溯、可解释。系统具有智能问答、自动问诊等功能，可解答中医基础理论、经典古籍检索、方剂配伍等问题，并为专科专病提供诊疗参考。使用者无需熟悉复杂界面，通过口语化表达即可与轩岐问对进行交流。

大语言模型的知识范围从最初的四大经典等中医典籍扩大到中医领域权威教材及后世中医名家的著作、医案，从一问一答升级为支持多轮对话，在执业医师考试中获得 70 分（百分制）、优于历年人类平均水平，并上线自动问诊功能，可实现智能体（Agent）全自动问诊与病历信息总结，根据病历提供辨证参考。

总之，在中医药知识问答领域，大语言模型展现出显著优势。其优势首先体现在知识覆盖的广度与深度方面，中医药学体系庞大，涵盖大量方剂、药材及其复杂的相互作用与疗效机制，大语言模型通过深度学习技术处理海量中医药文献、古籍及现代研究成果，能够构建广泛的知识图谱，为用户提供准确、系统的解答，在经典理论阐释与临床案例分析方面均具有较强应用能力。

此外，大语言模型具备较强的语义理解与推理能力。中医药知识常蕴含丰富的隐喻与象征，大语言模型通过自然语言处理技术，能够准确捕捉用户问题的核心意图，并基于多维度关系推理，给出符合中医思维的解答，有助于改善传统搜索引擎在解析中医药领域特有表达方式时存在的局限性。

二、中医临床辅助诊疗

（一）中医药大语言模型（TCMLLM）

由北京交通大学计算机与信息技术学院医学智能科研团队开发的中医药大语言模型项目（TCMLLM）。该模型通过大模型技术实现中医临床辅助诊疗（病证诊断、处方推荐等）、中医药知识问答等任务，推动中医知识问答与临床辅助诊疗等领域的发展。2023 年 11 月，针对中医临床智能诊疗中的处方推荐任务，研究团队发布了中医处方推荐指令微调大模型 TCMLLM-PR。

研发团队整合了 8 个数据来源，包括 4 本中医经典教科书《中医内科学》《中医外科学》《中医妇科学》《中医儿科学》《中华人民共和国药典》（2020 年版）和中医临床经典医案数据，以及多个三甲医院的肺病、中风病、糖尿病、肝病、脾胃病等多病种临床病例数据，构建了包含 68k 数据条目（共 10M token）的处方推荐指令微调数据集，并使用此数据集在 ChatGLM 大模型上进行大规模指令微调，最终得到中医处方推荐大模型 TCMLLM-PR。

（二）仲景中医大语言模型（CMLM-ZhongJing）

仲景中医大语言模型由复旦大学和同济大学共同开发。研发团队借鉴人类记忆形成机制，通过专业表格构建与大语言模型的语言表征能力相结合，严格设置特定提示词模板，使模型能够基于中医妇科方药数据生成包含患者诊疗过程、辨证分析、治疗预期结果、处方功用、医患互动、医学叙事、舌脉特征、诊疗方案、随访管理、处方组成、药物剂量、个案研究、真实世界问题、病因病机等 15 个应用场景，从而提升模型对中医方药数据及诊疗逻辑的推理能力。

同时仲景中医大语言模型是首个实现预训练、有监督微调和强化学习与人类反馈（RLHF）完整训练流程的中文医学大模型，构建了一个包含 70000 条完全来源于真实医患对话的多轮对话数据集。通过从大规模预训练语料和多轮对话数据集中进行训练，该模型实现了在中文医疗领域的对话能力，展现出良好的泛化能力，在部分对话场景中接近专业医生的水平。

（三）岐黄问道大语言模型

2023 年 7 月发布的岐黄问道大语言模型包含三个子模型：基于已确诊疾病的临床

诊疗大模型，基于症状、体征的临床诊疗大模型，以及中医养生调理大模型。使用已确诊疾病的临床诊疗大模型时，输入患者"疾病－症状－体征"信息，大语言模型可输出辨证结果、治则、治法和中药方剂。对于尚未明确诊断的疾病，仅输入症状和体征信息，大语言模型仍能输出相应结果。使用中医养生调理大模型时，只需输入症状与体征信息，例如输入怕冷及相关症状，大语言模型即可输出涵盖中药、经络穴位、食疗、茶饮等多维度的养生方案。

在训练过程中，大语言模型主要使用了1100万条中医知识图谱数据、1500本中医古籍和文献数据、10万份真实中医专家医案数据、10万条脉象、舌象、经络、穴位数据及200万条真实的中医临床诊疗数据。采用预训练、监督微调、奖励模型、强化学习四层递进的训练方式。大语言模型包含25000多个词条的中医症状、体征术语规范化词典，可有效降低表述差异对模型输出结果的影响。

总之，在中医临床辅助诊疗领域，大语言模型的优势首先体现在个性化诊疗方案的制定上。中医强调"辨证论治"，即根据患者的具体病情、体质、年龄等因素制定个性化治疗方案。大语言模型通过深度学习患者的病历资料、症状描述及中医诊断信息，能够识别疾病的核心病机，并结合中医理论知识，为患者提供诊疗建议，有助于提升诊疗的个性化与精准度。其次，大模型在辅助诊断方面具有重要作用。中医诊断需要结合医生的经验，而大模型能够整合大量中医临床案例与研究成果，通过模式识别与数据分析，辅助医生识别可能的疾病类型与证候，有助于提高诊断的准确性与效率。

三、中药新药研发

在中医药新药研发领域，大型语言模型的应用逐渐兴起，为中医药现代化和国际化进程提供助力。"数智本草"大模型是中药研发多模态大模型，旨在推动中药产业数智化发展。该模型包含语言大模型和计算大模型两部分：语言大模型参数量为380亿，基于中医药海量文本数据预训练，结合向量库检索增强及中药研发多场景微调，可辅助研究者完成中医药理论证据挖掘与总结；计算大模型基于数十亿分子结构预训练，采用天然产物分子数据微调，能精准执行天然产物分子表征、属性预测等计算任务。

"数智本草"大语言模型通过智能问答、报告生成及交互计算三种模式，促进中药复方、药材、成分从筛选、优化到临床等全研发链条的证据挖掘、辅助决策及效能提升。该模型既可帮助研究者快速获取中医药理论知识，也可辅助药物分子的筛选与优化，有助于新药研发进程的推进。

虽然目前中医药新药研发领域的大型语言模型主要以"数智本草"为代表，但其他机构和企业也在积极探索类似的应用。这些大型语言模型通常基于海量的中医药文献、方剂、临床数据等资源进行训练和优化，以提高对中医药知识的理解和应用能力。通过结合先进的自然语言处理技术、机器学习算法和计算化学方法，这些模型可以在新药研发的各个环节中发挥重要作用，如药物靶点发现、药物分子设计、药效学评价等。

第四节 大型语言模型在中医药领域的挑战

一、数据挑战

（一）数据来源的多样性与质量

数据来源具有多渠道。中医药领域的数据相对分散，包括古籍文献、现代医案、临床数据等。这些数据通常分散保存于不同机构和个人手中，难以统一整合。此外，由于中医药领域的数据采集和标注标准不统一，数据质量参差不齐。

（二）高质量数据获取困难

高质量数据是训练大型语言模型的基础。然而，中医药领域的高质量数据获取存在困难，部分数据可能存在错误、不完整或不一致等问题。这对模型的训练效果和泛化能力会产生影响。

（三）数据标注与处理的复杂性

中医药领域的数据标注需要专业知识和经验，成本较高。同时，由于中医药数据的复杂性和多样性，标注过程可能耗时较长。

（四）处理难度大

中医药领域的数据往往包含大量非结构化文本，如古籍文献、医案记录等。这些数据在预处理过程中需要进行分词、词性标注、命名实体识别等复杂操作。此外，由于中医药术语的多样性和歧义性，数据处理的难度进一步加大。例如某中医院和某中西医结合医院都记录了关于甲状腺功能亢进病症的诊疗数据。由于两家医院在数据采集和标注方面的标准不同，导致这些数据在格式、内容等方面存在显著差异。例如，甲状腺功能亢进在中医称为瘿气、瘿病，中医学认为甲亢多因情志失调、饮食所伤等而郁结化火，火热内扰，炼液成痰，痰气凌心所致；中医院可能更侧重于中医辨证论治的描述和记录，而中西医结合医院则可能更侧重于西医诊断指标和疗效评价的记录。西医认为甲亢是由于甲状腺合成释放过多的甲状腺激素，造成机体代谢亢进和交感神经兴奋，引起心悸、出汗、进食及便次增多和体重减少的病症。当大语言模型试图将这两家医院的数据进行整合和分析时，就会面临数据格式不一致、内容难以匹配等问题，从而影响研究的顺利进行。

（五）技术标准与规范缺失

缺乏统一标准。目前，中医药领域尚未形成统一的数据处理、标注和评估标准，导致不同机构与个人在训练大型语言模型时可能采用不同方法及流程，从而影响模型的兼容性与互操作性。

（六）规范制定滞后

随着大型语言模型在中医药领域的应用不断深入，相关技术标准与规范的制定也显得较为迫切。然而，由于中医药领域的特殊性和复杂性，相关规范的制定需要较长时间的深入研究。

（七）模型泛化能力不够

中医药数据相对稀缺且分布不均，这可能导致模型在训练过程中出现过拟合或欠拟合的情况。模型需要在有限的训练数据上表现出良好的泛化能力，以便在实际应用中准确处理新的、未见过的中医药数据。

（八）数据分析可解释性与透明度不足

模型结构复杂。大型语言模型通常包含数千万甚至数十亿个参数，其内部决策过程复杂且难以解释。这使开发者难以追踪和理解模型从输入数据中提取特征并做出决策的过程。

（九）透明度问题

由于大型语言模型的决策过程不透明，用户往往难以信任模型的输出结果。在中医药领域，这一问题尤为突出。因中医药诊疗需要较高程度的专业性和准确性，任何微小偏差都可能导致严重后果。

总之，大型语言模型在中医药领域的技术与数据挑战是多方面的。为了克服这些挑战，需要不断加强数据资源的整合与共享、提高数据标注与处理的质量与效率、加强隐私保护与伦理考量、制定统一的技术标准与规范及提高模型的可解释性与透明度。

二、模型挑战

（一）模型适应性

中医药领域的专业性和独特性要求大型语言模型能够适应其特定的语境和术语。模型需要能够理解和处理中医药的复杂概念和理论，如阴阳五行、脏腑经络等。

（二）模型训练效率

中医药领域的数据标注和处理需要专业的中医药知识和经验，这增加了模型训练的难度和成本。模型训练需要大量计算资源和时间，在处理大规模数据集时尤为明显。

（三）模型更新与维护

中医药领域的知识和技术持续发展，模型需定期更新以适应新数据和知识。模型的维护与更新需保持持续性投入及专业技术支持。

（四）模型与中医药理论的融合挑战

大型语言模型是基于统计和机器学习的方法，而中医药理论则更多依赖于经验与传统知识。如何将这两种知识体系有效融合，是模型在中医药领域应用面临的重要挑战。

（五）模型评估与验证挑战

中医药领域的评估标准可能不同于其他领域，需要专门的评估方法和指标。模型的验证和评估需要严格的实验设计和统计学方法，以确保其准确性和可靠性。

大型语言模型在中医药领域的应用面临多方面挑战，特别是在模型适应性、泛化能力、可解释性、训练效率、更新维护、中医药理论融合及评估验证等方面。为应对这些挑战，需持续开展深入研究，发展更适配中医药领域需求的大型语言模型。

三、隐私与安全挑战

（一）保护大型语言模型在中医药领域的隐私

中医药领域涉及大量患者的敏感信息，保护这些信息的隐私不仅关乎法律法规的遵守，更是维护患者信任、促进中医药数据共享与合作的基础。

1. 个人数据保护

在中医药领域，大型语言模型可能需要处理患者的诊疗数据、病历记录等敏感信息。这些数据涉及个人隐私，一旦泄露可能对患者造成影响。因此，在模型训练和使用过程中确保个人数据得到有效保护，防止未经授权的访问与泄露，是隐私保护需要关注的内容。

2. 数据共享与整合

为提高模型的准确性与泛化能力，中医药领域的大型语言模型通常需整合来自不同机构的数据。然而在数据共享过程中，如何确保个人隐私不受侵犯是亟待解决的问题。需建立严格的数据共享协议与隐私保护机制，保障数据共享过程中的安全性与合规性。

在大型语言模型的应用中，强调隐私保护意味着采取技术和管理措施，确保患者数据在模型训练和使用过程中的安全性与合规性。这不仅有助于提升中医药服务的质量和效率，还能为中医药研究与创新提供可靠的数据支持。因此，注重模型隐私保护是推动中医药领域大型语言模型持续发展的重要因素。

（二）保障大型语言模型在中医药领域应用安全

中医药领域的数据具有高度的敏感性和专业性，保障此类数据在大型语言模型中的应用安全，是维护患者隐私权、确保医疗数据准确性的重要基础。

1. 模型稳健性

中医药领域的大型语言模型需要处理各类复杂输入数据，包括正确或错误、标准与非标准的中医药术语等。模型应具备较强的稳健性以应对这些输入，避免产生误导性输出。提升模型稳健性可通过增加训练数据多样性、优化模型结构及采用对抗性训练等方法实现。

2. 恶意攻击与滥用

大型语言模型可能面临恶意攻击的风险，如提示注入攻击等。攻击者可能通过精心设计的输入数据诱导模型产生错误输出结果，从而对患者造成危害。此外，模型还可能被滥用于非法目的，如伪造病历、传播虚假医疗信息等。因此需要加强对模型的监控管理，防范恶意攻击和滥用行为发生。

3. 法规遵从

在中医药领域应用大型语言模型时，需遵守相关法律法规，如医疗数据保护法规、隐私保护法规等。这要求模型的开发者和使用者具备法律意识与合规意识，确保应用过程符合法规要求。2023 年哈尔滨工业大学开发的本草大模型采取了多项措施，确保提供医疗建议时遵循伦理原则并尊重用户隐私。例如在数据处理过程中，对涉及个人隐私的信息进行脱敏处理以保护患者隐私权益，同时设立审核机制保障生成的医学建议符合医疗伦理要求。

强调模型安全意味着需采取有效的技术措施和管理策略，防范数据泄露、篡改或滥用等风险，确保模型的稳健性与可靠性。这不仅有助于提高中医药服务的可信度与患者满意度，也能为中医药科研提供稳定的数据支持。因此，重视模型安全是推动中医药领域大型语言模型应用发展、获得社会认可的关键基础。

第五节　大型语言模型在中医药领域的未来发展趋势

一、技术趋势

（一）数据处理与隐私保护技术的提升

1. 高质量数据集的构建

随着中医药领域数据标准化的推进，未来将有更多高质量、标准化的中医药数据集可供大型语言模型训练使用，这将有效提升模型的准确性和可靠性。

2. 隐私保护技术的强化

在数据处理过程中，隐私保护技术将持续强化。差分隐私、联邦学习等先进技术将被广泛应用于中医药数据的加密、脱敏和共享，确保患者隐私得到有效保护。

（二）模型算法与可解释性的优化

1. 算法创新

随着人工智能技术的持续发展，大型语言模型的算法将实现持续优化与创新。新型算法将更注重模型效率与可解释性，从而推动该模型在中医药领域的应用向广度与深度拓展。

2. 解释性增强

为提高模型的可信度，未来大型语言模型在中医药领域的应用将更加注重模型的解释性。通过引入更复杂的注意力机制和可视化技术等手段，使模型的决策过程更加透明和可理解。

（三）专业知识与经验的深度融合

1. 全方位知识图谱的构建

大型语言模型将结合中医药领域的知识图谱技术，构建更为全面、准确的中医药知识库。这将有助于模型更好地理解与应用中医药专业知识和实践经验。

2. 专家系统的集成

通过与中医药专家的合作，将专家的知识和经验融入大型语言模型，使模型在辅助诊疗、药物研发等方面具备较高的专业性和准确性。

（四）轻量化与本地化部署

1. 轻量化模型

考虑到中医药领域的应用场景多样性和资源限制，未来大型语言模型将更加注重轻量化设计。通过模型压缩、剪枝等技术手段，降低模型的计算复杂度和存储需求，使其更适应在资源有限的设备上部署和使用。

2. 本地化部署

为满足中医药领域对数据安全与隐私保护的需求，未来大型语言模型将更侧重本地化部署。通过在医院、诊所等本地环境中部署模型，可保障数据在传输及处理过程中的安全性与可靠性。

综上所述，大型语言模型在中医药领域未来的技术发展将围绕数据处理与隐私保护、模型算法与解释性优化、专业知识与经验融合、跨领域融合与创新及轻量化与本地化部署等方面展开，其发展将呈现多元化、深入化和融合化的趋势。这些技术趋势将共同促进中医药领域的智能化转型和创新发展。

二、应用趋势

（一）古籍文献数字化与挖掘

中医药领域拥有丰富的古籍文献资源，这些文献中蕴含着宝贵的中医药知识和经验。大型语言模型将助力中医药古籍文献的数字化整理与挖掘工作，通过自然语言处理技术提取有价值的信息和知识点，为中医药的传承与创新提供支持。这不仅有助于保护和传承中医药文化遗产，还能推动中医药知识的普及与应用。

（二）中医药跨学科融合与创新

大型语言模型在中医药领域的应用还将促进跨学科融合与创新。中医药与西医学、生物信息学、人工智能等学科的交叉融合将产生新的研究思路和方法，推动中医药领域的创新发展。例如，结合生物信息学技术，模型可以分析中药成分与基因表达的关系，揭示中药作用机制；结合人工智能技术，模型可以优化中医诊疗流程，提高诊疗效率和质量。

（三）个性化健康咨询与教育

大型语言模型可为公众提供个性化健康咨询与教育服务。用户可通过交互方式获取中医药知识、预防保健方法及专业健康建议。此类服务有助于提高公众健康素养与自我保健能力，促进中医药文化传播。

思考题

1. 大型语言模型有哪些关键技术？
2. 中医药领域大型语言模型的数据采集与预处理面临哪些特殊挑战？
3. 如何优化大型语言模型在中医药临床辅助诊疗中的决策支持能力？
4. 中医药领域大型语言模型应用中的具体风险及应对策略是什么？
5. 未来大型语言模型在中医药领域有哪些潜在的创新应用方向？

第八章 中医智能诊疗技术与应用 ▷▷▷▷

中医药作为中华民族瑰宝，历经数千年沉淀，形成了独特的理论体系和丰富的诊疗经验，为人类健康事业作出了重要贡献。在其现代化进程加速的今天，中医药领域面临诸多挑战，其中显著的是名老中医资源稀缺、传统诊疗技术传承困难及地域分布不均，使广大患者难以普遍获得高质量的中医诊疗服务。在此背景下，探索中医药与现代科技的深度融合，特别是利用人工智能技术推动中医智能诊疗发展，成为解决这一难题的重要途径。

中医药的精髓在于其个性化、整体化的诊疗理念，但这一理念的实施高度依赖于医生的个人经验与专业知识。随着人工智能技术的飞速发展，中医药的现代化发展获得了新动能。人工智能以其强大的数据处理能力、模式识别技术和智能决策系统能够模拟并优化中医诊疗过程。中医智能诊疗技术是一个综合性的技术体系，主要包括中医四诊信息的采集与标准化、中医智能辅助诊疗、诊疗效果评价等几个方面。

第一节 中医数据采集与标准化

在中医智能诊疗技术的发展中，数据是驱动其创新与应用的基石。中医诊疗的独特性在于其望、闻、问、切四诊合参的诊疗模式，四诊所采集的数据构成了中医智能诊疗的基础数据来源。中医四诊，即望诊、闻诊、问诊、切诊，是中医临床收集疾病信息、判断病情、辨证施治的基本方法。四诊数据相互补充，共同构成了中医诊断的完整体系。

同时，随着中医智能诊疗技术的发展，中医四诊数据的标准化显得尤为重要。标准化能够确保不同来源、不同时间采集的数据具有一致性和可比性，为智能诊断模型的训练与验证提供可靠的规范数据基础。

一、中医四诊信息采集

（一）望诊

中医望诊数据指医者运用视觉观察，结合中医理论，对患者全身及局部的神、色、形、态等外在表现进行系统采集的信息集合，主要包括面诊、舌诊与目诊。

1. 面诊数据采集
中医面诊数据采集是中医诊断的核心技术之一，旨在精准捕捉面部色泽、纹理等细微变化，以反映体内脏腑气血状况。这一过程既融合传统中医理论，又运用现代科技手段，如面诊仪的高清图像采集与智能分析技术，确保数据的准确性与客观性。

面诊仪为中医诊疗提升了精准度与效率，其核心包括两部分：图形采集系统及面象特征处理系统。

（1）图形采集系统　图形采集系统由高清摄像头、图像传感器、光学镜头及辅助照明设备等组成，负责采集并记录患者面部的图像信息。该系统的核心在于高精度成像技术，主要体现在以下方面。

1）高分辨率摄像头：采用超高清（4K及以上）分辨率的摄像设备，确保面部图像细节清晰呈现。摄像设备的有效像素通常达到或超过3000万，可捕捉毛孔、细纹等微小特征，为临床诊断提供辅助信息。

2）专业级图像传感器：配备高性能的互补金属氧化物半导体（CMOS）或电荷耦合器件（CCD）图像传感器，具有较强的色彩还原能力和低噪点特性。这些传感器能够确保在不同光照条件下，面部图像的色彩保持自然、真实，为医生提供准确的色彩参考。

3）优化光学镜头组合：采用多镜片组合的光学镜头，具备大光圈、广角与微距调节功能。镜头设计经过优化，以减少畸变、色差和光晕现象，确保图像边缘清晰锐利。此外，镜头表面采用防反射涂层，可提高图像质量。

4）智能曝光与白平衡校正：系统内置智能算法，能够根据环境光线变化自动调整曝光与白平衡参数。该功能可使面部图像在不同光照条件下保持亮度适宜、清晰稳定且色彩还原准确，从而降低外界因素对成像质量的影响。

图形采集系统在设计、生产和测试过程中严格遵循国际标准化组织（ISO）13485医疗器械质量管理体系标准，以及相关的电磁兼容性（EMC）和辐射安全标准。这些标准确保了系统的高可靠性、安全性和兼容性。

（2）面相特征处理系统　面相特征处理系统集成了先进的图像处理算法与智能诊断模型，对采集到的面部图像进行深度分析与处理，提取面部特征信息。

1）图像预处理：包括去噪、增强对比度、锐化边缘等步骤，以提高图像质量并减少噪声干扰。

2）特征提取：利用形态学分析、纹理分析、颜色分析等技术提取面部图像中的关键特征，如肤色、光泽度、纹理模式等。这些特征对于中医诊断具有重要意义，能够反映患者气血状态、脏腑功能等方面的信息。

3）模式识别与分类：将提取到的面部特征信息与预先存储的中医诊断模型进行比对分析，以识别患者可能存在的健康问题或疾病类型。该过程涉及机器学习算法和模式识别技术，如支持向量机（SVM）、神经网络等。

面象特征处理系统的核心在于其智能诊断模型。该模型基于中医理论和大量临床数据训练而成，能够模拟中医专家的诊断思维过程，对患者的健康状况进行综合评价。面诊仪是常见的面象特征采集设备。

2. 舌诊数据采集

舌诊仪结合了传统中医舌诊理论与现代科技手段，通过高精度图像采集与分析技术，实现对舌象特征的客观化采集与诊断分析。舌诊仪主要分为两大类：基于数字图像处理技术的舌诊仪和基于光谱分析法的舌诊仪。

（1）基于数字图像处理技术的舌诊仪

1）图像采集模块：其硬件组成包括高分辨率摄像头、光源系统（如发光二极管、积分球等）及相应的照明环境控制装置。该模块负责在适宜的光照条件下捕捉舌体的清晰图像，确保舌象的原始数据质量。

2）图像预处理模块：对采集到的舌象图像进行预处理，包括色彩校正、噪声去除、图像增强等，以提高后续图像分析的准确性。

3）舌体分割与特征提取模块：采用 Snake 模型、改进的贪心算法等图像分割技术，结合基于统计方法的模式识别理论，对舌体进行精确分割，并提取舌质、舌苔的颜色、纹理、轮廓等特征信息，实现舌体与背景的分离及舌象关键特征的量化分析。

4）诊断分析模块：将提取的舌象特征与预设的中医诊断模型进行比对分析，生成舌象诊断结果及报告。该模块基于数字图像处理技术，可实现对舌象图像的自动化分析与诊断，有助于提升舌诊效率和客观性，降低人为因素影响。

（2）基于光谱分析法的舌诊仪

1）光谱数据采集模块：包括光谱仪、光源系统（如三色测量法中的光导纤维、棱镜或光栅等）、探测器等。通过入射光照射舌体，采集舌面的反射光谱或荧光光谱数据。

2）光谱处理与分析模块：运用光谱分析技术对采集到的光谱数据进行处理与分析，提取舌质的颜色、成分等信息，通过光谱数据变化分析舌质的颜色与质地特征，为中医诊断提供依据。

3）诊断报告生成模块：将光谱分析结果与中医诊断模型相结合，生成舌象诊断报告，并可提供打印输出功能。

基于光谱学原理，能够深入分析舌面的物质成分和颜色变化，适用于对舌象进行更精细、更客观的分析与诊断。目前光谱法用于舌象数据采集尚处于探索阶段，其应用价值和作用有待进一步研究。

3. 目诊数据采集

中医目诊数据采集是中医诊断学与现代科学技术结合的产物，旨在通过高精度、高灵敏度的数据采集技术，对中医目诊所需的关键信息进行系统化、客观化、定量化采集。这一过程既提升了中医目诊的准确度与工作效率，又降低了人为因素干扰，为中医诊断现代化提供了技术支撑。

中医目诊数据采集的基本原理主要基于中医望诊理论中的目诊部分，即通过观察眼睛的形态、色泽、络脉等变化来判断人体的健康状况和疾病情况，与之相关的虹膜信息采集系统如图 8-1 所示。

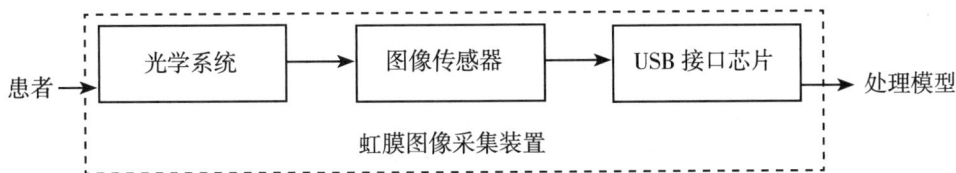

图 8-1 虹膜信息采集系统框图

中医理论认为,眼睛与人体内脏腑经络存在密切关联,是五脏六腑之精气皆上注于目的体现。因此,眼部变化可反映人体内部脏腑功能及气血运行状态。中医目诊数据采集即基于这一理论,通过现代科技手段对眼部进行系统观察与分析,从而获取人体健康信息。中医目诊仪是常用的目诊数据采集设备。

(1)机器软硬件构成

1)高分辨率摄像头:用于捕捉眼睛的清晰图像,确保数据的原始质量。摄像头应具备高像素、高分辨率等特性,以便捕捉到眼睛的细微变化。

2)光源系统:包括 LED 光源、无影成像技术等,用于提供稳定、均匀的光照条件,确保图像采集的准确性和一致性。光源系统应能够调节亮度和色温,以适应不同环境和需求。

3)图像传感器:将摄像头捕捉到的图像信号转换为数字信号,以便进行后续处理和分析。图像传感器应具备高灵敏度、低噪声等特性,以提高图像质量。

4)主控模块:负责整个设备的控制和数据处理工作。它接收来自摄像头的图像信号,并将其传输给图像处理模块进一步处理。

5)其他辅助硬件:如匀光照明模块、图像采集模块、开关按键、硅胶眼罩等,用于提升图像采集的舒适性与便捷性。

(2)软件构成

1)图像预处理模块:对采集到的眼部图像进行预处理,包括色彩校正、噪声抑制、图像增强等步骤,以提升图像质量并降低后续处理复杂度。

2)特征提取模块:利用图像分割、模式识别等算法,从预处理后的图像中提取出胞睑形态、神采、灵活度、干涩度及白睛络脉等关键特征信息。这些特征信息将作为后续诊断分析的依据。

3)数据分析与诊断模块:将提取出的特征信息与预设的中医诊断模型进行比对分析,得出眼部健康状况的评估结果及潜在疾病风险提示。该模块还具备生成诊断报告的功能,便于用户了解自身健康状况并采取相应保健措施。

(二)闻诊

中医闻诊数据指通过听觉和嗅觉方法获取的、能够表征患者健康状况及疾病特征的声音和气味信息。这些数据包括但不限于患者的语声、呼吸声、咳嗽声、呕吐声、呃逆声、嗳气声等声音信号,以及口气、排泄物(如痰、涕、大小便、月经、白带等)的气味信息。这些声音和气味的异常变化往往能够揭示脏腑功能的失调及病理变化,是中医诊断的重要依据。该数据具有主观性强、综合性高、动态变化、蕴含丰富信息等特点,可分为以下两大类。

1. 声音数据

声音数据是闻诊的重要组成部分，主要包括以下几种。

（1）语声　患者语声的强弱、高低、清浊等变化可反映正气盛衰与邪气性质。例如，语声高亢洪亮而多言者多属实证、热证；语声低微嘶哑而少言者多属虚证、寒证。

（2）呼吸声　通过呼吸的强弱、快慢、深浅等变化，可以辨别病证的虚实。呼吸有力、声粗重浊者，多属热邪内盛；呼吸无力、声低微者，多属肺肾气虚证。

（3）咳嗽声　咳嗽声的高低、缓急、有无痰声等特征，有助于辨别肺脏病变性质。咳声重浊有力者多属实证；咳声低微无力者多属虚证。

（4）呕吐声、呃逆声、嗳气声　这些声音的变化也能反映脾胃等脏腑的病变。例如，呕吐声高有力，多为实热证；呃逆声低沉无力，多为虚寒证。

（5）其他声音　如肠鸣音、喷嚏声等，也能为诊断提供线索。

中医闻诊中的声音数据采集仪器在硬件上包括声音信号采集部件、信号传输与接口、存储与显示设备等；在软件上则包括数据采集、信号处理与分析、诊断辅助及用户界面等软件模块。

（1）硬件构成

1）声音信号采集部件

麦克风：采用高灵敏度、低噪声的电容式麦克风，用于捕捉微弱的声音信号。

前置放大器：将麦克风采集到的微弱电信号进行初步放大，以提高信号的信噪比。

滤波电路：包括高通和低通滤波器，分别用于滤除信号中的低频干扰和高频噪声，以提高采集到的声音信号的清晰度和准确性。

2）信号传输与接口

模数转换器（A/D 转换器）：将模拟信号转换为数字信号，以便于后续处理和分析。

数据传输接口：如 USB、蓝牙或 Wi-Fi 等，用于将数字信号传输至计算机或移动设备。

3）存储与显示设备

存储器：用于存储采集到的声音数据，以便后续分析和回放。

显示屏：可选配，用于实时显示声音信号的波形图、频谱图等。

（2）软件构成

1）数据采集软件：负责调控麦克风等硬件设备的采集工作，包括设置采样率、增益等参数，实时显示声音信号波形图以便观察信号质量。

2）信号处理与分析软件：对采集到的声音信号进行进一步处理，如滤波、去噪、特征提取等。分析声音信号的频率、幅度及持续时间等特征参数，并与标准中医声音信号数据库进行比对。提供声音信号的频谱分析、波形分析等功能，帮助医生准确判断病情。

3）诊断辅助软件：根据声音信号分析结果，结合中医理论，提供可能的诊断建议或辅助诊断信息。可将分析结果以报告形式输出，便于医生与患者沟通。

4）用户界面软件：提供友好的图形用户界面（GUI），方便用户操作整个系统。支持用户自定义设置，如选择采集模式、调整参数等。

2. 气味数据

气味数据同样重要，主要包括病体和病室的气味。病体气味主要是嗅患者口气、分泌物及排泄物等的异常气味。例如，口臭可能是胃热或口腔不洁的表现，口气酸臭多因宿食不化，痰、涕、大小便等气味酸腐秽臭，大多为实热或湿热。病室气味由病体及其排泄物气味散发而来。如瘟疫患者的病室可能充满霉腐臭气；失血证患者室内可能有血腥气味；尿臊味多见于水肿晚期患者。

利用红外吸收光谱法、气相色谱分析法、直接顶空分析法等，可以对患者口气、排泄物等气味进行成分分析，识别出其中的特征性物质。

（1）红外吸收光谱法（infrared absorption spectrometry）　红外吸收光谱法是一种通过分析物质对红外光吸收特性进行结构鉴定的方法。当红外光照射到物质分子时，分子中的特定基团会吸收与其振动频率相匹配的红外光，产生振动能级变化。这种吸收现象形成特定的红外吸收光谱，光谱中吸收峰的波数、强度和形状可反映分子中存在的基团信息。红外光谱因特征性显著，被称为化合物的"指纹"，是鉴定有机化合物和开展结构分析的重要工具。

（2）气相色谱分析法（gas chromatography，GC）　气相色谱分析法是基于物质在气相和固定相之间分配系数差异实现分离检测的技术。样品经气化后由载气带入色谱柱，因不同组分在固定相上的吸附或溶解能力存在差异，其通过色谱柱的速率不同，从而得以分离。分离后的组分依次进入检测器进行分析，最终形成各组分色谱图谱。

（3）直接顶空分析法（headspace analysis）　直接顶空分析法是一种基于气液或气固平衡原理的挥发性成分分析技术。该方法通过直接分析样品上方空间（顶空）中的挥发性气体来测定样品中的挥发性成分含量。顶空分析法具有样品处理简便、干扰较少、分析速度快等优点，适用于微量和痕量挥发性成分的分析。

气味分析仪器是一种常见的气味数据采集系统，其构成如下。

硬件主要构成：

气味传感器阵列：气味传感器阵列是采集气味数据的"眼睛"，由多个具有不同选择性和敏感性的化学传感器组成。这些传感器能够模拟人类嗅觉系统，对不同的气味分子进行识别和响应，可感知并捕捉待测样品中挥发性成分的气味信息，将其转化为电信号进行后续处理。如上海保圣CNose电子鼻所采用的便是具有部分选择性的化学传感器阵列。

气路系统：包括进气口、气室、气体传输管道和真空泵等部件。其功能是将待测样品的气味分子通过进气口导入气室，并借助真空泵产生的负压将气味分子输送至传感器阵列。该系统能够保障气味分子与传感器阵列保持稳定、均匀的接触状态，有利于提升数据采集的准确性与可靠性。

信号调理电路：对传感器输出的微弱电信号进行放大、滤波等处理，以提高信号的信噪比和稳定性。由于传感器输出的信号往往较为微弱且易受干扰，因此信号调理电路是保障数据采集质量的重要环节。

数据采集与处理单元：负责将调理后的信号进行采集、模数转换（A/D 转换）和初步处理，如数据压缩、特征提取等。

数据传输接口：如 USB、RS-232、以太网等，可将采集到的气味数据传输至计算机或其他分析设备，以便进行后续处理与分析。

软件主要构成：

数据采集软件：控制气味传感器阵列和数据采集与处理单元的工作，设置采样率、增益等参数，并实时显示采集到的气味数据，提供友好的图形用户界面（GUI），方便用户操作。

气味识别与分析软件：对采集到的气味数据进行进一步处理和分析，如特征提取、模式识别等。通过与标准气味数据库进行比对，实现对气味成分的识别和量化。利用主成分分析（PCA）、线性判别分析（LDA）、反向传播（BP）神经网络等数据处理算法，构建气味指纹图谱，提高气味识别的准确性和可靠性。

诊断辅助软件：根据气味识别与分析结果，结合中医理论，提供可能的诊断建议或辅助诊断信息。

（三）问诊

中医问诊数据指通过医生与患者之间的直接交流，以询问形式获取的关于患者健康状况、疾病症状、治疗反馈及生活习惯等方面的信息。这些信息包括但不限于患者的自觉症状（如头痛、发热、咳嗽等）、病史（现病史、既往史、家族史）、生活习惯（饮食、起居、情志等）、治疗经过（用药情况、疗效反馈）及中医特有的辨证信息（如寒热虚实、脏腑归经等）。中医问诊数据是中医临床思维的基础，也是构建中医诊断与治疗方案的重要依据。该数据具有主观性强、内容丰富、动态性强、需专业解读等特点。

1. 问诊内容

（1）症状描述　指患者对自身不适症状的详细描述，是医生进行初步诊断的重要依据。

（2）病史信息　包括患者的既往病史、家族史、过敏史等，这些信息对于医生判断病情、制定治疗方案具有重要作用。

（3）用药情况　患者当前或既往的用药情况，包括药物名称、剂量、用法等，有助于医生了解患者的治疗史和药物反应情况。

（4）辅助检查　如血液检查、影像学检查等检查结果，为医生提供客观的诊断依据。

2. 问诊技术

（1）智能语音助手　利用自然语言处理技术和语音识别技术，智能语音助手能够实时转录患者的语音描述，转化为结构化数据供医生参考。这种方式有助于提升问诊效率，并可降低因医生手记产生的误差。

（2）在线问诊平台　在线问诊平台为患者和医生提供了便捷的沟通渠道。患者可在平台上填写问诊表格、上传检查报告或进行视频问诊。医生通过平台获取患者的问诊资料后，可开展远程诊断并提供治疗方案建议。在线问诊平台突破了地域限制，使更多患者能够获得中医诊疗服务。

（3）可穿戴设备及传感器 目前直接用于中医问诊数据采集的可穿戴设备及传感器应用较少，但部分设备（如心率监测仪、血压计等）可辅助收集与中医问诊相关的生理指标数据，为医生提供更为全面的患者信息。此外，随着技术持续发展，未来可能出现更多能够直接监测患者主观感受（如疼痛程度、情绪状态等）的智能设备，为中医问诊数据采集提供新途径。

（四）切诊

中医切诊数据指医生通过脉诊和按诊所获取的关于患者生理病理状态的信息集合。这些数据以脉象特征（如脉位、脉率、脉力、脉形、脉律等）和按诊感受（如压痛、肿块、温度异常等）为主要表现形式，是中医辨证施治的重要依据。该数据具有主观与客观相结合、动态变化性、综合判断性、个性化特征等特点。

1. 脉象性质类别

（1）浮脉 轻取即得，重按反减，但不空。常见于表证或虚阳浮越。

（2）沉脉 轻取不应，重按始得。沉而有力为邪实内郁，正气尚盛；沉而无力为脏腑虚弱，气血不足。

（3）迟脉 脉来迟缓，一息不足四至。多见于寒证。

（4）数脉 脉来急促，一息 5～6 至。多见于热证。

（5）虚脉 三部九候均无力，搏动力量软弱，按之空虚。多为气血两虚。

（6）实脉 脉象充实有力，来去皆盛。主实证，亦可见于常人，非必病脉。

此外，还有洪脉、细脉、滑脉、涩脉、弦脉等多种脉象，每种脉象都有其特征和病理意义。

2. 切诊数据的采集技术方法

切诊数据的采集技术方法包括压力式脉搏传感器（压电式、压阻式、压磁式）、光电式脉搏传感器、传声器、超声多普勒脉搏传感器等，切诊数据采集技术方法对比见表8-1。

（1）压力式脉搏传感器

1）压电式脉搏传感器：利用压电材料的压电效应，将脉搏搏动产生的压力变化转换为电信号。这种传感器具有较高的灵敏度和较快的响应速度，但成本较高，且对环境温度和湿度变化较为敏感。

2）压阻式脉搏传感器：基于压阻效应原理，通过测量电阻值变化反映脉搏搏动。该传感器具有结构简单、成本较低的特点，其精度和稳定性可能受材料特性及工艺水平影响。

3）压磁式脉搏传感器：利用压磁效应，通过测量磁场变化来反映脉搏搏动。压磁式传感器输出信号功率大、强度大，但相关技术尚不成熟，信号采集电路复杂，且易受噪声干扰。

（2）光电式脉搏传感器　光电式脉搏传感器基于光电容积描记法原理，通过检测手指末端透光率变化实现脉搏信号的间接测量。该传感器具有抗干扰能力强、灵敏度高、线性度良好及频率响应特性稳定等特点，其结构简洁、无创可重复，在无创脉搏检测领域应用广泛。

（3）传声器　传声器利用声学原理，通过检测脉搏搏动引起的声波振动变化来获取脉搏信号。传声器属于非接触式脉搏信号采集方法，但其检测原理与中医切诊指法的操作特点存在差异，因此在中医脉诊中的应用范围相对有限。

（4）超声多普勒脉搏传感器　超声多普勒技术利用超声波在生物组织中的传播和反射特性，通过测量反射波的时间差和频移来获取血流速度、管腔容积等信息。这种技术具有直观、无创性的优点，但在中医切诊中主要用于辅助诊断而非直接替代脉诊。

表 8-1　切诊数据采集技术方法对比

技术类型	原理	优点	缺点
压电式脉搏传感器	压电效应	灵敏度高、响应速度快	成本高、对环境敏感
压阻式脉搏传感器	电阻率随应力变化	结构简单、成本低廉	精度和稳定性可能受限
压磁式脉搏传感器	磁弹性效应	输出信号功率大、强度大	技术不成熟、易受噪声干扰
光电式脉搏传感器	光电容积法	抗干扰能力强、灵敏度高、线性度好	易受光扰、功耗高、处理复杂
传声器	声学原理	非接触式采集	检测原理不符合中医指压脉诊特点
超声多普勒脉搏传感器	超声波传播和反射	直观、无创伤性	主要用于辅助诊断

二、中医通用数据模型

中医通用数据模型成为连接传统中医智慧与现代信息技术的桥梁。该模型不仅为中医数据的收集、整合、分析及应用提供了框架，还推动了中医诊疗过程的数字化、标准化与智能化转型，为获得具有统计意义的数据分析结果提供了数据模型支持。

（一）通用数据模型的作用

1. 促进数据标准化与整合

（1）定义统一的数据表示框架　公共数据模型（CDM）定义了统一的数据表示框架，使来自不同数据源、不同格式的医疗数据能够按照统一的格式和标准进行表示。这有助于解决因数据采集标准不一、数据结构各异导致的数据整合难题。

（2）支持术语体系引入　CDM 通过引入丰富的术语体系，如医学系统命名法——临床术语（Medical Systematic Nomenclature——Clinical Terms，SNOMED CT）、逻辑观测标识符名称与代码（Logical Observation Identifiers Names and Codes，LOINC）、药名标准化系统（RxNorm）等，对数据进行语义映射处理，实现数据字段、内容和语义多层面的标准化组织。这有助于提高数据语义理解的一致性，增强数据的互操作性。

2. 推动多方协同分析

（1）支持多源数据互操作 经过通用数据模型（common data model，CDM）标准化处理的数据集，可以方便地实现多源数据的互操作。这有助于研究人员、临床医生、数据科学家等不同领域人员基于同一套数据开展协同研究，提升研究效率和准确性。

（2）促进大规模观察性研究 标准化的数据集为开展大规模人群队列等观察性研究提供了有力支撑。这些研究有助于揭示疾病的发病机制、评估干预措施效果等，为临床决策和公共卫生政策制定提供科学依据。

3. 提升数据质量与价值

（1）提高数据质量 通过数据结构转换、语义映射处理，CDM 能够减少数据在整合过程中的信息丢失和错误，提高数据的准确性和可靠性。

（2）挖掘数据潜在价值 标准化的数据集有助于挖掘数据的潜在价值，发现新的医学知识和规律。这有助于推动医学科技创新和进步，提高医疗服务水平和患者满意度。

4. 加速医疗大模型发展

（1）提供高质量训练数据 经过公共数据模型（CDM）标准化处理的数据集合可作为医疗大模型的训练数据，提升模型的准确性和泛化能力。

（2）推动多模态数据融合 医疗大模型需要融合多种数据类型进行训练和优化。CDM 支持多源数据的整合和标准化处理，有助于推动多模态数据融合技术的发展和应用。

（二）数据模型设计原则

1. 知识框架的组织类别

（1）词单类知识组织体系 主要是按照特定顺序排列的术语列表，包含定义词或同义词。该体系能够实现语义消歧和同义词控制，在行业中最常见的形式包括词汇表、词典等，可制作成工具书供查阅学习，如《医学名词》《汉英医学大词典》《中医药学名词》等。

（2）元数据式模式知识组织体系 指用元数据对每个知识的关联关系进行规范描述，并包含一定的层级关系。实现了语义消歧、同义词控制及较弱的层级关系建立功能。

元数据式模式知识组织体系，以各类地名词典、名录和权威文件为主，主要作为行业的权威标准参考，如地名词典、《全国学术期刊名录》和《国家药品编码本位码》等。

（3）分类模式知识组织体系 将各类对象或术语按既定规则归类，并构建层级关系，从而实现语义消歧、同义词控制及层级关系管理功能。

分类模式知识组织体系在我国医疗信息化行业中较为常用，例如国际疾病分类（International Classification of Diseases，ICD），该分类体系促进了疾病诊断的标准化。

（4）关系模式知识组织体系 以概念为核心，强调对概念的表达，通过构建概念间丰富的语义关系，实现语义消歧、同义词控制、多种关系建立及概念属性揭示功能。

关系模式知识组织体系不仅能够高效解决系统间语义互操作问题，还可以赋能大数据分析及医疗数据处理等。其包括叙词表、医学主题词表、本体等。

叙词表指受控和结构化的词汇集合，能够展示术语或概念之间的层次关系、联想关系和等价关系等，如医学主题词表（Medical Subject Headings，MeSH）。

语义网络指将术语概念建模为具有可变关系类型的系统网络，其在定义语义类别、语义类型及语义关系方面比叙词表更为丰富，如一体化医学语言系统（Unified Medical Language System，UMLS）。

本体指共享概念模型的明确且形式化的规范说明。本体包含 5 个基本的建模元语，即类（概念）、关系、函数、公理和实例。本体不仅能揭示各种关系，还能对属性进行说明和限定。如医学系统化命名法——临床术语（Systematized Nomenclature of Medicine——Clinical Terms，SNOMED CT），医学本体可作为中心体发挥作用，降低不同信息系统间信息相互交换的成本。其概念粒度足够精细，语义关系丰富，能够揭示概念的本质特征，有助于减少文本映射过程中的语义丢失和偏移。

2. 中医通用数据模型构成

（1）数据表示与术语标准化

1）术语体系整合：借鉴系统化医学临床术语（SNOMED CT）、国家疾病控制与预防中心（CDC）、中医证治标准等作为中医通用数据模型的核心术语体系之一，用于表示中医临床文档和报告中的代码、术语、同义词和定义，能够覆盖中医领域中的诊断、症状、治疗、药物等多个方面。对于未涵盖的中医特有术语，能够进行扩展或自定义。

2）术语映射：将中医特有的术语（如病证名、方剂名、中药名等）与系统化临床医学术语集（SNOMED CT）中的术语进行映射，以实现术语的标准化和互操作性。这可通过专家评审、术语对齐算法等方式完成。

（2）数据模型构建

1）实体与关系定义：实体定义是明确中医通用数据模型中的实体类型，如患者、疾病（病证）、治疗（方剂、中药）、诊断过程等；关系定义是明确实体间的关联方式，如患者与疾病间的对应关系、疾病与治疗方案间的匹配关系等。

2）主题域划分：根据中医临床业务特点，将数据划分为不同主题域，如患者信息域、疾病信息域、治疗信息域等。每个主题域包含相关实体及关系。

3）维度模型设计：为支持多维度的数据分析与查询，可设计包含时间维度、地理维度、人口统计学维度等内容的维度模型，用于分析不同维度下的数据变化。

（3）数据整合与标准化处理

1）数据整合：将来自不同数据源、不同格式的中医医疗数据进行整合，包括电子病历、中医古籍文献、临床研究数据等。使用数据清洗和转换工具对数据进行预处理，确保数据的准确性和一致性。

2）标准化处理：应用系统化医学命名法——临床术语（SNOMED CT）和中医特有的术语体系对数据进行标准化处理，包括术语映射、编码转换等。对非结构化数据进行结构化处理，提取关键信息并转换为结构化数据格式。

3. 典型数据模型介绍

（1）MeSH 数据模型　医学主题词表（Medical Subject Headings, MeSH）是由美国

国立医学图书馆（National Library of Medicine, NLM）编制的一部规范化主题词表，用于生物医学文献的标引和检索。MeSH 数据主要由两大部分构成：字顺表（alphabetical list）和树状结构表 [Tree Structures，又称范畴表（categories and subcategories）]。字顺表将所有主题词按字母顺序排列，便于用户按名称查找；树状结构表则按学科属性对主题词进行分类，体现主题词之间的逻辑关系，帮助用户理解每个主题词在医学领域中的层级和关联。此外，MeSH 包含副主题词表，用于对主题词进行限定和细分，以提高检索的精准性。MeSH 每年更新一次，以反映医学术语的最新进展，是生物医学文献检索的重要工具。其主题词表构成如图 8-2 所示。

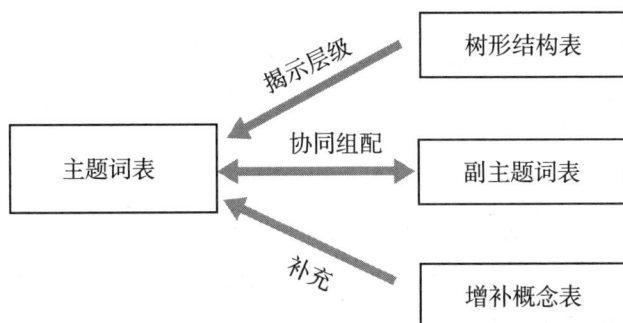

图 8-2　MeSH 医学主题词表构成示意图

（2）SNOMED CT 数据模型　系统化医学命名法——临床术语（SNOMED CT）是全球广泛应用的临床术语标准，其多层次的分类架构与语义网络为医学信息标准化表达提供了有效支持。在中医通用数据模型构建中，可参考 SNOMED CT 的术语组织模式，建立符合中医特色的术语体系。该术语体系需覆盖中医基础理论核心概念、证候分类、干预措施等内容，并规范定义术语间的逻辑关联，如包含关系、对立关系等。通过构建标准化术语系统，有助于提升中医数据的结构化程度与互操作性，为智能辅助诊疗、方案推荐等应用奠定语义基础。SNOMED CT 的本体结构如图 8-3 所示。

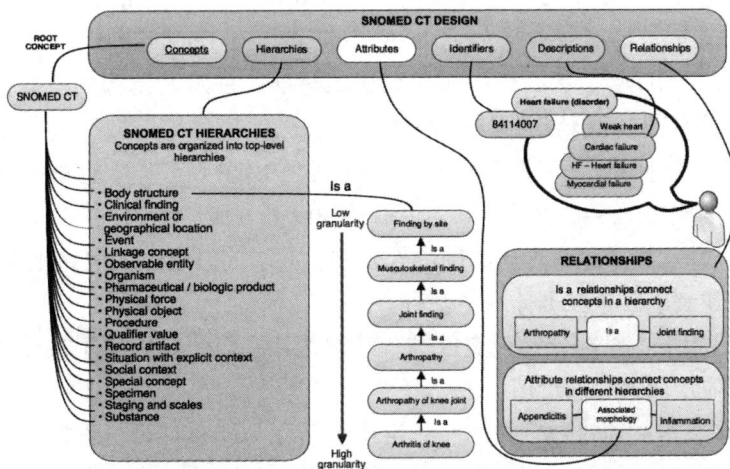

图 8-3　基于本体的 SNOMED CT 数据模型示意图

（3）OHDSI 数据模型　观察性健康数据科学与信息学（observational health data sciences and informatics，OHDSI）是旨在促进观察性医疗数据共享和分析的国际性组织，其提出的观察性医疗结果合作计划（Observational Medical Outcomes Partnership，OMOP）通用数据模型为不同来源的医疗数据提供了统一表示方式。在中医智能诊疗领域，可借鉴 OHDSI 模式构建中医领域的观察性医疗数据研究网络。该网络可汇聚来自不同医院、诊所的中医临床数据，并通过 OMOP 通用数据模型进行标准化处理，以实现数据跨机构共享与分析。此类研究网络有助于推动中医临床研究发展，亦可为中医智能诊疗技术研发提供数据资源与验证平台。OHDSI 数据模型结构如图 8-4 所示。

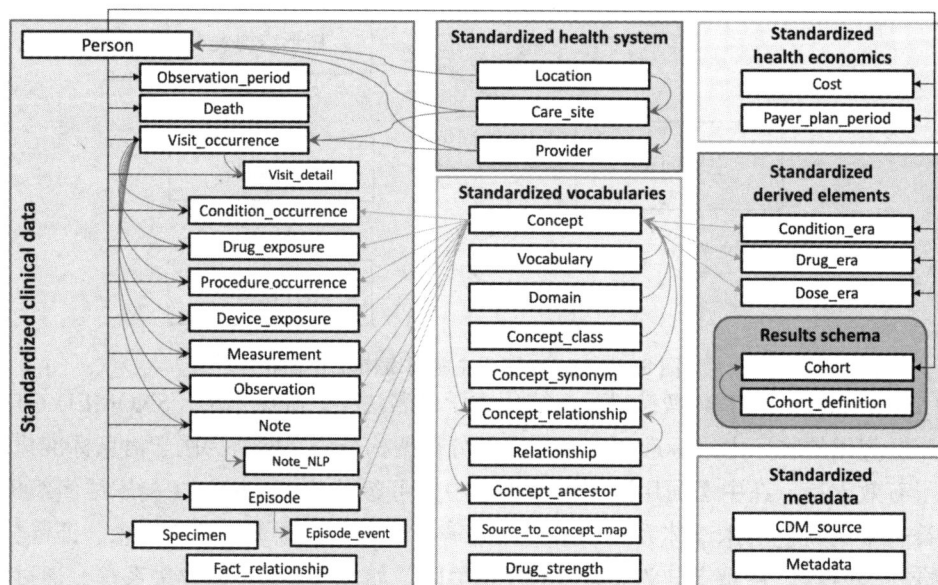

图 8-4　OHDSI 数据模型结构示意图

（4）OMAHA 与中医数据开放共享　开放医疗与健康联盟（Open Medical and Healthcare Alliance，OMAHA）的数据构成主要围绕健康医疗信息标准展开，通过其构建的健康信息技术标准服务平台（Health Information Technology Accelerator Standard Service Platform，HiTA），为行业提供系列原始标准文件及其结构化与数字化版本。这些数据涵盖卫生信息、医药信息、中医药信息、医保信息等领域，包含分类代码及标识符、数据元、数据集、共享文档、技术规范、功能规范、管理测评等 12 类标准。OMAHA 数据构成如图 8-5 所示，具体可概括为以下方面。

1）标准文件：提供经整理后的国内外公共、共享的健康医疗信息化相关标准文件，这些文件是构建健康医疗数据体系的基础。

2）结构化版本：对部分标准文件进行结构化处理，使其更易于被计算机识别和处理，提升数据应用的效率和价值。

3）数字化版本：通过数字技术将标准内容转化为能被计算机直接读取和解析的形式，实现标准的"机器可读"和"机器可译"，进一步降低标准使用门槛，提高标准的可及性和可用性。

4）元数据创作工具：提供数据集创作工具等配套工具，支持用户根据实际需求自定义数据集、数据元等，促进数据的标准化和规范化应用。

5）持续更新与扩展：随着医疗技术和健康需求的不断发展，OMAHA 的数据构成也将持续更新和扩展，以满足行业对更新、更全面的健康医疗信息标准的需求。

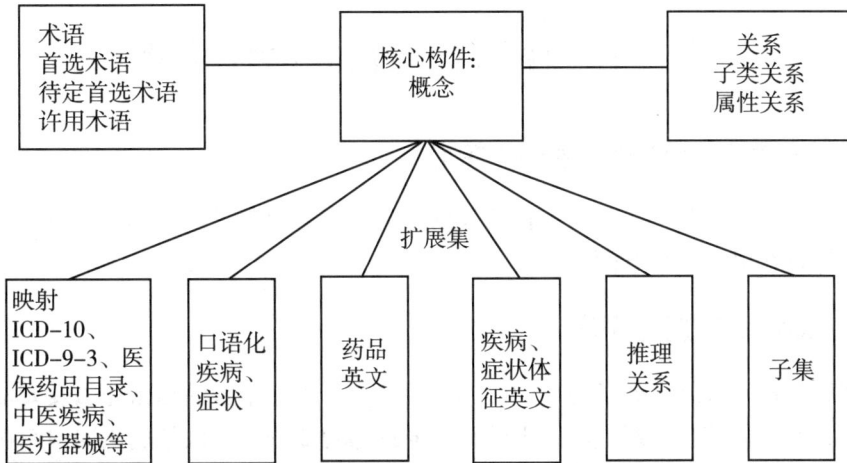

图 8-5 OMAHA 数据构成示意图

通过借鉴系统化医学临床术语（SNOMED CT）、疾病控制与预防中心（CDC）、观察健康医疗科学倡议组织（OHDSI）及开放医疗与健康联盟（OMAHA）等典型数据模型的优点和经验，可为中医智能诊疗技术的数据模型构建提供参考。在实际操作中，应根据中医领域的特点和需求，灵活运用这些模型的方法和原则，构建既符合中医理论又适应现代信息技术发展的中医通用数据模型。

4. 中医数据安全保护

通过定义统一的数据结构、数据元素及其关系，中医通用数据模型不仅促进了数据的互联互通，还为实现细粒度的数据访问控制和隐私保护策略提供了可能。具体而言，基于中医通用数据模型，可以针对不同类型的数据元素制定差异化的安全策略，如加密存储、脱敏处理、访问权限控制等，从而确保数据在全生命周期内的安全性。数据安全与隐私保护策略如下。

（1）数据加密与脱敏

1）数据加密：对中医数据中的敏感信息（如患者姓名、身份证号、联系方式等）进行加密处理，确保数据在存储和传输过程中的机密性。可采用加密算法（如 AES、RSA 等）对数据进行处理，同时定期更换密钥，提升数据安全性。

2）数据脱敏：对于非必要公开的敏感数据，采用脱敏技术进行处理，如替换、掩码或删除敏感信息，在保护患者隐私的同时保留数据的分析价值。脱敏处理应遵循最小化原则，即仅对必要数据进行脱敏，避免因过度处理导致数据失效。

（2）隐私保护法规

1）遵守相关法律法规：中医智能诊疗技术的应用必须严格遵守国家关于数据安全与隐私保护的法律法规（如《网络安全法》《个人信息保护法》），确保数据处理的合法性和合规性。

2）隐私政策制定与告知：制定明确的隐私政策，向患者清晰说明其个人信息的收集、使用、共享及保护措施，保障患者的知情权与选择权。同时建立投诉响应机制，妥善处理患者提出的隐私投诉与请求。

第二节　中医智能辅助诊疗模型

一、中医智能辅助诊疗模型的特点

中医智能诊疗作为中医学与现代科技的深度融合，展现了中医诊疗领域的革新与活力，主要体现在以下几个方面。

（一）知识的广度与深度

中医智能诊疗系统汇聚了历代中医典籍的精华、名老中医的临床经验及大量临床案例，通过人工智能算法实现中医知识的系统梳理与智能分析。该集成化知识库在提升诊疗准确性的同时，保持了中医个性化、整体性的诊疗特色。

（二）诊疗个性化与精准化

系统能够根据患者的具体症状、体质及生活环境等个性化信息，运用中医理论进行综合分析，为每位患者制订个体化诊疗方案。这种精准化、个性化的诊疗模式，充分体现了中医辨证论治的核心思想，使治疗更为有效和安全。

（三）诊疗高效便捷性

通过数字化、网络化的诊疗流程，患者线上即可享受中医诊疗服务。同时，系统还能实现病案的自动归档与智能分析，为医生提供便捷的病案管理工具，有助于提升诊疗效率。

在中医智能诊疗流程中，首先进行的是四诊特征信息处理。紧接着，系统调用内置的中医诊断模型，该模型基于中医经典理论、现代研究成果及大量临床案例，并通过深度学习训练而成。诊断模型对特征信息进行深入分析，通过对比、归纳和推理，能够初步判断患者的病因、病性、病位，形成诊断结论。在诊断明确后，系统进入治疗方案生成阶段。最后，中医智能诊疗系统还具备诊疗评价功能。

二、智能辅助诊疗模型构建

（一）特征信息处理

1. 特征缺失处理

在中医诊疗数据中，由于系统录入错误、医生记录不完整等原因，经常存在关键属性值缺失的问题，如症状、病名等。这些缺失可能影响预测分析的准确性和可靠性。针对特征缺失，主要采取以下两种处理方法。

（1）填充法 通过统计方法（如均值、众数填充）、预测模型（如K-近邻算法）或专家知识填充缺失值。然而，这种方法可能引入数据失真，影响模型的准确性。

（2）删除法 直接删除含有缺失关键属性的数据记录。这种方法虽然保持了数据的真实性，但可能导致数据量明显减少，影响模型训练的充分性。

在实际应用中，可以根据数据缺失的严重程度和模型对数据量的需求来选择合适的处理方法。

2. 异常特征处理

异常特征通常指不符合实际情况或超出正常范围的属性值，如单个字段的语法错误、属性值错位等。处理异常特征的方法如下。

（1）纠正错误 对于语法错误或明显错误的属性值，通过统计高频词汇、比对标准词库等方式进行纠正。

（2）标注处理 对于可能错位的属性值进行标注，并在后续的数据转换或模型训练中予以修正。

异常特征处理是保障数据质量的关键环节，有助于增强模型的稳定性与预测精度。

3. 传统的特征工程

传统的特征工程在中医智能诊疗模型中具有重要作用，主要包括以下几个步骤。

（1）数据清洗 去除无效数据、重复数据及异常数据，以提高输入数据质量。

（2）特征提取 从原始数据中提取有意义的特征，如症状描述、脉象特征等。

（3）特征选择 从提取到的特征中选择对模型具有较高区分度和预测能力的特征。

（4）特征转化 将原始特征转化为更适合模型处理的特征，如通过标准化、归一化等方法降低特征之间的量纲差异。

（5）特征组合 将不同的特征组合成新的特征，以捕捉数据中的潜在模式和关系。

（6）传统特征工程还可能包括尺寸调整、归一化、训练集数据增强等操作。其依赖于领域知识和经验，通过精心设计的特征提取和选择策略，可以提升模型的预测准确性与泛化能力。传统特征工程内容如图8-6所示。

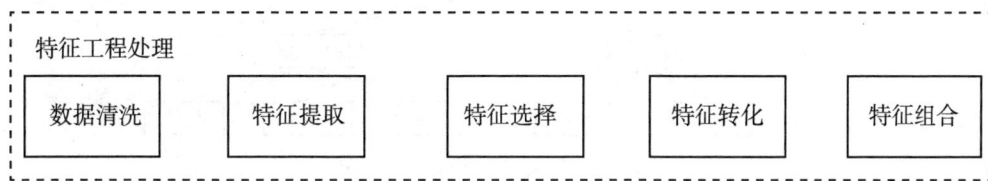

图 8-6 传统特征工程内容

4. 深度学习算法的特征自动学习

与传统特征工程不同，深度学习算法具有自动学习特征的能力。在中医智能诊疗模型中，深度学习算法可直接从原始数据中学习高层次的抽象特征，无需人工设计特征提取和选择策略，其结构如图8-7所示。

输入层　　　　　隐藏层 *N　　　输出层（学习到的特征）

输入节点　　　　　隐含节点　　　　输出节点

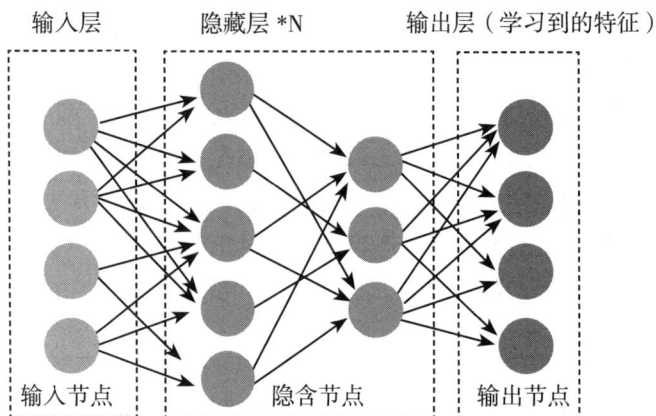

图 8-7　深度学习算法的特征学习示意图

深度学习算法通过多层神经网络结构逐层提取数据的特征表示。随着网络层数增加，提取的特征逐渐趋于抽象化和高阶化，能够有效捕捉数据中的复杂模式与关联关系。在中医智能诊疗模型中，深度学习算法可自主学习病证、方剂等要素的特征表征，进而提升模型预测精度与临床应用价值。

（二）模型的构建与训练

1. 传统机器学习方法（以决策树 DT 为例）

（1）决策树模型的构建

1）特征选择：从预处理后的数据中选取对中医诊断结果有显著影响的特征，如症状、舌象、脉象等。这些特征的选择应基于中医理论及临床实践经验。

2）模型设计：决策树模型通过递归地选择重要特征划分数据集，并构建决策节点和叶子节点。在中医诊疗中，决策树可模拟中医专家的诊断过程，逐步缩小诊断范围。

3）算法实现：常用的决策树算法包括 ID3、C4.5 和 CART 等。这些算法在构建决策树时采用了不同的信息增益、增益率或基尼系数等指标来评估特征的重要性。决策树的基本结构如图 8-8 所示。

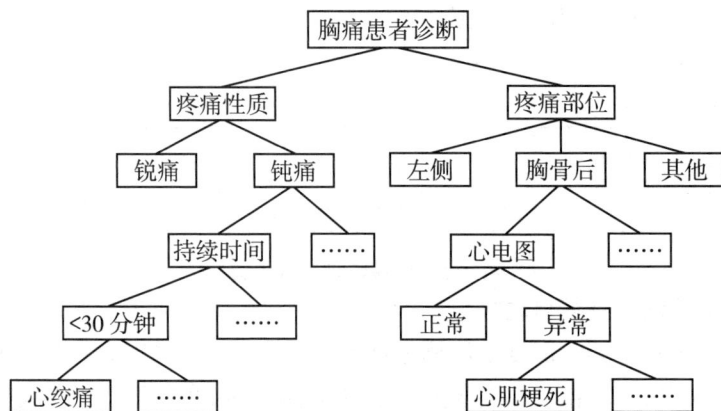

图 8-8　胸痛患者诊断决策树示意图

（2）决策树模型的训练

1）数据划分：将预处理后的数据集划分为训练集和验证集（有时也划分测试集）。训练集用于模型训练，验证集用于评估模型性能。

2）训练过程：从根节点开始，选择最优特征进行数据集划分。对每个划分后的子集，递归地执行上述过程，直至满足停止条件（如子集大小小于预设阈值、所有样本属于同一类别等）。构建决策树时，需设置剪枝策略以防止过拟合。剪枝可在构建树的过程中进行（预剪枝），也可在树构建完成后进行（后剪枝）。

3）模型调优：通过调整参数（如树的深度、最小样本数等）和剪枝策略来优化决策树模型的性能。

2. 深度学习方法（以卷积神经网络 CNN 为例）

（1）CNN 模型的构建

1）网络架构设计：针对中医诊疗的特点，设计适合处理图像数据（如舌象、面部图像等）CNN 架构。CNN 通常由卷积层、池化层、全连接层等组成，能够自动提取图像中的特征信息。

2）激活函数选择：在 CNN 中，激活函数用于增强网络的非线性能力。常用的激活函数包括 ReLU、Sigmoid 等。

3）损失函数设计：根据任务需求（如分类、回归等）设计合适的损失函数，以评估模型的预测结果与实际标签之间的差异。

其中 Input 为输入图片或文本，Convolution 为卷积操作，Pooling 为池化操作，FC 为全连接层，Softmax 为多分类函数。该模型的基本结构如图 8-9 所示。

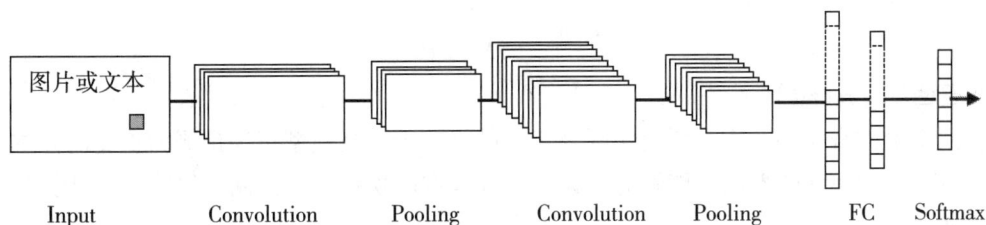

图片或文本

Input　　Convolution　　Pooling　　Convolution　　Pooling　　FC　　Softmax

图 8-9　检查数据卷积神经网络处理示意图

（2）CNN 模型的训练

1）前向传播：将训练数据输入到卷积神经网络（CNN）模型中，通过卷积层、池化层等逐层提取特征，并最终通过全连接层输出预测结果。

2）损失计算：根据预测结果和真实标签计算损失值。

3）反向传播：根据损失函数计算梯度，并通过反向传播算法更新网络参数。

4）迭代优化：循环执行前向传播、损失计算和反向传播过程，通过不断优化网络参数降低损失值，从而提升模型性能。

三、模型的评价与优化

中医智能诊疗系统数据预处理后，诊疗模型的评价指标与优化是保证模型性能与实际应用效果的关键环节。

（一）诊疗模型的评价指标

中医智能诊疗模型的评价指标应全面反映模型的性能，常见指标如下。

1. 准确率（accuracy）

准确率是指模型正确预测的样本数占总样本数的比例，它直观地反映模型的整体性能，其计算公式见式 8-1。

$$Accuracy = \frac{TP + TN}{TP + FP + TN + FN}$$ （8-1）

其中 TP（true positives）为真正例，指被模型正确预测的正类样本；TN 为真负例（true negatives）指被模型正确预测的负类样本，假正例（false positives，FP）指被模型错误预测为正类的负类样本；FN（false negatives）为假负例，指被模型错误预测为负类的正类样本。后续指标均采用上述符号表示进行阐述。

2. 精确率（precision）

精确率也称查准率，指模型预测为正类的样本中真正为正类的样本比例。在中医诊疗中，较高精确率意味着模型对疾病的判断准确性较好，有助于降低误诊概率，其计算公式见式 8-2。

$$Precision = \frac{TP}{TP + FP}$$ （8-2）

3. 召回率（recall）

召回率也称查全率，指在所有实际为正类的样本中，被模型正确预测为正类的样本比例。较高召回率意味着模型能够有效识别实际存在的疾病，降低漏诊风险，其计算公式见式 8-3。

$$Recall = \frac{TP}{TP + FN}$$ （8-3）

4. F1 值（F1 score）

F1 值是精确率和召回率的调和平均数，用于综合评估模型的性能。F1 值兼顾精确率和召回率，为两者间的权衡提供量化指标，其计算公式见式 8-4。F1 值、精确率、召回率关系如图 8-10 所示。

$$F1\ Score = 2 \times \frac{Precision * Recall}{Precision + Recall}$$ （8-4）

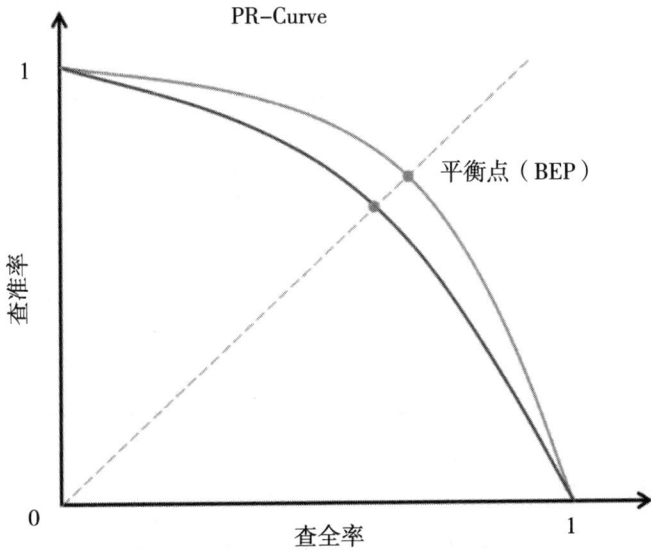

图 8-10 F1 值、精确率、召回率关系示意图

5. ROC 曲线

ROC 曲线是通过改变分类阈值，以真正例率（TPR）为纵轴、假正例率（FPR）为横轴绘制的曲线。AUC 值为 ROC 曲线下的面积，用于量化分类模型的性能优劣。AUC值越大，说明模型的分类性能较优，ROC 曲线示意图见图 8-11。

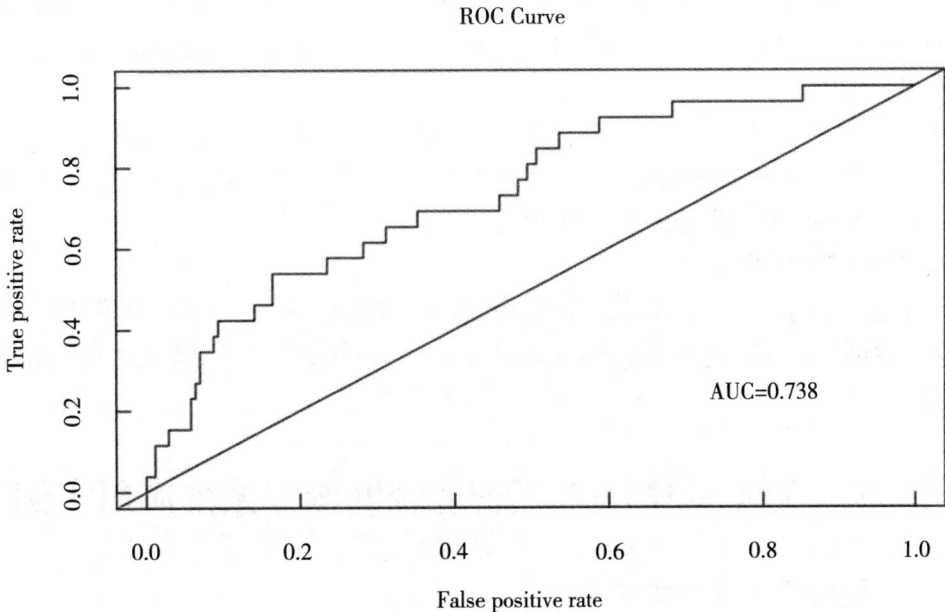

图 8-11 ROC 曲线示意图

6. 混淆矩阵（confusion matrix）

混淆矩阵是用于描述分类模型预测结果与实际标签之间关系的工具。该矩阵能够提供模型性能的详细分析，有助于理解模型的分类行为特征（表 8-2）。

表 8-2　混淆矩阵

		预测类别	
实际样本类别		正类	负类
	正类	TP	FN
	负类	FP	TN

（二）模型的优化

针对中医智能诊疗模型评价指标进行优化，包括以下几个方面。

1. 特征选择与优化

对特征进行重要性评估，剔除冗余及不相关特征。尝试不同特征组合与转换方法，以提升模型性能。

2. 算法选择与调优

根据数据特性和任务需求选择合适的算法。对算法参数进行调优，如学习率、迭代次数、正则化系数等。尝试不同优化算法和训练策略，如随机梯度下降（stochastic gradient descent，SGD）、自适应矩估计优化器（adaptive moment estimation，Adam）等。

3. 模型集成

将多个模型进行集成，以提高整体性能。常见的集成方法包括引导聚集（bagging）、提升方法（boosting）等。通过集成多个模型的预测结果，可以降低单个模型的偏差和方差，提高模型的稳定性和泛化能力。

4. 过拟合与欠拟合处理

对于过拟合问题，可以采用正则化、Dropout、数据增强等方法来降低模型复杂度。对于欠拟合问题，可以尝试提高模型复杂度（如增加网络层数、节点数等）或调整学习率等参数。

第三节　冠心病中医人工智能辅助诊疗系统应用实例

一、冠心病智能诊疗概述

冠心病，全称为冠状动脉粥样硬化性心脏病，是由于冠状动脉血管发生动脉粥样硬化病变而引起血管腔狭窄或阻塞，导致心肌缺血、缺氧或坏死的心脏病。该病是全球范围内死亡率较高的疾病之一，通过运用人工智能与大数据分析等技术，智能诊疗能够更快速、准确地识别冠心病患者的病变特征，减少误诊和漏诊。

冠心病诊疗系统通过四诊设备采集望、闻、问、切四诊信息，并将其转化为电信号作为智能算法的输入数据，再通过智能算法输出诊断结论。

（一）面向冠心病的望诊

通过观察患者的面色、神态等，初步判断其气血状况和精神状态。冠心病患者往往面色苍白或晦暗，缺乏光泽，这可能与心血不足、气滞血瘀等病理变化有关。此外，患者还可能出现神疲乏力、气短懒言等症状，这些都是气血不足的表现。冠心病患者的舌质颜色可能出现红色或紫色，这通常与热邪内盛、瘀血阻滞等病理因素有关。舌苔的厚薄也能反映病情，厚苔可能表示体内有湿邪或食积，而薄苔则可能表示正气不足或病情较轻。冠心病患者的舌质多表现为紫暗或有瘀点、瘀斑，这是心血瘀阻的典型表现。紫暗的舌质表明气血运行不畅，有瘀血停滞；瘀点、瘀斑则进一步证实了这一点。舌质还可能表现出胖大或瘦薄等形态变化，这些变化往往与体内水湿停聚或气血不足有关。冠心病患者的舌下静脉多表现为增粗、青紫色或紫黑色，且往往是怒张的。这些表现都说明心血瘀阻严重，血液循环不畅。

面向冠心病的望诊，通过获取患者的神色、舌苔、舌质、舌下络脉等方面数据，模型可据此初步判断患者的体质类型和病情轻重。

（二）面向冠心病的闻诊

1. 听声音

冠心病患者可能伴有气促、喘息等呼吸音异常。这些异常声音往往反映患者心肺功能下降，可能与心肌缺血、缺氧有关。冠心病患者的心音可能出现异常，如杂音、心律失常等。患者的语言清晰度和咳嗽情况也能反映病情。冠心病患者可能因心功能不全而出现语言低微、咳嗽无力等症状。此外，患者还可能因心肌缺血而出现干咳或伴有痰鸣音的症状。

2. 嗅气味

冠心病患者可能因消化功能减退或口腔疾病而出现口气重浊的症状。该症状虽非冠心病特异性表现，但可提示潜在健康问题。当患者并发糖尿病酮症酸中毒等特殊情况时，可能产生特征性气味。此类气味虽与冠心病无直接病理关联，但可为临床全面评估病情提供参考信息。

通过闻诊数据，模型可初步了解患者的心肺功能、气血运行状况及是否存在其他潜在健康问题，为后续辨证施治提供参考依据。

（三）面向冠心病的问诊

1. 基本信息采集

（1）性别与年龄　冠心病在性别和年龄分布上存在差异，问诊时需了解患者的性别和年龄。

（2）职业与生活习惯　工作环境、体力活动水平，以及饮食结构、作息规律、运动习惯等因素均可能对冠心病的发生发展具有影响。

2. 症状询问

询问患者是否存在胸痛症状及其具体部位（如心前区、胸骨后、上腹部、下颌等），了解胸痛性质（如压榨样疼痛、钝痛、刺痛等）及持续时间（通常持续 3 ～ 5 分钟，多不超过 30 分钟）。确认胸痛是否伴随放射痛（如向左肩、左臂等部位放射）。除胸痛外，需询问是否伴有胸闷、心悸、呼吸困难等心肌缺血症状，并了解发作时是否出现面色苍白、大汗淋漓、恶心呕吐等伴随症状。

3. 病史询问

了解患者是否有高血压、糖尿病、高脂血症等冠心病危险因素相关病史。询问患者一级亲属中是否有冠心病患者，因冠心病存在家族遗传倾向。了解患者既往就诊情况，是否进行过相关检查（如心电图、冠脉造影等）及治疗（如药物治疗、手术治疗等）。

4. 询问患者的习惯

（1）饮食习惯　是否偏好高脂肪、高热量食物，是否有暴饮暴食的习惯。

（2）运动习惯　了解患者的运动情况，是否经常进行体力活动或锻炼，以及运动的种类和强度。

（3）烟酒嗜好　询问患者是否有吸烟、饮酒的习惯，以及吸烟和饮酒的频率和量。

5. 心理状况询问

冠心病患者常伴有不同程度的心理问题，如焦虑、抑郁等。因此，问诊时需关注患者的心理状况，了解其是否存在相关心理问题，以便及时进行心理干预和治疗。

面向冠心病的问诊是一个全面而细致的过程，通过采集患者的症状、病史、生活习惯等信息，模型可辅助进行诊断并制定相应的治疗方案。

（四）面向冠心病的切诊

1. 脉象

（1）弦脉　弦脉主病多为肝胆病、痛证、痰饮等，也可见于冠心病患者。弦脉的脉象特点是脉形端直而长，挺然指下，如按琴弦。它反映了患者体内可能存在的气血不畅、筋脉拘急情况。

（2）涩脉　涩脉主病多为血少、气滞、血瘀、精伤、痰食内停等，冠心病患者可见涩脉表现。涩脉脉象特征为脉来艰涩不畅，细迟而短。该脉象提示患者体内存在血瘀、气滞等病理变化。

（3）细脉　细脉主病多为气血两虚、诸虚劳损等，也可见于冠心病患者。细脉的脉象特点是脉细如线，应指明显。它反映了患者体内气血两虚、脏腑功能低下的状态。

通过脉诊，医生可初步判断冠心病患者的病情程度与体质类型，为后续辨证论治提供参考依据。

2.腹诊

（1）心前区压痛　冠心病患者由于心肌缺血、缺氧等原因，可能出现心前区疼痛的症状。触诊时，医生可以轻触患者的心前区，观察其是否有不适感。

（2）肝脾肿大　虽然肝脾肿大并非冠心病的主要体征，但部分患者可能因长期患病导致脏腑功能失调，进而出现肝脾肿大的情况。腹诊时，医生可通过触诊检查患者肝脾区域，判断是否存在肿大或压痛等体征。

针对冠心病的切诊是中医诊断中不可或缺的一部分。通过脉诊和腹诊等数据的采集，模型可以识别患者的脉象和腹部体征，为诊疗提供重要依据。

二、冠心病中医人工智能辅助诊疗系统架构设计

（一）系统架构组成

冠心病中医人工智能辅助诊疗系统功能模块可设计为3大部分，即症状、体征采集模块、人工智能诊疗模型、审核评价分析模块；从使用者角度可分为前端UI界面与后台数据及知识管理系统，其系统架构如图8-12所示。

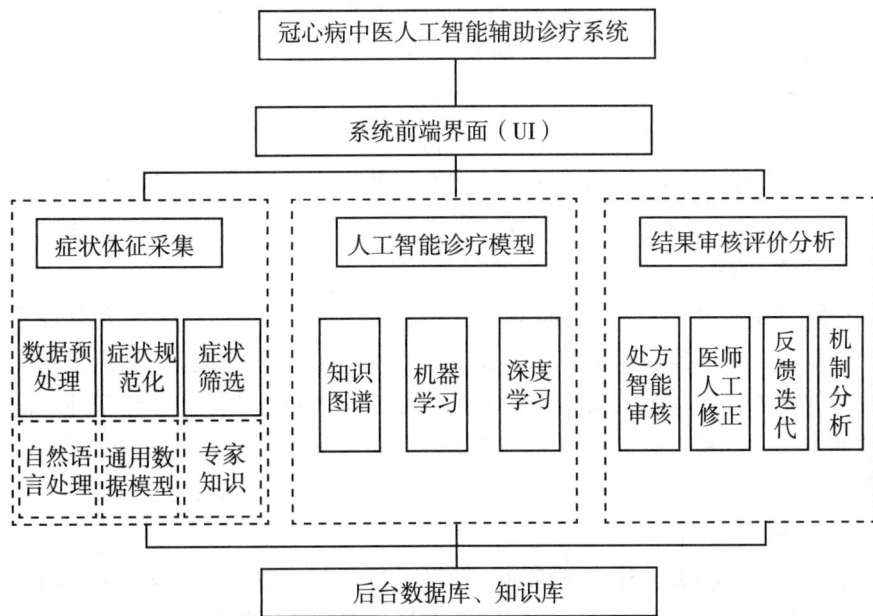

图8-12　冠心病中医人工智能辅助诊疗系统架构示意图

1.症状、体征采集

在系统前端界面中，有一个专门用于采集症状和体征的子模块。该模块利用自然语言处理技术和语音识别技术，将患者的口头描述转化为标准化的症状数据，为后续的诊断模型提供输入。

2.人工智能诊断模型

接收来自症状、体征采集模块的数据后，人工智能诊断模型运用知识图谱、机器学

习、深度学习等技术，结合中医理论和西医学知识，对患者的疾病状态进行初步评估，并给出诊断建议。

3. 审核修正机制分析

为确保诊断结果的准确性和可靠性，系统设有审核修正模块。该模块对人工智能诊断模型输出的结果进行复核，必要时引入专家意见进行修正，以提高诊疗的准确性。

（二）模型关键技术

1. 冠心病数据预处理

在诊疗软件系统研发中，数据预处理是关键的步骤之一。由于医疗数据具有多维度特征，涵盖患者基本信息、疾病分类、主诉、体征、实验室检查结果等内容，这类数据通常呈现非结构化、不规整的特点，存在较多噪声，需通过预处理转化为计算机可识别和处理的形式。数据预处理主要包含数据清洗、集成、转换与规约等环节。通过系列处理操作可有效提升数据质量与准确性，为后续特征提取及人工智能诊疗模型的构建与训练奠定基础。

2. 诊疗模型选择

经过预处理的四诊数据作为输入参数和训练数据用于诊疗模型构建与训练，人工智能诊疗系统需根据中医数据特征及中医诊疗模式与过程，选择适宜的人工智能算法和模型进行训练及预测。

常用的人工智能领域算法包括支持向量机、决策树、深度学习和知识图谱等。根据不同的疾病类型和数据特征，需要灵活选择合适的算法和模型。诊疗系统模型的设计需考虑复杂度、准确性和泛化能力等方面，以提高诊断结果的精确性和可靠性。

3. 模型训练与优化

模型设计确定后进入模型训练阶段，在进行模型训练之前，需要将预处理后的训练集数据随机划分为训练集、验证集和测试集。训练集用于训练模型，验证集用于验证模型训练效果并修正模型，测试集用于评估模型的准确性和泛化能力。模型训练需要考虑模型参数的选择和调整，以更好地提高模型的性能和预测诊断能力。模型预测效果的评估需考虑准确性（accuracy）、精确度（precision）和召回率（recall）等指标，用以评估模型的性能和预测诊断效果。

在完成数据集的模型构建与训练后，即可进行模型的集成嵌入与部署。随后，经过采集和预处理的症状输入数据进入人工智能模型，实现从症状到处方用药的计算流程。

三、诊疗效果评价与反馈机制

生成的初始处方数据进入人工智能处方校验和医师审核修改环节，系统将诊疗计算推荐的处方输出展示，可调取名中医医案进行校验，经操作医师审核修改后，相关状态数据由系统自动记录并反馈至核心算法模块进行迭代升级。经医师确认的处方数据可展示中药分子成分及其筛选指标，同时显示分子靶点与相关疾病。最终将确认处方及全流程数据通过知识图谱实现图形化展示。冠心病中医人工智能辅助诊系统的数据反馈如

图 8-13 所示。

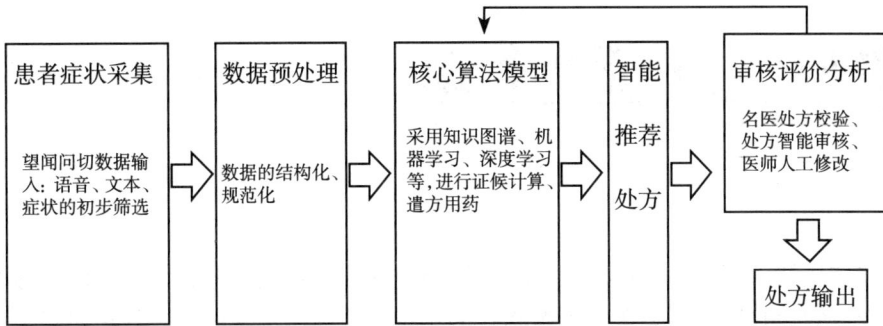

图 8-13 诊疗系统的数据逻辑图

本节详细探讨了冠心病中医人工智能辅助诊疗系统的构建与应用流程，从四诊数据采集的精细化与标准化入手，确保诊断信息的全面性与准确性。随后，深入分析模型选择的关键要素，强调结合中医理论与大数据算法的重要性，以构建符合中医辨证论治原则的人工智能预测模型。在模型构建与训练阶段，通过优化算法参数，利用临床数据进行迭代学习，提升系统对冠心病病情诊断与预测的准确度。最终，系统生成的治疗方案经过人工评价审核机制，融合专家经验与人工智能技术，保障治疗建议的科学性、个性化与安全性。

思考题

1. 中医智能诊疗系统处理的数据对象有哪些来源？
2. 中医通用数据模型对于诊疗系统有哪些作用？
3. 在中医诊疗中引入人工智能技术，有哪些意义？
4. 人工智能模型如何基于既有数据进行训练并辅助决策？
5. 机器学习模型往往依赖于特征工程，其特征工程的工作内容包括哪些？

第九章　中药数据挖掘 ▷▷▷

随着信息技术的快速发展、网络基础设施的完善、数据存储技术的不断突破及计算机运算能力的大幅提升，数据呈现爆炸式增长态势，其中蕴含的潜在知识对行业决策的支撑作用日益显著，数据挖掘技术随之受到行业内外广泛关注。

数据挖掘是一个多学科交叉领域。显然，想要发现蕴藏在数据中的有用知识，需要涉及统计学、机器学习、神经网络、深度学习、人工智能、模式识别、知识库系统、信息检索、高性能计算和可视化等学科领域。数据挖掘通常包含业务（研究）理解、数据理解、数据预处理（数据清理、数据集成、数据选择、数据变换等）、建模、评估、知识表示等阶段。狭义的数据挖掘主要关注数据预处理、分类、关联、聚类、离群点分析等。

数据挖掘在中医药研究领域得到广泛应用，在中药药性理论、量效关系、中药方剂配伍规律、中药质量控制、中医临床诊断等方面发挥重要作用。本章将从中药寒热药性判别分析、中药量效关系分析、中药复方配伍规律分析 3 个方面展开，通过实际应用案例对中医药数据挖掘进行探讨与阐述。

第一节　概述

数据挖掘指从数据中提取有效、新颖、具有潜在应用价值且最终可理解的模式和知识，这一过程涉及多学科技术集成，包括数据库与数据仓库技术、统计学、机器学习、高性能计算、模式识别、神经网络、数据可视化、信息检索、图像处理及时空数据分析等。中药药性理论、配伍理论等作为传统中医临床经验的高度概括，蕴含着庞大而复杂的知识体系。本节将简要介绍数据挖掘技术在中药药性理论、量效关系、方剂配伍规律等领域的应用。

（一）数据挖掘技术在中药药性理论方面的应用

中药具有四气五味、升降浮沉和归经等特性，通常以复方形式使用以发挥治疗效果。中药药性理论在指导临床遣方用药方面具有重要价值，其与临床药效的发挥关系密切。然而中药药性主要依据药物作用于人体后产生的反应进行归纳，相关表述抽象模糊，难以量化表征。随着现代中药提取技术的进步，人们越来越多地关注和探索中药成分或组分的药性属性，中药药性与其物质基础的关系也成为药性理论创新发展的重要研究方向。

近年来，数据挖掘技术，如关联规则挖掘、支持向量机、K- 近邻算法、马尔可夫决策过程、概率神经网络等在中药药性领域应用广泛。数据挖掘技术在中药药性研究方面的应用不仅有利于中药药性理论的量化，还对拓展现代组分中药药性理论具有重要价值，有助于促进中医药传承创新发展。

（二）数据挖掘技术在剂量与效应关系方面的应用

传统中药的功效理论主要是历代医家基于临床经验总结得出，剂量与效应在中药临床中具有重要意义。现代研究多基于实验药理学方法，利用实验动物、细胞等实验模型评价中药及其复方的药理作用。通过高通量筛选等技术的不断发展，中药及其复方效应的快速评价取得了显著进展。然而，由于中药多成分、多靶点、多环节的作用特点，研究往往面临耗资大、耗时长等问题，并受其"成分组合爆炸"的限制，导致一些研究的可行性存在较大问题。

目前，数据挖掘技术，如支持向量机（support vector machine，SVM）、典型相关分析（canonical correlation analysis，CCA）、灰色关联分析（gray correlation analysis，GCA）、偏最小二乘法（partial least squares，PLS）已被证明可用于建立"谱－效"关系模型，为阐明中药药效物质基础及量效关系提供方法。数据挖掘技术在中药量效研究方面的应用不仅有利于中药剂量理论的量化研究，还对解读中医药原理、指导临床用药及促进中药现代化具有重要作用。

（三）数据挖掘技术在中药方剂及配伍规律方面的应用

中药方剂是中医临床用药的基本形式，方剂配伍规律的分析与挖掘是中医药研究的重要领域，是中医药传承创新的重要内容之一。方剂资源主要涉及历代医家临床经典方剂的积累与总结，包括方剂组成、治法治则、主治病症及其证候特征、各药味间的配伍关系等内容。方剂配伍规律主要包括方剂相似性比较、治疗特定病症药物的配伍规律等，明确方剂配伍规律对临床遣方用药具有指导价值。

目前，方剂配伍规律分析多以《中医方剂大辞典》等典籍及名家医案为数据来源，通过频次分析、贝叶斯分析、TF-IDF 算法、聚类分析和关联规则挖掘等方法，开展方剂配伍用药规律研究，对中医药传承创新发展具有参考价值。

总之，在中药药性、量效关系与方剂研究中，有许多数据挖掘方法及其融合成功应用，如频次法、关联分析法、主成分分析法、支持向量机、偏最小二乘法、因子分析、粗糙集、神经网络、聚类分析、多维数据分析、小波变换、模糊神经网络、多元曲线分辨方法、可能性构造空间理论、遗传算法、深度学习、人工智能技术、大模型等。

第二节　中药寒热药性判别

一、中药寒热药性判别分析简介

中药药性是中药理论的核心组成部分，是中医药学形成与发展的重要基础。中药药性研究是中医药学术发展的关键领域，其反映了药物对人体阴阳盛衰及寒热变化的作用倾向，历代医家通过药物的寒热偏性纠正人体阴阳盛衰以达到治病目的。中药药性研究方法主要包括以下几个方面。

1. 中医药药性热力学观

中医药药性热力学观认为，生命体系本身是一个复杂的开放热力学系统，而寒热药性是机体能量代谢与热活性的重要反映，利用热动力学基本理论和方法能够科学阐释寒热药性的现代内涵。

2. 药理学方法

专家主要对动物中枢神经系统、自主神经系统、内分泌系统及代谢功能等进行中药寒热药性研究，考察其对动物机体的影响。

3. 代谢组学方法

代谢组学方法是继基因组学和蛋白质组学之后的一种定性定量分析方法，常用核磁共振波谱法、高效液相色谱法、质谱法、气相色谱法等获取多样复杂数据，专注于临床诊断、药学、系统生物学等领域的研究与应用，有时通过生理生化指标、基因表达、蛋白质表达和代谢差异等生物学方法探究中药寒凉药性的本质。

4. 细胞方法

细胞方法观察培养细胞功能的亢进或抑制，表现为细胞增殖的加快或减慢来反映药物寒热性质。

5. 线粒体检测方法

通过能量代谢检测和数学建模，识别中药寒热药性特征的标志物。

6. 文献挖掘法

分别对寒性、热性及温性中药相关的疾病、证候、症状和汤剂进行挖掘，揭示寒性、热性及温性中药的病证方药相应规律。

7. 数据挖掘方法

采用分类与回归树（CART）算法和C5.0算法建立中药寒热药性能量代谢分类模型，找出变量的重要性；运用集成学习中的极端梯度提升（XGBoost）算法构建中药寒热药性指纹图谱识别模型，采用沙普利加性解释（SHAP）分析中药寒热特征标记与药性识别结果的关系；采用支持向量机（SVM）模型、K–最近邻（KNN）模型和反向传播（BP）神经网络模型进行模式识别，获得中药甲醇提取液荧光组分特征与寒热药性间的相关性；构建基于K–最近邻（KNN）的中药化合物寒热平药性预测模型用于评价药性；运用聚类分析、主成分分析探讨含钙中药的药性规律和主要成分；采用频数分析、药类性味归经分析、共现分析挖掘抗炎抗肿瘤中药的药性特征。

二、随机森林在中药寒热药性判别分析的应用

随机森林方法利用自助采样法（bootstrap）和随机节点分裂技术构建多棵决策树，通过投票得出最终分类结果。本部分采用随机森林方法建立中药寒、热药性代谢组学判别模型，实现对中药寒热药性的分类判别，并给出最重要的 M/Z 值。

（一）中药寒热药性实验数据

中药寒、热药性代谢组学数据来源于国家重点基础研究发展计划课题"中药寒热药性生物效应评价模式研究"。寒药组包括黄连、黄芩、黄柏、栀子、苦参、龙胆等 59 例；热药组包括附子、干姜、高良姜、花椒、肉桂、吴茱萸等 55 例；空白组 20 例。共获取有效样本 134 例，检测质荷比（M/Z）参数 837 项。

（二）随机森林理论

1. 随机森林分类理论简介

随机森林通过随机选择样本和特征生成多个决策树 $\{h(x, \theta_k)\}$ 构成分类器，其中决策树 $\{\theta_k\}$ 由相互独立且同分布的随机向量生成。最终通过所有决策树投票综合确定输入向量 x 的类别归属。

为了构造 k 棵树，需要先产生 k 个随机向量 $\theta_1, \theta_2, \cdots, \theta_k$，这些随机向量 θ_i 是相互独立的，并且是同分布的。随机向量 θ_i 用于构造决策分类树 $h(x, \theta_i)$，简化为 $h_i(x)$。构造树的过程中，按照节点不纯度减少最大的原则，从特征中随机选取一个特征进行分支生长。

2. 随机森林算法原理

（1）从原始训练样本中采用 Bootstrap 抽样随机抽出 k 个样本，$k < N$。

（2）从解释变量中随机抽取 m 个特征（变量），在抽中的变量中选择能有效分割数据的变量，使分割后的子集内部变异性最小。对于连续数据通常采用均方误差作为判断指标，对于离散数据则多采用基尼指数。

（3）依据步骤（2）得到的变量将数据分割为 2 个纯度较高的子集。

（4）对子集重复步骤（3）直到分割停止。这就完成了单棵树的建模。

（5）重复步骤（1）到步骤（4）X 次，构建有 X 棵树的随机森林模型。

这里在使用 Bootstrap 方法进行抽样时，未选中的数据称为 OOB（out-of-bag）袋外数据，OOB 数据可以用来检验模型的外推预测精度。

3. 变量重要性评估及变量选择

变量重要性评估是随机森林算法的一个重要特点。随机森林程序通常提供 4 种变量重要性度量。文中采用基于袋外数据分类准确率的变量重要性度量，对变量重要性进行评分及变量选择。

随机森林变量筛选的基本思想是采用启发式算法，通过对比相关变量（对预测准确率可能起重要作用的变量）加入噪声干扰前后模型预测准确率的差异来判断其重要性，具体算法流程如下。

（1）用自助样本形成每一棵分类树的同时，对相应的 OOB 数据进行投票，得到 k 个自助样本 OOB 中每一个样本的投票分数，记为 $vote_1, vote_2, \cdots, vote_k$。

（2）将变量 x_i 的数值在 k 个 OOB 样本中的顺序随机改变，形成新的 OOB 测试样本，然后用已建立的随机森林对新的 OOB 样本进行投票，根据判别正确的样本数得到每个样本的投票分数，所得结果表示见式 9–1。

$$\begin{bmatrix} vote_{11} & vote_{12} & \cdots & vote_{1k} \\ vote_{21} & vote_{22} & \cdots & vote_{2k} \\ \vdots & \vdots & & \vdots \\ vote_{m1} & vote_{m2} & \cdots & vote_{mk} \end{bmatrix} \tag{9–1}$$

（3）用$vote_1, vote_2, \cdots, vote_k$与式 9–1 对应的行向量相减，求和并平均后得到变量的重要性评分（式 9–2）。

$$score_i = \sum_{j}^{b} \left(vote_j - vote_{ij} \right) \big/ b \tag{9–2}$$

（三）基于随机森林算法的中药寒、热药性代谢组学判别模型

本部分模型采用 R 语言，基于随机森林算法构建中药寒、热药性代谢组学判别模型，其中分类变量 CASE.LBL 有三类：空白组 blank、寒性药组 cold、热性药组 hot，K+ 数字代表 M/Z 值。

1. 全部样本构建判别模型，OOB 验证法

采用随机森林算法，基于中药寒、热药性的代谢组学数据构建分类判别模型，并使用袋外验证法（OOB）进行验证。

（1）在生成 100 棵决策树时，结果趋于稳定；经 OOB 估计，基于随机森林的中药寒热药性判别模型的 OOB 数值表示和图形表示分别如图 9–1、图 9–2 所示，其中空白组（blank）分类准确率为 80%（错误率为 20%），寒药组（cold）分类准确率为 100%，热药组（hot）分类准确率为 100%，总体（total）分类准确率为 97.01%（错误率为 2.99%）。这些结果表明，基于随机森林算法构建的中药寒、热药性代谢组学分类判别模型具有较好的分类性能。

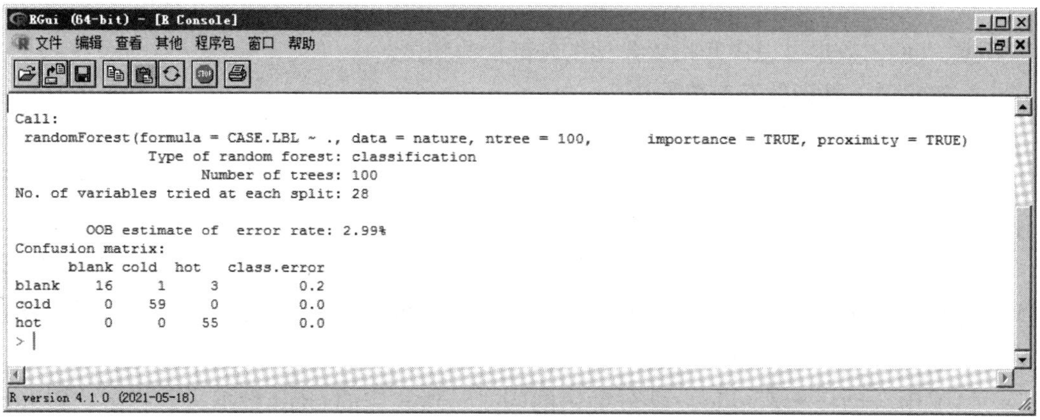

图 9-1　基于随机森林的中药寒热药性判别模型（OOB 数值表示）

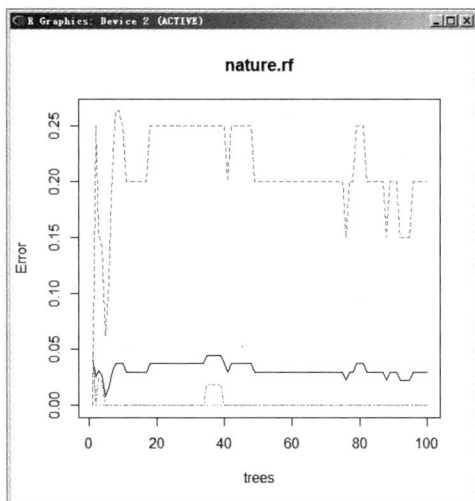

图 9-2 基于随机森林的中药寒热药性判别模型（OOB 图形表示）

（2）可以提取较为重要的前 30 个 M/Z 值，如图 9-3 所示。

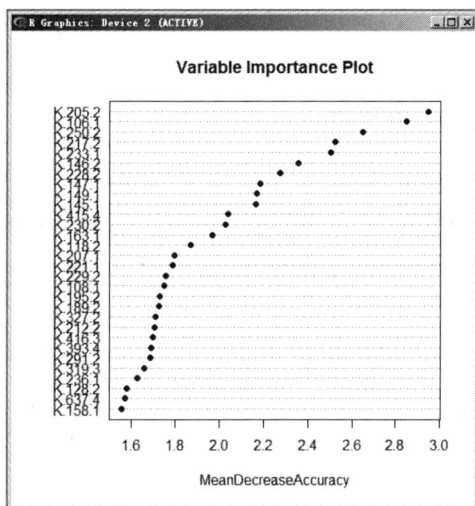

图 9-3 重要性较高的前 30 个 M/Z 值

2. 样本集 7:3 模型测试法

（1）将样本集按比例 7 ∶ 3 随机分成两部分：一部分占总样本的 70%，作为训练集；另一部分占总样本的 30%，作为测试集。

（2）通过随机森林算法对训练集样本构建分类判别模型，基于随机森林的中药寒热药性判别训练模型（OOB 数值表示）、基于随机森林的中药寒热药性判别训练模型（OOB 图形表示）分别如图 9-4、图 9-5 所示。

1）在生成 100 棵决策树时，结果趋于稳定，经袋外数据（OOB）估计，结果显示：空白组分类准确率为 76.92%（错误率为 23.08%），寒药组分类准确率为 97.50%（错误率为 2.50%），热药组分类准确率为 97.37%（错误率为 2.63%），总体分类准确率为 94.51%（错误率为 5.49%）。

2）此训练集生成的随机森林分类判别模型对测试集的分类结果，即基于随机森林的中药寒热药性判别模型（测试集）如图 9-6 所示。所有样本中，13 例空白组样本中有 3 例分类错误,40 例寒药样本中有 1 例分类错误,38 例热药组样本中有 1 例分类错误，其余均分类正确。这些结果表明，使用 70% 样本构建的中药寒、热药性代谢组学分类判别模型能够实现较好的分类。

通过随机森林算法构建分类模型对测试集样本进行判别。43 个样本中，仅有 2 个 cold 样本分类错误，其他全部分类正确，正确率为 95.35%。

```
> naturecs<- nature
> naturecs$CASE.LBL<-as.factor(naturecs$CASE.LBL)
>  ind <- sample(2, nrow(naturecs), replace = TRUE, prob=c(0.7, 0.3))
> set.seed(171)
> naturecs.rf<-randomForest(CASE.LBL~.,data=naturecs[ind==1,],ntree=100,importance=T,proximity=T)
> print(naturecs.rf)

Call:
 randomForest(formula = CASE.LBL ~ ., data = naturecs[ind == 1,        ], ntree = 100, importance = T, proximity = T)
               Type of random forest: classification
                     Number of trees: 100
No. of variables tried at each split: 28

        OOB estimate of  error rate: 5.49%
Confusion matrix:
      blank cold  hot   class.error
blank   10    1    2   0.23076923
cold     0   39    1   0.02500000
hot      0    1   37   0.02631579
> |
```

图 9-4　基于随机森林的中药寒热药性判别训练模型（OOB 数值表示）

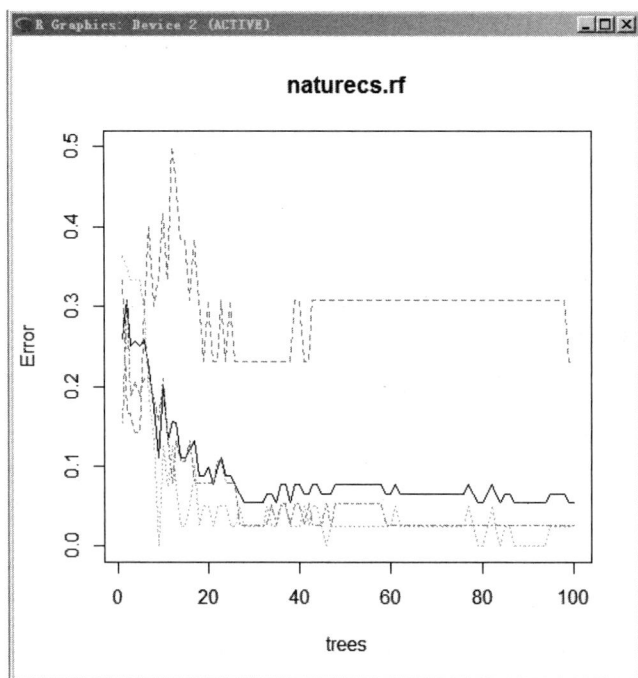

图 9-5　基于随机森林的中药寒热药性判别训练模型（OOB 图形表示）

```
R Console                                                              _ □ X
> print(naturecs.rf)

Call:
 randomForest(formula = CASE.LBL ~ ., data = naturecs[ind == 1,      ], ntree = 100, importance = T, proximity = T)
               Type of random forest: classification
                     Number of trees: 100
No. of variables tried at each split: 28

        OOB estimate of  error rate: 5.49%
Confusion matrix:
      blank cold hot   class.error
blank   10    1    2    0.23076923
cold     0   39    1    0.02500000
hot      0    1   37    0.02631579
> plot(naturecs.rf)
> naturecs.pred <- predict(naturecs.rf, naturecs [ind == 2,])
> table(naturecs.pred,observed=naturecs[ind==2, "CASE.LBL"])
                  observed
naturecs.pred blank cold  hot
        blank     5    0    0
        cold      2   19    0
        hot       0    0   17
> |
```

图 9-6　基于随机森林的中药寒热药性判别模型（测试集）

（四）结果

对中药寒、热药性动物实验获取的代谢组学数据（包括 5 种寒药 59 例样本、5 种热药 55 例样本及空白组 20 例样本，M/Z 值 837 个），采用随机森林算法构建分类判别模型。基于 OOB 的预测准确率为 97.01%；按 7∶3 比例划分训练集时，袋外数据预测准确率为 94.51%；在测试集中，由 70% 样本生成的随机森林对剩余 30% 样本的预测准确率达 95.35%。上述结果表明，随机森林构建的中药寒、热药性代谢组学分类判别模型是一种有效的中药药性分类方法。

随机森林方法利用随机重采样技术自助采样法（bootstrap）和节点随机分裂技术构建多棵决策树，通过投票得到最终分类结果。随机森林采用随机选择样本和特征的方法，具有以下优点：比单棵决策树更具稳健性，泛化性能较好；具备抗噪声和抗异常值能力，可自动处理缺失值并适应不平衡数据；对规模参数敏感度低，对不相关及冗余特征不敏感，能处理特征维度低于分类数量的情况；可生成较高准确度的分类器；算法逻辑清晰且运行效率较高。随机森林方法适用于中药寒、热药性分类判别。

第三节　中药量效关系分析

一、中药量效关系分析简介

"中医不传之秘在于药量"，科学阐释方药量效关系及其影响因素，系统研究、总结和提炼方药剂量理论，对提高中医方药临床疗效、指导临床合理选择剂量及安全有效用药具有重要意义。中药量效关系研究方法主要包括以下几个方面。

（一）文献研究

以中国知网（CNKI）、万方（Wanfang）、维普（VIP）自建库至 2022 年 9 月 16 日收录的中药复方量效关系相关文献 2656 篇为研究对象，年度发文量呈波动性上升趋势，并于 2010 年达到峰值。共有 7606 名学者参与该领域研究，其中仝小林院士与傅延龄教授的发文量及平均被引频次居于前列，系中药复方量效关系研究领域的核心学者。研究涉及 690 家机构，北京中医药大学为重要研究机构之一。

（二）实验研究

利用计算机强大的计算能力，可建立较为复杂的模型进行求解，或基于大量实验数据开展拟合与过程模拟，从而揭示各药物的相对药量特征，推断"君""臣""佐""使"配伍规律，解析药物在方剂中的量效关系。亦可从中药量效与阴阳理论、中药量效与藏泻理论、中药量效与归经理论、中药量效与毒性理论、中药量效与整体观念等维度展开探讨。

（三）数据挖掘方法

有学者对代谢组学研究常用的多种机器学习方法的应用效果进行总结，归纳了代谢组学研究所采用的数据源，对比了主成分分析（principal component analysis，PCA）、层次聚类法（hierarchical clustering analysis，HCA）、偏最小二乘法（partial least squares，PLS）、软独立建模分类法（soft independent modeling of class analogies，SIMCA）、人工神经网络（artificial neural network，ANN）、进化算法等各类方法的应用效果及其特点。

二、偏最小二乘法在中药量效关系分析方面的应用

偏最小二乘法融合了主成分分析、典型相关分析和回归分析。正交偏最小二乘方法（orthogonal partial least squares，OPLS）能将连续变量数据分解为相互解释且不相关的信息，其结果更易于被诠释和理解。本部分采用 OPLS 建立中药复方量效关系模型，实现对中药量效关系的定量解释，并筛选出关键药效成分。

（一）量效关系实验数据

本文的中药量效关系实验数据来源于国家自然科学基金项目（81160424）、国家重点基础研究发展计划（2010CB530602，2010CB530603）。

大承气汤治疗急性胰腺炎实验数据中英文表示说明：样本量为 90 只动物，分为 10 组进行不同配伍实验，每组 9 只，取平均值后形成 10 个样本；配伍药味：大黄（Radix et Rhizoma Rhei，RRR）、厚朴（Magnoliae Officinalis Cortex，MOC）、枳实（Fructus Aurantii Immaturus，FAI）、芒硝（Mirabilite）。血液药物成分：大黄素（Emodin）、大黄酸（Rhein）、大黄酚（Chrysophanol）、芦荟大黄素（Aloe Emodin，AE）、大黄素甲醚（Emodin methyl ether，EME）、厚朴酚（Magnolol）、和厚朴酚（Honokiol）、橙皮苷（hesperidin）、橙皮素（hesperetin）。药效指标：白介素 -6（interleukin-6，IL-6）。

（二）偏最小二乘法理论

1. 偏最小二乘法理论

偏最小二乘法可以解决多个因变量与多个自变量之间的建模问题。假设通过实验

或调研获取了n个样本点，每个样本点有若干个变量值，其中包含p个自变量q个因变量，因此构成自变量数据集$X = (x_1, x_2, \cdots, x_p)_{np}$和因变量数据集$Y = (y_1, y_2, \cdots, y_q)_{nq}$。偏最小二乘回归从$X$与$Y$中提取主成分$t_1$和$u_1$时，需满足以下两点。

（1）结合主成分分析的原理，成分t_1需最大可能地包含X中的变异信息，成分u_1需最大可能地包含Y中的变异信息，即方差最大化：$\max(\text{var}(t_1))$、$\max(\text{var}(u_1))$。

（2）结合典型相关分析的原理，成分t_1和u_1相关系数应达到最大化：$\max(\text{r}(t_1, u_1))$。

方差最大化代表t_1和u_1携带X与Y中最多的变异信息，因此可用t_1和u_1代表X与Y；相关系数最大化表明X的成分t_1跟Y的成分u_1相关程度最高，t_1对u_1解释能力最强。

获取成分t_1和u_1之后，使用t_1和u_1对原数据集X与Y进行表达，得到X对t_1、Y对u_1、Y对t_1的回归方程，如果精度满意，则算法停止；否则，使用X被t_1解释后的残差矩阵X_1、Y被u_1解释后的残差矩阵Y_1提取第二个成分t_2、u_2。如此迭代，直到精度满意。最终，自变量集合中共提取A个成分$t_1, t_2, \cdots, t_A (A \leq p)$，偏最小二乘回归将分别求每个因变量$y_k (k=1, 2, \cdots, q)$对$t_1, t_2, \cdots, t_A (A \leq p)$的回归方程。由于每个成分都可表达成原自变量$\{x_1, x_2, \cdots, x_p\}$的线性组合，因此，最终可表达成$y_k$关于原自变量$\{x_1, x_2, \cdots, x_p\}$的回归方程，求得回归系数。

2. 偏最小二乘回归步骤

（1）数据标准化　数据矩阵X为自变量矩阵，每行都代表一个样例，每列都代表一个维度的变量；数据矩阵Y为因变量矩阵。为数学推导方便，设X和Y标准化处理得到E、F，具体方法是对每个样本都做如下操作：将x_{ij}减去该维度变量的均值，再除以该维度的标准差。原始数据矩阵X标准化后，记为$E = (e_1, e_2, \cdots, e_p)_{np}$，原始数据矩阵$Y$标准化后，记为$F = (f_1, f_2, \cdots, f_q)_{nq}$。

（2）提取主成分　记t_1是E的第一个成分，找到投影方向ω_1使t_1满足：$\max(\text{var}(t_1))$，$t_1 = E\omega_1$，且$\|\omega_1\| = 1$。需要注意的是，投影方向ω_1是E新坐标轴的第一个轴。

记u_1是F的第一个成分，寻找投影方向v_1使u_1满足：$\max(\text{var}(u_1))$，$u_1 = Fv_1$，且$\|v_1\| = 1$。同样的，v_1是F新坐标轴的第一个轴。

若t_1与u_1需要携带X和Y中最多的数据变异信息，要求t_1与u_1的方差达到最大。与此同时，需要t_1与u_1解释能力最强，就需要t_1与u_1的相关程度最大化，即$\max(\text{r}(t_1, u_1))$。

综合上述描述，可得式9-3。

$$\begin{cases} \max(\text{var}(t_1)) \\ \max(\text{var}(u_1)) \\ \max(\text{r}(t_1, u_1)) \end{cases} \qquad (9-3)$$

从以上公式可知，需要求t_1与u_1的协方差达到最大（式9-4）。

$$\max(\text{cov}(t_1, u_1)) = \max(r(t_1, u_1))\sqrt{\text{var}(t_1)\,\text{var}(u_1)} \qquad (9-4)$$

将上述公式表示为求解目标函数的形式（式9-5）。

$$\begin{cases} \max_{\omega_1, v_1} < E\omega_1, Fv_1 > \\ \text{s.t } \|\omega_1\|^2 = 1, \|v_1\|^2 = 1 \end{cases} \qquad (9-5)$$

对于这个问题，采用拉格朗日乘子法求解（式 9-6）。

$$f = \omega_1^T E^T F v_1 - \lambda(\omega_1^T \omega_1 - 1) - u(v_1^T v_1 - 1) \tag{9-6}$$

其中，λ，u 为拉格朗日乘子。

对 f 分别求关于 ω_1，v_1，λ，u 的偏导且令其为 0（式 9-7）。

$$\begin{cases} \dfrac{\partial f}{\partial \omega_1} = E^T F v_1 - 2\lambda \omega_1 = 0 \\[2mm] \dfrac{\partial f}{\partial v_1} = F^T E \omega_1 - 2u v_1 = 0 \\[2mm] \dfrac{\partial f}{\partial \lambda} = -(\omega_1^T \omega_1 - 1) = 0 \\[2mm] \dfrac{\partial f}{\partial u} = -(v_1^T v_1 - 1) = 0 \end{cases} \tag{9-7}$$

由式 9-7 可推出式 9-8。

$$2\lambda = 2u = \omega_1^T E^T F v_1 = (E\omega_1)^T F v_1 = <E\omega_1, F v_1> \tag{9-8}$$

记 $\theta_1 = 2\lambda = 2u = (E\omega_1)^T F v_1$，则 θ_1 是优化问题的目标参数值。把式 9-7 中的前 2 个式子写成式 9-9。

$$\begin{cases} E^T F v_1 = \theta_1 \omega_1 \\ F^T E \omega_1 = \theta_1 v_1 \end{cases} \tag{9-9}$$

将上面组合式结合得式 9-10。

$$E^T F(\frac{1}{\theta_1} F^T E \omega_1) = \theta_1 \omega_1 \Rightarrow E^T F F^T E \omega_1 = \theta_1^2 \omega_1 \tag{9-10}$$

同理可得式 9-11。

$$E^T F F^T E v_1 = \theta_1^2 v_1 \tag{9-11}$$

可以看出，ω_1 是 $E^T F F^T E$ 特征值为 θ_1^2 的特征向量，因此 θ_1 是目标函数值，且为最大值。称 ω_1 是 $E^T F F^T E$ 的最大特征值 θ_1^2 的单位特征向量（列向量）。同理，v_1 是 $E^T F F^T E$ 最大特征值 θ_1^2 的单位特征向量（列向量）。

通过求得 ω_1 和 v_1 之后即可得到第 1 成分（式 9-12）。

$$\begin{cases} t_1 = E\omega_1 \\ u_1 = F v_1 \end{cases} \tag{9-12}$$

（3）主成分与变量之间的回归

建立 E、F 对 t_1、u_1 的 3 个回归方程。

$$\begin{cases} E = t_1 p_1^T + E_1 \\ F = u_1 q_1^T + F_1^* \\ F = t_1 r_1^T + F_1 \end{cases} \tag{9-13}$$

可得回归系数向量

$$\begin{cases} p_1 = \dfrac{E^{\mathrm{T}} t_1}{\|t_1\|^2} \\[2mm] q_1 = \dfrac{F^{\mathrm{T}} u_1}{\|u_1\|^2} \\[2mm] r_1 = \dfrac{F^{\mathrm{T}} t_1}{\|t_1\|^2} \end{cases} \qquad (9\text{-}14)$$

（计算方法：将 $E = t_1 p_1^{\mathrm{T}} + E_1$ 转置后右乘 $\boldsymbol{t}_1^{\mathrm{T}}$。）

其中 E_1、F_1^*、F_1 分别是 3 个回归方程的残差矩阵。

继续求成分，直到满足要求。

残差信息矩阵 E_1、F_1 取代 E、F，求第 2 个成分 t_2、u_2 和第 2 个轴 ω_2、v_2（式 9-15、式 9-16）。

$$\begin{cases} t_2 = E_1 \omega_2 \\ u_2 = F_1 v_2 \end{cases} \qquad (9\text{-}15)$$

$$\theta_2 = <t_2, u_2> = \omega_2^{\mathrm{T}} E_1^{\mathrm{T}} F_1 v_2 \qquad (9\text{-}16)$$

易知，ω_2 是 $E_1^{\mathrm{T}} F_1 F_1^{\mathrm{T}} E_1$ 最大特征值 θ_2^2 的特征向量（列向量），v_2 是 $E_1^{\mathrm{T}} F_1 F_1^{\mathrm{T}} E_1$ 最大特征值 θ_2^2 的特征向量（列向量），于是回归方程：

$$\begin{cases} E_1 = t_2 p_2^{\mathrm{T}} + E_2 \\ F_1 = t_2 r_2^{\mathrm{T}} + F_2 \end{cases} \qquad (9\text{-}17)$$

其中，回归系数向量：

$$\begin{cases} p_2 = \dfrac{E_1^{\mathrm{T}} t_2}{\|t_2\|^2} \\[2mm] r_2 = \dfrac{F_1^{\mathrm{T}} t_2}{\|t_2\|^2} \end{cases} \qquad (9\text{-}18)$$

（4）推导因变量之于自变量的回归表达式 如此经过（2）和（3）反复，若 E_0 的秩为 A（可以有 A 个成分），则可以求出式 9-19。

$$\begin{cases} E = t_1 p_1^{\mathrm{T}} + t_2 p_2^{\mathrm{T}} + \cdots + t_A p_A^{\mathrm{T}} \\ F = t_1 r_1^{\mathrm{T}} + t_2 r_2^{\mathrm{T}} + \cdots + t_A r_A^{\mathrm{T}} + F_A \end{cases} \qquad (9\text{-}19)$$

由于 $t_1, t_2, \cdots, t_A$ 都可以表示 $e_1, e_2, \cdots, e_p$ 的线性组合，那么自然还原成式 9-20 的形式。

$$y_k^* = a_{k1} x_1^* + \cdots + a_{kp} x_p^* + F_{Ak}, \quad k = 1, 2, \cdots, q \qquad (9\text{-}20)$$

其中：$a_{k1}, a_{k2}, \cdots, a_{kp}(k = 1, 2, \cdots, q)$ 为回归系数，F_{Ak} 为残差矩阵 F_A 的第 k 列。

（5）交叉有效性 在偏最小二乘回归中，交叉有效性是重要步骤。交叉有效性准则通常用于判断是否提取足够数量的成分。数据集 X 最多可提取 A(A = 秩($\boldsymbol{X}$)) 个成分，在多数情况下无需使用全部成分进行回归建模，可只选择前 m 个成分 $t_1, t_2, \cdots, t_m$ 构建模型。

m 值至关重要：取值过大时成分可能携带无关信息及噪声；取值过小时可能丢失数据集的变异信息。因此，在每轮成分提取计算中均需判断是否获得足够数量的成分。

那么，如何确定所应提取的成分个数呢？可通过交叉有效性确定，其计算公式见式 9-21。

$$Q_m^2 = 1 - \frac{\text{PRESS}_m}{\text{SS}_{(m-1)}} \tag{9-21}$$

上式中，PRESS_m 表示从所有 n 个样本点中舍弃第 i 个样本点之后，用剩余 $n-1$ 个样本点拟合出有 m 个成分的回归方程，再对第 i 个样本点进行回归预测，并得到在该样本点的拟合值 $\hat{y}_{mj(-i)}$，记 $\text{PRESS}_{mj} = \sum_{i=1}^{n} (y_{ij} - \hat{y}_{mj(i)})^2$ 为 y_i 的预测误差平方和，则 $\text{PRESS}_m = \sum_{i=1}^{p} \text{PRESS}_{mi}$ 是 Y 的预测误差平方和；$\text{SS}_{(m-1)}$ 是用所有 n 个样本点拟合出的包含 $m-1$ 个成分的回归方程的拟合误差平方和，更详细一点，记 $\hat{y}_{(m-1)ji}$ 为 y_i 在样本点 i 处的拟合值，$\text{SS}_{(m-1)j} = \sum_{i=1}^{n} (y_{ij} - \hat{y}_{(m-1)ji})^2$ 为 y_i 的拟合误差平方和，则 $\text{SS}_{(m-1)} = \sum_{i=1}^{p} \text{SS}_{(m-1)i}$ 是 Y 的拟合误差平方和。

交叉有效性是对新增成分能否对模型的预测功能有明显改进的判断指标。若 $Q_m^2 \geqslant 1 - 0.95^2 = 0.0975$，认为第 m 个成分加入对模型的精度有积极影响；若至少存在一个因变量 y_k，使 $Q_{mk}^2 \geqslant 0.0975$，则此时增加第 m 个成分，可以至少改进一个因变量的预测模型。

（6）模型评价　均方根误差常常作为模型效果评价的指标。

前文残差 $e_i = y_i - \hat{y}_i$，残差又称为预测误差。常用 MSE 表示均方误差，则有式 9-22。

$$\text{MSE} = \frac{1}{n} \sum_{i=1}^{n} e_i^2 = \frac{1}{n} \sum_{i=1}^{n} (y_i - \hat{y}_i)^2 \tag{9-22}$$

从式 9-22 可以看出，均方误差是残差平方和的平均值，它可以作为衡量观测值与估计值之间偏差程度的方法。

然而，为降低样本量和特征维度的影响，有学者提出另一种衡量观测值与估计值之间偏差程度的方法，称为均方根误差，常用 RMSE 表示（式 9-23）。

$$\text{RMSE} = \sqrt{\frac{\sum_{i=1}^{n} (y_i - \hat{y}_i)^2}{n}} \tag{9-23}$$

从式 9-23 可以看出，均方根误差是残差平方和的平均数（均方误差）的平方根，因此，式 9-23 又可以表示成式 9-24。

$$\text{RMSE} = \sqrt{\frac{S_{\text{SSE}}}{n}} \tag{9-24}$$

从数学性质上看，均方根误差优于残差平方和与均方误差，且应用范围较广。由于均方根误差可与标准差相类比，因而又被称为估计标准误差。标准差常用来衡量一组数据的离散程度，均方根误差则是衡量观测值与估计值之间的偏离程度。与标准差的原理一致，均方根误差的值越小，表明回归方程的预测能力越强，线性回归模型的效果也越显著。

3. 变量投影重要性

变量投影重要性指标（variable importance in projection，VIP）是一种衡量特征重要性的指标，它通过分析特征 x_j 在构造成分时所做的贡献，对特征的重要性进行分析。因为特征 x_j 通过成分 t_m 对 Y 进行解释，也就是说，当特征 x_j 在提取成分 t_m 时做了很大的贡献，而成分 t_m 对 Y 又有很强的解释能力时，则认为特征 x_j 是重要的，它对 Y 有强解释力。

特征 x_j 的 VIP 值定义为

$$\text{VIP}_j = \sqrt{\frac{p\sum_{m=1}^{h}\text{IA}(Y;t_m)w_{mj}^2}{\text{IA}(Y;t_1,t_2,\cdots,t_h)}} \tag{9-25}$$

式 9-25 中，p 表示 X 的特征个数，w_{mj} 表示第 m 主轴 w_m 的第 j 个分量，$\text{IA}(Y;t_m)$ 表示成分 t_m 对 Y 中所有特征的解释能力（interpret ability，IA），$\text{IA}(Y;t_1,t_2,\cdots,t_h)$ 表示成分 $t_1,t_2,\cdots,t_h$ 对 Y 中所有特征的解释能力。由于

$$\begin{aligned}\text{IA}(Y;t_m) &= \frac{1}{q}\sum_{i=1}^{q}\text{IA}(y_i;t_m) \\ &= \frac{1}{q}\sum_{i=1}^{q}\text{r}^2(y_i,t_m)\end{aligned} \tag{9-26}$$

$$\begin{aligned}\text{IA}(Y;t_1,t_2,\cdots,t_m) &= \sum_{m=1}^{h}\text{IA}(Y;t_m) \\ &= \frac{1}{q}\sum_{m=1}^{h}\sum_{k=1}^{q}\text{r}^2(y_i,t_m)\end{aligned} \tag{9-27}$$

$\text{IA}(y_i;t_m) = \text{r}^2(y_i,t_m)$ 表示成分 t_m 对 Y 中某个特征 y_i 的解释能力，$\text{r}^2(y_i,t_m)$ 表示 y_i 和 t_m 相关系数的平方。

将式 9-27 代入式 9-25，得

$$\begin{aligned}\text{VIP}_j &= \sqrt{\frac{p\sum_{m=1}^{h}\text{IA}(Y;t_m)w_{mj}^2}{\text{IA}(Y;t_1,t_2,\cdots,t_h)}} \\ &= \sqrt{\frac{p\sum_{m=1}^{h}\text{IA}(Y;t_m)w_{mj}^2}{\sqrt{\sum_{m=1}^{h}\text{IA}(Y;t_m)}}} \\ &= \sqrt{p\sum_{m=1}^{h}w_{mj}^2}\end{aligned} \tag{9-28}$$

w_{mj} 用于衡量特征 x_j 在提取成分 t_m 时所作出的贡献。可见，当 w_{mj} 取很大值时，说明特征 x_j 在提取成分 t_m 时作出了很大贡献，那么 VIP_j 有较大值，表示特征 x_j 的重要性高，因此VIP指标可以用来进行特征选择。

（三）基于偏最小二乘法的中药量效关系模型

本部分模型采用分析软件 SIMCA-P+ 12.0，对数据进行标准化处理，建立正交偏最小二乘法（OPLS）模型，输出 R2Y（cum）值、Q2（cum）值、CoeffCS 值、VIP 值，获得量效关系及变量重要性。R2Y（cum）表示模型对所有因变量 Y 变化的解释能力，Q2（cum）表示通过交叉验证可预测的因变量 Y 部分，这两个指标的最大值为 1，值越大通常表示模型解释能力较强；CoeffCS 值为回归系数，其绝对值最大值为 1，值越大通常表示作用越显著；VIP 值反映变量重要性，该指标的平均值为 1，值越大通常表示变量越重要。本部分以药效指标白细胞介素 –6（IL–6）为例。

1.R2Y(cum) 与 Q2(cum) 结果

R2Y（cum）与 Q2（cum）结果如图 9–7 所示，得到 R2Y（cum）值为 0.78326，Q2（cum）值为 0.651978，反映了模型具有较好的解释能力和预测能力。

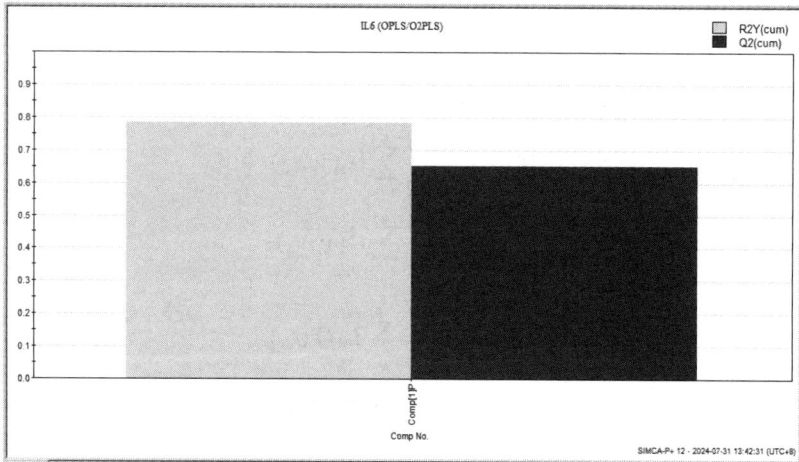

图 9-7　R2Y(cum) 与 Q2(cum) 结果

2. 协同系数（CoeffCS）结果

CoeffCS 值结果如图 9–8 所示，CoeffCS 表示药效成分对应的回归系数。药物成分 AE 的回归系数值为 –0.0143874，Emodin 回归系数值为 0.0487627，Rhein 回归系数值为 –0.0817528，Chrysophanol 回归系数值为 –0.0477247，EME 回归系数值为 0.104583，Magnolol 回归系数值为 –0.343004，Honokiol 回归系数值为 –0.388488，Hesperidin 回归系数值为 –0.306105，Hesperetin 回归系数值为 0.0393949。由此可得药效指标 IL–6 的量效关系式：IL–6=–0.0143874*AE+0.0487627*Emodin +(–0.0817528) *Rhein+(–0.0477247) *Chrysophanol+0.104583*EME+(–0.343004) *Magnolol+(–0.388488) *Honokiol+(–0.306105) *hesperidin+0.0393949*hesperetin，此处英文名称表示药效成分的测量值。

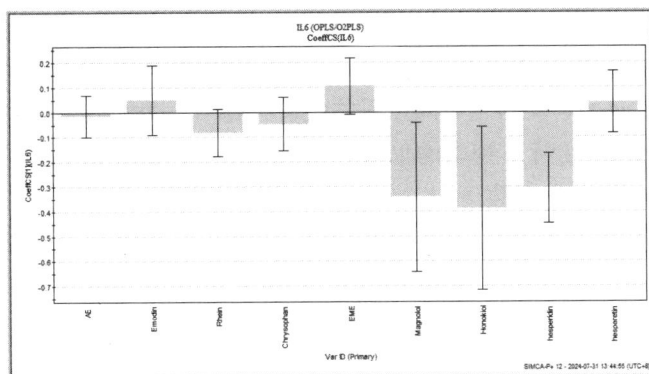

图 9-8　CoeffCS 值结果

3.VIP 结果

VIP 值结果如图 9-9 所示，其值反映了药效成分的重要性，VIP 值越大，表示越重要。Honokiol 的 VIP 值为 1.72969，Magnolol 的 VIP 值为 1.66969，Hesperidin 的 VIP 值为 1.58633，Rhein 的 VIP 值为 0.643375，Chrysophanol 的 VIP 值为 0.351626，EME 的 VIP 值为 0.267839，AE 的 VIP 值为 0.249995，Hesperetin 的 VIP 值为 0.161198，Emodin 的 VIP 值为 0.0779995。药效成分按重要性从大到小排序依次为 Honokiol、Magnolol、Hesperidin、Rhein、Chrysophanol、EME、AE、Hesperetin、Emodin。

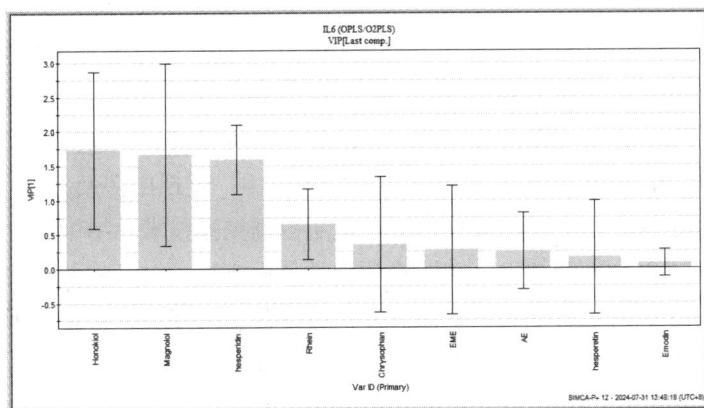

图 9-9　VIP 值结果

（四）结果

R2Y（cum）值为 0.78326，Q2（cum）值为 0.651978，反映模型具有较好的解释能力和预测能力，表示 OPLS 建模成功。在实际应用中，可以根据需要，依次提取主成分，从第一个主成分开始，观察 R2Y（cum）值、Q2（cum）值，选取结果较优时的模型。

回归系数（CoeffCS）表示药效成分对应的量效关系表达式中的回归系数，由于数据已标准化，药效成分对应的回归系数绝对值可反映其重要性；变量重要性投影值（VIP）同样用于评估药效成分的重要性。针对药效指标 IL-6，CoeffCS 值与 VIP 值均显示和厚朴酚（Honokiol）、厚朴酚（Magnolol）及橙皮苷（hesperidin）为关键药效成分。

偏最小二乘法是普通多元回归、典型相关分析和主成分分析三种方法的综合，属于多元校正方法中对变量约束较少的方法。这种灵活性使其适用于传统多元校正方法难以处理的场景，能有效解决自变量间多重共线性问题（正交偏最小二乘法可增强去噪能力），能较好地概括自变量系统中的信息，注重提取对因变量具有较强解释性的成分，允许在样本数量少于自变量数量的条件下进行回归建模，并具备线性和非线性建模能力。该方法适用于方剂的变量筛选、聚类判别、预测、实验结果分析及中药量效关系研究等领域。

第四节 中药复方配伍规律分析

一、中药复方配伍规律分析简介

药物配伍是中医遣方用药的主要形式，中药复方是药物配伍的典型应用。科学阐明中药复方疗效并优化复方配伍，对于中医药的守正创新具有重要意义。单味药是配伍的基础，药对是配伍基本的形式，方剂是复方临床应用的主要形式。中药复方配伍规律研究方法主要包括以下几个方面。

（一）文献研究

一些研究者通过国家专利数据库、文献和配伍实验开展复方配伍规律研究。例如，从历代典籍中收集用药方剂，利用频数分析、聚类分析、因子分析及关联分析，获取配伍相关的频繁项集，并对主要药物、药对、药组规律进行探讨。通过数据挖掘方法分析治疗特定疾病文献中的中药复方用药思路及配伍规律，发现用药及配伍多涉及补虚类、补益类、清热类、泻下类、活血化瘀类等。运用数据挖掘技术总结中药复方专利治疗特定疾病的配伍特点及用药规律，结合网络药理学分析方法，对高频药物治疗该疾病的潜在作用靶点及分子机制进行预测。根据复方中君臣佐使组方规律将各单味药重新配伍分组，测定主要成分，采用总量统计矩等方法进行定性定量分析。

（二）实验研究

综合应用数据挖掘、代谢组学、网络药理学等方法，通过宏观与微观相结合、定性与定量表征相结合的方法，发现疏肝药对和健脾药对含有不同的有效成分，可从不同层面、不同角度对逍遥散的抗抑郁作用产生不同程度的贡献。

（三）数据挖掘方法

有学者采用均匀设计－偏最小二乘回归建模（UD-PLS）的方法研究中药复方配伍规律，通过数学、系统科学、计算科学、非线性科学等多学科交叉融合手段，运用数学语言对中药复方配伍的相互作用效应进行定性和定量分析，建立针对中药复方药味多、相互作用复杂等特点的配伍规律研究方法。

二、关联规则在中药复方配伍关系分析方面的应用

关联规则是一种在大型数据库中发现变量之间有意义关系的方法。Apriori 算法是一种具有重要影响的挖掘布尔关联规则频繁项集的算法。本部分采用关联规则及 Apriori 算法，分析药物配伍之间的频繁关系，获得满足给定支持度和置信度的频繁项及关联规则，揭示中药配伍联用规律。

（一）中药复方配伍数据

中药复方配伍数据来源于中药百科全书数据库（The Encyclopedia of Traditional Chinese Medicine，ETCM），收录了 14 个补益药配方作为示例，包括阿胶补血膏、阿胶补血颗粒、阿胶补血口服液、阿胶当归合剂、阿胶颗粒、阿胶三宝膏、阿胶生化膏、阿归养血糖浆（当归养血膏）、补肾养血丸、当归补血丸、当归红枣颗粒、当归养血丸、当归益血膏。

（二）关联规则理论

1. 关联规则理论简介

关联分析的目的是挖掘隐藏在数据间的相互关系，即对于给定的一组项目和一个记录集，通过对记录集的分析，得出项目集中的项目之间的相关性。项目之间的相关性用关联规则来描述，关联规则反映一组数据项之间的密切程度或关系。

关联规则发现的主要对象是事务数据库。例如，超市前端收款机中收集并存储了大量数据。一般情况下，一个事务（记录）由如下几部分组成：事务处理时间、顾客购买的物品、物品的数量及金额，以及顾客的标识号（如信用卡号）等。

定义：设 $R = \{I_1, I_2, \ldots, I_m\}$ 是一组物品集，W 是一组事务集。W 中的每个事务 T 是一组物品，$T \subset R$。假设有一个物品集 A，一个事务 T，如果 $A \subset T$，则称事务 T 支持物品集 A。

关联规则的描述是如下形式的一种蕴含。

$A \Rightarrow B$ 或 $A \rightarrow B$

其中 A、B 是两组物品，且 $A \subset T, B \subset T, A \bigcap B = \phi$。

记 $P(A)$ 表示事务中出现物品集 A 的概率。

一个关联规则的属性主要通过以下两个参数进行描述。

（1）置信度（confidence） 设 W 中支持物品集 A 的事务中，有 c% 的事务同时支持物品集 B，则称 c% 为关联规则 $A \rightarrow B$ 的置信度。简单地说，置信度是指在出现物品集 A 的事务中，物品集 B 也同时出现的概率。计算公式为 $P(B \mid A)$。例如，购买面包 A 的顾客中有 70% 的人购买了黄油 B，则其置信度为 70%。

（2）支持度（support） 设 W 中有 s% 的事务同时支持物品集 A 和 B，则称 s% 为关联规则 $A \rightarrow B$ 的支持度。支持度描述了 A 和 B 这两个项集的并集在所有事务中出现的概率。计算公式为 $P(A \bigcap B)$。

例如，某天共有 1000 个顾客到商场购物，其中有 100 个顾客同时购买了面包和黄油，则关联规则的支持度为 10%。

2. 关联规则算法

关联规则的挖掘问题是在事务数据库 D 中找出具有用户给定的最小支持度（minsup）和最小置信度（minconf）的关联规则。因此，关联规则挖掘可分解为以下两个子问题：

利用支持度，找出存在于事务数据库中的所有频繁项集（常用项集或频繁集）。如果项集 X 的支持度 support(X) ≥ 用户给定的最小支持度 minsup，则称 X 为频繁项集（频繁集）。

利用置信度，通过大项集生成关联规则。对于每个大项集 A，若 $B \subset A, B = \phi$，且 confidence $(B \Rightarrow (A - B)) \geq \min conf$，则构成关联规则 $B \Rightarrow (A - B)$。

Apriori 算法是一种基于频繁项集理论的递推方法，其核心思想是通过逐层搜索从数据库中挖掘支持度与置信度不低于设定最小阈值和最小置信度阈值的关联规则。

Apriori 算法通常分为两步：基于支持度产生频繁项集；基于置信度产生强关联规则。其核心是基于支持度生成的频繁项集。

Apriori 算法的频繁项集性质：频繁项集的所有非空子集都必须是频繁的。

Apriori 算法采用逐层搜索的迭代方法，其频繁项集生成的核心思想及步骤如下。

先计算所有的 1– 项集（k– 项集指含有 k 个项的项集），记为 C_1。找出所有频繁的 1– 项集，记为 L_1。

根据常用 1– 项集确定候选 2– 项集的集合，记为 C_2。从 C_2 中找出所有的常用 2– 项集，记为 L_2。

再由常用 2– 项集确定候选 3– 项集的集合，记为 C_3。从 C_3 中找出所有的常用 3– 项集，记为 L_3。

如此迭代，直至无法生成新的候选项集。

一旦从数据库 D 中的事务中找出频繁项集，满足最小支持度和最小置信度的频繁项集可生成强关联规则。对于用户给定的置信度，条件概率的计算可用式 9–29 的项集支持度计数表示。

$$confidence(A \Rightarrow B) = P(A \mid B) = \frac{\sup port\_count(A \cup B)}{\sup port\_count(A)} \qquad (9\text{--}29)$$

关联规则如下。

对于每个频繁项集 l，产生 l 的所有非空子集。

对于 l 的每个非空子集 s，如果

$$\frac{\sup port\_count(l)}{\sup port\_count(s)} \geq \min\_conf \qquad (9\text{--}30)$$

则输出规则 "$s \Rightarrow (l - s)$"。其中，min_$conf$ 是最小置信度阈值。

（三）基于 Apriori 算法的中药配伍规律分析模型

本部分模型采用分析软件 IBM SPSS Modeler 14.1，并应用 Apriori 算法对补益药配方进行关联规则挖掘。

1. 关联规则的建模过程

IBM SPSS Modeler 14.1 软件采用数据流形式，通过选取数据源文件、导入数据、建立数据挖掘模型并进行结果展示。

IBM SPSS Modeler 14.1 主窗口如图 9-10 所示；数据流设置如图 9-11 所示，此步骤需注意将源图标、字段选项图标、建模图标依次拖入建模窗口并连接为数据流；导入数据源文件如图 9-12 所示，此步骤需注意正确选择文件类型、导入文件及工作表；读取数据如图 9-13 所示，此步骤需处理字段、测量和角色参数；模型字段设置如图 9-14 所示，因前一步角色操作中选择"两者"，界面默认两者均可作为前项与后项；模型参数设置如图 9-15 所示，模型模式设置如图 9-16 所示，关联挖掘模型运行结果如图 9-17 所示。

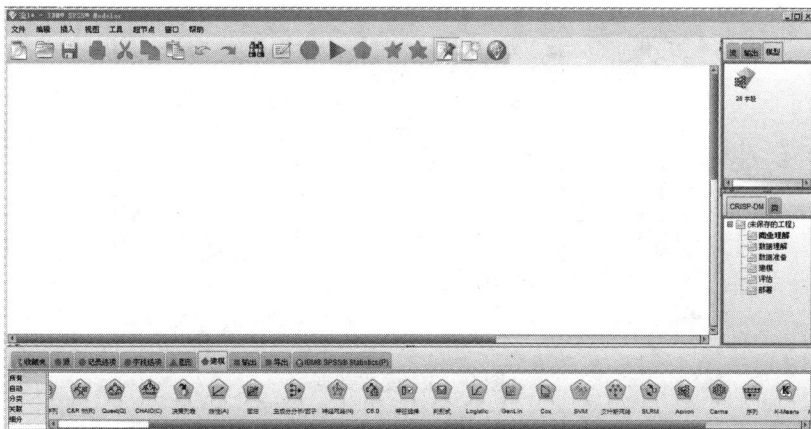

图 9-10 IBM SPSS Modeler 14.1 主窗口

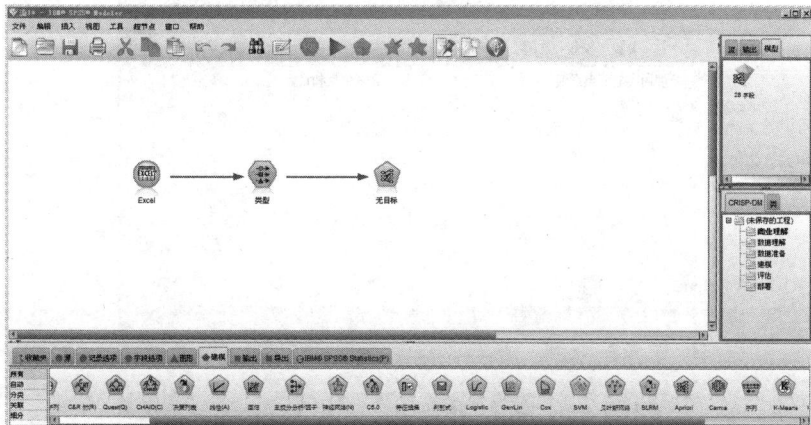

图 9-11 数据流设置

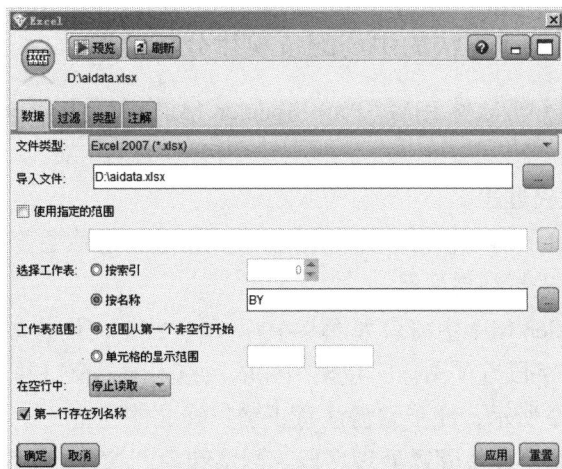

图 9-12　导入数据源文件

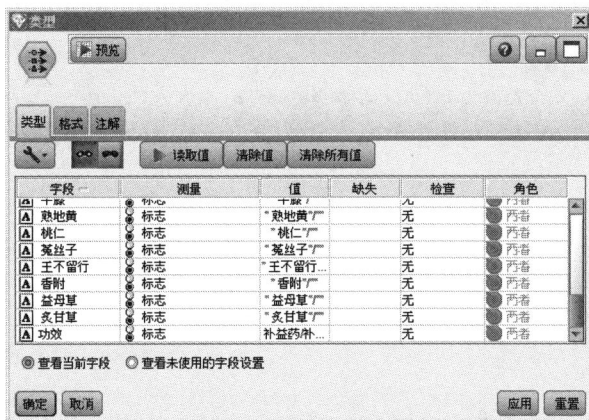

图 9-13　读取数据

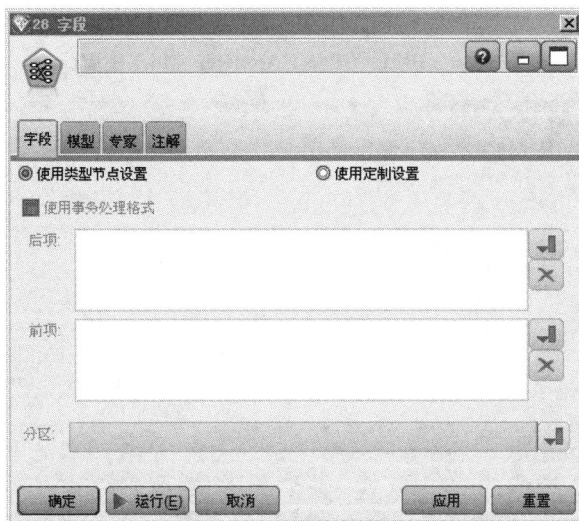

图 9-14　模型的字段设置

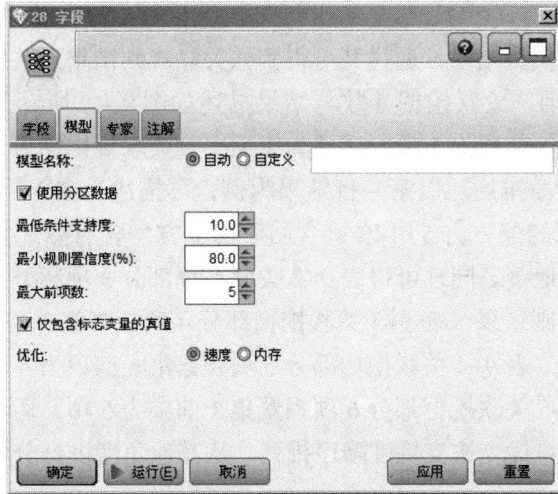

图 9-15 模型参数设置

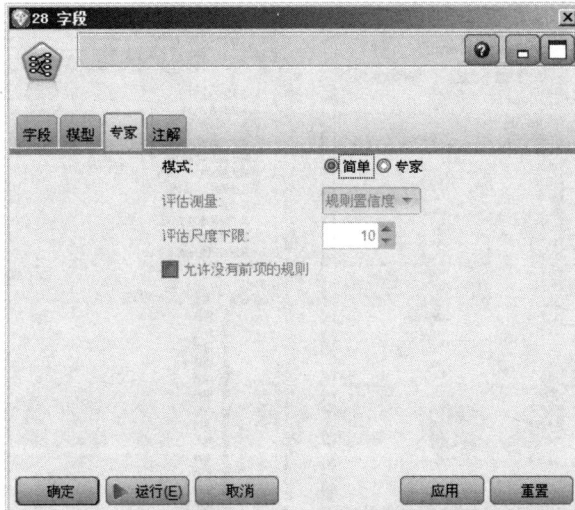

图 9-16 模型的模式设置

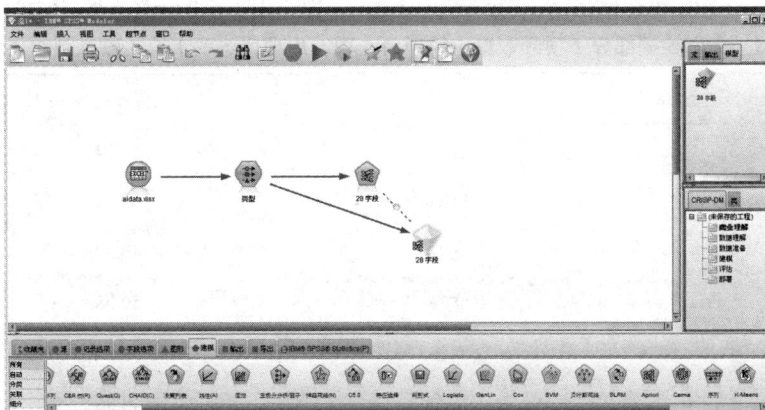

图 9-17 关联挖掘模型运行结果

2. 关联规则结果

图中橙色图标为模型结果，通过其可得到强关联规则结果。关联挖掘部分结果图形化展示如图 9-18 所示，关联挖掘参数与结果描述如图 9-19 所示。表 9-1 展示了关联挖掘部分 2 项频繁集（前项为 1 项，后项为 1 项）及关联规则结果，按置信度值降序排列，其次按支持度降序排列。以第一行结果为例，可描述为在 14 个补益药配方中，阿胶和熟地黄同时出现的配方占 57.14%，含阿胶的配方均含有熟地黄，表明配方中使用阿胶时通常会配伍熟地黄。同理可得表 9-2 关联挖掘部分 3 项频繁集（前项为 2 项，后项为 1 项）及关联规则结果，表 9-3 关联挖掘部分 4 项频繁集（前项为 3 项，后项为 1 项）及关联规则结果，表 9-4 关联挖掘部分 5 项频繁集（前项为 4 项，后项为 1 项）及关联规则结果，表 9-5 关联挖掘部分 6 项频繁集（前项为 5 项，后项为 1 项）及关联规则结果。根据需要也可优先按支持度降序排列，从其他角度进行分析。

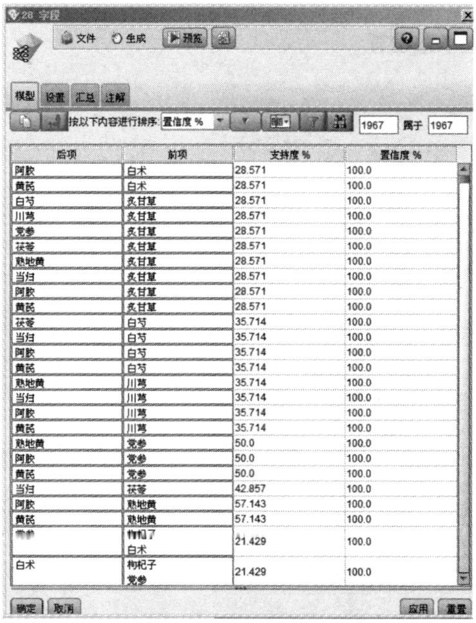

图 9-18 关联挖掘部分结果图形化展示

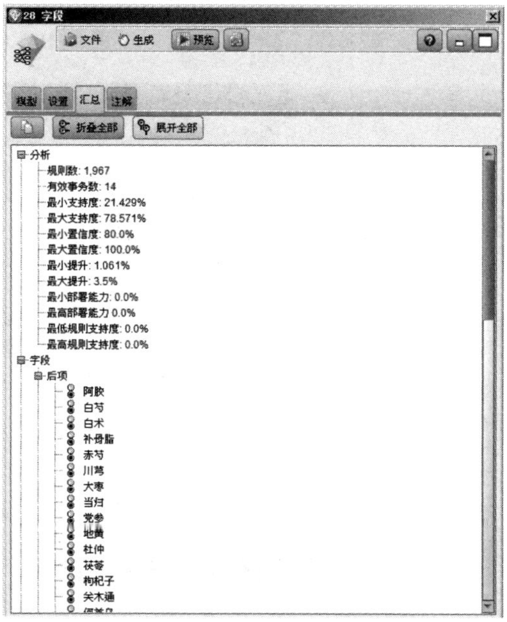

图 9-19 关联挖掘参数与结果描述

表 9-1 关联挖掘部分 2 项频繁集（前项为 1 项，后项为 1 项）及关联规则结果展示

后项	前项	支持度（%）	置信度（%）
阿胶	熟地黄	57.14	100
黄芪	熟地黄	57.14	100
熟地黄	党参	50.00	100
阿胶	党参	50.00	100
黄芪	党参	50.00	100
当归	茯苓	42.86	100

后项	前项	支持度（%）	置信度（%）
茯苓	白芍	35.71	100
当归	白芍	35.71	100
阿胶	白芍	35.71	100
黄芪	白芍	35.71	100
熟地黄	川芎	35.71	100
当归	川芎	35.71	100
阿胶	川芎	35.71	100
黄芪	川芎	35.71	100
阿胶	白术	28.57	100
黄芪	白术	28.57	100
白芍	炙甘草	28.57	100
川芎	炙甘草	28.57	100

9-2　关联挖掘部分 3 项频繁集（前项为 2 项，后项为 1 项）及关联规则结果展示

后项	前项	支持度（%）	置信度（%）
黄芪	熟地黄、阿胶	57.14	100
阿胶	熟地黄、黄芪	57.14	100
阿胶	党参、熟地黄	50.00	100
熟地黄	党参、阿胶	50.00	100
黄芪	党参、熟地黄	50.00	100
熟地黄	党参、黄芪	50.00	100
黄芪	党参、阿胶	50.00	100
阿胶	党参、黄芪	50.00	100
黄芪	当归、阿胶	42.86	100
当归	白芍、茯苓	35.71	100
茯苓	白芍、当归	35.71	100
阿胶	白芍、茯苓	35.71	100
茯苓	白芍、阿胶	35.71	100
白芍	茯苓、阿胶	35.71	100
黄芪	白芍、茯苓	35.71	100

续表

后项	前项	支持度（%）	置信度（%）
茯苓	白芍、黄芪	35.71	100
白芍	茯苓、黄芪	35.71	100
阿胶	白芍、当归	35.71	100
当归	白芍、阿胶	35.71	100
黄芪	白芍、当归	35.71	100
当归	白芍、黄芪	35.71	100
黄芪	白芍、阿胶	35.71	100
阿胶	白芍、黄芪	35.71	100
当归	川芎、熟地黄	35.71	100
熟地黄	川芎、当归	35.71	100
川芎	熟地黄、当归	35.71	100
阿胶	川芎、熟地黄	35.71	100
熟地黄	川芎、阿胶	35.71	100
黄芪	川芎、熟地黄	35.71	100
熟地黄	川芎、黄芪	35.71	100
阿胶	川芎、当归	35.71	100
当归	川芎、阿胶	35.71	100
黄芪	川芎、当归	35.71	100
当归	川芎、黄芪	35.71	100
黄芪	川芎、阿胶	35.71	100
阿胶	川芎、黄芪	35.71	100
当归	茯苓、阿胶	35.71	100

表 9-3　关联挖掘部分 4 项频繁集（前项为 3 项，后项为 1 项）及关联规则结果展示

后项	前项	支持度（%）	置信度（%）
黄芪	党参、熟地黄、阿胶	50.00	100
阿胶	党参、熟地黄、黄芪	50.00	100
熟地黄	党参、阿胶、黄芪	50.00	100
阿胶	白芍、茯苓、当归	35.71	100
当归	白芍、茯苓、阿胶	35.71	100

后项	前项	支持度（%）	置信度（%）
茯苓	白芍、当归、阿胶	35.71	100
白芍	茯苓、当归、阿胶	35.71	100
黄芪	白芍、茯苓、当归	35.71	100
当归	白芍、茯苓、黄芪	35.71	100
茯苓	白芍、当归、黄芪	35.71	100
白芍	茯苓、当归、黄芪	35.71	100
黄芪	白芍、茯苓、阿胶	35.71	100
阿胶	白芍、茯苓、黄芪	35.71	100
茯苓	白芍、阿胶、黄芪	35.71	100
白芍	茯苓、阿胶、黄芪	35.71	100
黄芪	白芍、当归、阿胶	35.71	100
阿胶	白芍、当归、黄芪	35.71	100
当归	白芍、阿胶、黄芪	35.71	100
阿胶	川芎、熟地黄、当归	35.71	100
当归	川芎、熟地黄、阿胶	35.71	100
熟地黄	川芎、当归、阿胶	35.71	100
川芎	熟地黄、当归、阿胶	35.71	100
黄芪	川芎、熟地黄、当归	35.71	100
当归	川芎、熟地黄、黄芪	35.71	100
熟地黄	川芎、当归、黄芪	35.71	100
川芎	熟地黄、当归、黄芪	35.71	100
黄芪	川芎、熟地黄、阿胶	35.71	100
阿胶	川芎、熟地黄、黄芪	35.71	100
熟地黄	川芎、阿胶、黄芪	35.71	100
黄芪	川芎、当归、阿胶	35.71	100
阿胶	川芎、当归、黄芪	35.71	100
当归	川芎、阿胶、黄芪	35.71	100
黄芪	茯苓、当归、阿胶	35.71	100
阿胶	茯苓、当归、黄芪	35.71	100
当归	茯苓、阿胶、黄芪	35.71	100

后项	前项	支持度（%）	置信度（%）
黄芪	熟地黄、当归、阿胶	35.71	100
阿胶	熟地黄、当归、黄芪	35.71	100

表 9-4　关联挖掘部分 5 项频繁集（前项为 4 项，后项为 1 项）及关联规则结果展示

后项	前项	支持度（%）	置信度（%）
黄芪	白芍、茯苓、当归、阿胶	35.71	100
阿胶	白芍、茯苓、当归、黄芪	35.71	100
当归	白芍、茯苓、阿胶、黄芪	35.71	100
茯苓	白芍、当归、阿胶、黄芪	35.71	100
白芍	茯苓、当归、阿胶、黄芪	35.71	100
黄芪	川芎、熟地黄、当归、阿胶	35.71	100
阿胶	川芎、熟地、当归、黄芪	35.71	100
当归	川芎、熟地黄、阿胶、黄芪	35.71	100
熟地黄	川芎、当归、阿胶、黄芪	35.71	100
川芎	熟地黄、当归、阿胶、黄芪	35.71	100
茯苓	炙甘草、白芍、川芎、党参	28.57	100
党参	炙甘草、白芍、川芎、茯苓	28.57	100
川芎	炙甘草、白芍、党参、茯苓	28.57	100
白芍	炙甘草、川芎、党参、茯苓	28.57	100
炙甘草	白芍、川芎、党参、茯苓	28.57	100
熟地黄	炙甘草、白芍、川芎、党参	28.57	100
党参	炙甘草、白芍、川芎、熟地黄	28.57	100
川芎	炙甘草、白芍、党参、熟地黄	28.57	100
白芍	炙甘草、川芎、党参、熟地黄	28.57	100
炙甘草	白芍、川芎、党参、熟地黄	28.57	100
当归	炙甘草、白芍、川芎、党参	28.57	100
党参	炙甘草、白芍、川芎、当归	28.57	100
川芎	炙甘草、白芍、党参、当归	28.57	100
白芍	炙甘草、川芎、党参、当归	28.57	100
炙甘草	白芍、川芎、党参、当归	28.57	100

后项	前项	支持度（%）	置信度（%）
阿胶	炙甘草、白芍、川芎、党参	28.57	100
党参	炙甘草、白芍、川芎、阿胶	28.57	100
川芎	炙甘草、白芍、党参、阿胶	28.57	100
白芍	炙甘草、川芎、党参、阿胶	28.57	100
炙甘草	白芍、川芎、党参、阿胶	28.57	100
黄芪	炙甘草、白芍、川芎、党参	28.57	100
党参	炙甘草、白芍、川芎、黄芪	28.57	100
川芎	炙甘草、白芍、党参、黄芪	28.57	100
白芍	炙甘草、川芎、党参、黄芪	28.57	100
炙甘草	白芍、川芎、党参、黄芪	28.57	100
熟地黄	炙甘草、白芍、川芎、茯苓	28.57	100
茯苓	炙甘草、白芍、川芎、熟地黄	28.57	100

表 9-5 关联挖掘部分 6 项频繁集（前项为 5 项，后项为 1 项）及关联规则结果展示

后项	前项	支持度（%）	置信度（%）
熟地黄	炙甘、白芍、川芎、党参、茯苓	28.57	100
茯苓	炙甘草、白芍、川芎、党参、熟地黄	28.57	100
党参	炙甘草、白芍、川芎、茯苓、熟地黄	28.57	100
川芎	炙甘草、白芍、党参、茯苓、熟地黄	28.57	100
白芍	炙甘草、川芎、党参、茯苓、熟地黄	28.57	100
炙甘草	白芍、川芎、党参、茯苓、熟地黄	28.57	100
当归	炙甘草、白芍、川芎、党参、茯苓	28.57	100
茯苓	炙甘草、白芍、川芎、党参、当归	28.57	100
党参	炙甘草、白芍、川芎、茯苓、当归	28.57	100
川芎	炙甘草、白芍、党参、茯苓、当归	28.57	100
白芍	炙甘草、川芎、党参、茯苓、当归	28.57	100
炙甘草	白芍、川芎、党参、茯苓、当归	28.57	100
阿胶	炙甘草、白芍、川芎、党参、茯苓	28.57	100
茯苓	炙甘草、白芍、川芎、党参、阿胶	28.57	100
党参	炙甘草、白芍、川芎、茯苓、阿胶	28.57	100

后项	前项	支持度（%）	置信度（%）
川芎	炙甘草、白芍、党参、茯苓、阿胶	28.57	100
白芍	炙甘草、川芎、党参、茯苓、阿胶	28.57	100
炙甘草	白芍、川芎、党参、茯苓、阿胶	28.57	100
黄芪	炙甘草、白芍、川芎、党参、茯苓	28.57	100
茯苓	炙甘草、白芍、川芎、党参、黄芪	28.57	100
党参	炙甘草、白芍、川芎、茯苓、黄芪	28.57	100
川芎	炙甘草、白芍、党参、茯苓、黄芪	28.57	100
白芍	炙甘草、川芎、党参、茯苓、黄芪	28.57	100
炙甘草	白芍、川芎、党参、茯苓、黄芪	28.57	100
当归	炙甘草、白芍、川芎、党参、熟地黄	28.57	100
熟地黄	炙甘草、白芍、川芎、党参、当归	28.57	100
党参	炙甘草、白芍、川芎、熟地黄、当归	28.57	100
川芎	炙甘草、白芍、党参、熟地黄、当归	28.57	100
白芍	炙甘草、川芎、党参、熟地黄、当归	28.57	100
炙甘草	白芍、川芎、党参、熟地黄、当归	28.57	100
阿胶	炙甘草、白芍、川芎、党参、熟地黄	28.57	100
熟地黄	炙甘草、白芍、川芎、党参、阿胶	28.57	100
党参	炙甘草、白芍、川芎、熟地黄、阿胶	28.57	100
川芎	炙甘草、白芍、党参、熟地黄、阿胶	28.57	100
白芍	炙甘草、川芎、党参、熟地黄、阿胶	28.57	100
炙甘草	白芍、川芎、党参、熟地黄、阿胶	28.57	100
黄芪	炙甘草、白芍、川芎、党参、熟地黄	28.57	100

（四）结果

通过 Apriori 算法结合分析软件 IBM SPSS Modeler 14.1，利用支持度获取频繁项集，再通过置信度生成关联规则，进而挖掘中药复方配伍规律。结果显示支持度值较低，可能与样本量（配方数量）相关，但置信度分析表明补益药配伍中存在部分高频组合，如熟地黄与阿胶、熟地黄与黄芪、党参与熟地黄、党参与阿胶、党参与黄芪、茯苓与当归、白芍与茯苓、白芍与当归、白芍与阿胶、白芍与黄芪、川芎与熟地黄、川芎与当归、川芎与阿胶、川芎与黄芪、白术与阿胶、白术与黄芪、炙甘草与白芍、炙甘草与川芎。这些规律为古籍及名医复方配伍研究提供了重要参考。需说明本研究仅基于有限样本进行方法学示例，结果不能代表全部配方规律，但可佐证本节方法有效性及中药复方配伍蕴含的丰富知识。

　　关联分析的目的是挖掘数据间的相互关系，关联规则反映一组数据项之间的关联程度。一个关联规则的特征主要通过支持度和置信度两个参数描述，Apriori算法是常用且具有代表性的关联规则挖掘算法，其核心思想是基于频集理论的递推方法，旨在从数据库中挖掘支持度和置信度均不低于设定最小支持度阈值和最小置信度阈值的关联规则。关联规则在中药领域应用广泛，常用于中药复方配伍规律分析。

思考题

1. 随机森林的基本原理是什么?
2. 偏最小二乘法有哪些优势?
3. 关联规则的基本原理是什么?
4. 什么是支持度?
5. 什么是置信度?

第十章　中药智能制造技术 ▷▷▷▷

中医药是中华民族创造的医学科学，是我国优秀民族文化中的瑰宝。数千年来，中医药在保障人民群众健康方面发挥着重要作用。随着中医药西医学、与现代加工业及数控技术的深度结合，利用机械设备代替手工进行药品加工已成为中药生产的常态。然而，中医药的传承与特性决定了其加工设备、加工方式和加工过程不能完全照搬西药生产设备的细节与参数。以临床常用中药片剂为例，其生产涉及流化床制粒、干法制粒机、混合机、压片机等多种设备，各类设备控制参数类型多样，制剂质量不仅与设备状态、关键部位参数控制有关，还与压片物料的流动性、含水量等性质密切相关。要保证中药制剂质量稳定，需在生产过程中严格遵循工艺标准，尽量减少人工操作（如取药、投料）以避免质量波动，并实时监控片重差异、压片压力等关键参数变化。由于缺乏智能检测技术，制剂质量监控仍依赖生产人员每隔 10～15 分钟进行抽检，存在质量波动性较大、工人劳动强度高、生产效率偏低等问题，这是制约中药制剂质量提升的重要因素之一。

实现中药制剂生产与管理的数字化、智慧化升级，使中药制剂的生产更加稳定、高效、可控，对于促进中医药事业的发展具有举足轻重的作用。通过人工智能技术对中医药制剂生产进行技术赋能，提高药品产能、保证药品质量，并降低生产成本，是中医药产业链各环节从业人员的共同目标。本章将从中药饮片的智能识别、中药智能煎煮、中药制剂智能制造三个方面入手，结合物联网技术、人工智能技术、大数据技术及数字孪生技术的实际应用案例，对中药智能制造进行探讨与阐述。

第一节　中药饮片图像智能识别

一、中药饮片概述

中药饮片是经过特定炮制处理的药材，能够直接用于中医诊疗或制剂生产。国务院办公厅印发的《"十四五"中医药发展规划》中明确提出要加强中药安全监管，提升中药产业发展水平，推动中医药事业高质量发展和走向世界。我国中医药文化历史悠久，中药材及饮片是中药产业的基石，其质量优劣直接关系到中药全产业链及中医药大健康产业发展。

当前，中药材及饮片市场中存在"劣币驱逐良币"现象，部分商家为追求利润，使用次品冒充优质药材，甚至以假药欺骗消费者。如以华南谷精草冒充谷精草、水线草冒充白花蛇舌草、委陵菜冒充白头翁。这些行为既损害消费者权益，又影响中药材及饮片市场健康发展。中药饮片真伪关乎用药安全，未经专业培训人员难以通过肉眼判断真伪，因此加强中药饮片鉴别工作，有助于提升中药材质量、强化市场监管、促进中医药事业发展。

此外，中药汤剂是中医临床最常用的剂型，随着科技进步，为提高生产效率与质量，许多中药生产企业采用智能煎煮技术实现自动化生产。然而在实际操作中，工作人员向设备投递饮片时，可能因人为失误或设备故障，导致煎煮组方与处方不符，进而影响中药疗效，甚至对患者健康造成不良影响。

中药饮片种类繁多，在临床中的应用较为广泛，然而其鉴别主要依赖专业人士的经验。传统中药饮片识别方法中，观察外部形态与色泽是重要环节之一，此外，审核作为保证安全性的必要步骤，对药房处方复核亦具有重要意义。辨识过程通常基于长期积累的经验，但人工鉴别方法易受主观因素影响且稳定性不足。因此，亟须通过人工智能技术解决中药饮片的鉴别问题。

二、数据集的收集与建设

为了确保数据集的质量和多样性，本部分采集了 10 种中药饮片图像并进行预处理操作。具体方法包括使用高清相机从不同角度拍摄中药饮片图像，以及通过 Python 网络爬虫技术从互联网获取图像资源。经过人工筛查和数据增强处理，有效扩充了数据集的规模和多样性，为后续深度学习模型训练建立了良好基础。数据集的构建过程主要包括数据采集、数据增强及数据划分环节。这些工作为深入探索中药饮片图像识别技术提供了必要支撑，对实现高效准确的中药饮片自动识别系统具有实践意义。

（一）数据采集

本部分中数据均拍摄于江西中医药大学岐黄国医书院，采用高清相机从不同角度拍摄得到，在确保图像质量的同时模拟了实际应用中可能遇到的多样化场景。每张图像包含饮片数量、图像分辨率、色彩不限。10 种中药饮片包括白术、槟榔、覆盆子、黄柏、黄芪、焦山楂、鸡血藤、连翘、鸡内金、藕节炭，如图 10-1 所示。在采集到的原始图像数据基础上，通过裁剪、归一化等预处理步骤，使数据更适合训练深度学习模型。此外，为增加数据多样性并降低过拟合风险，采用旋转、翻转等多种数据增强技术以提高模型泛化能力。

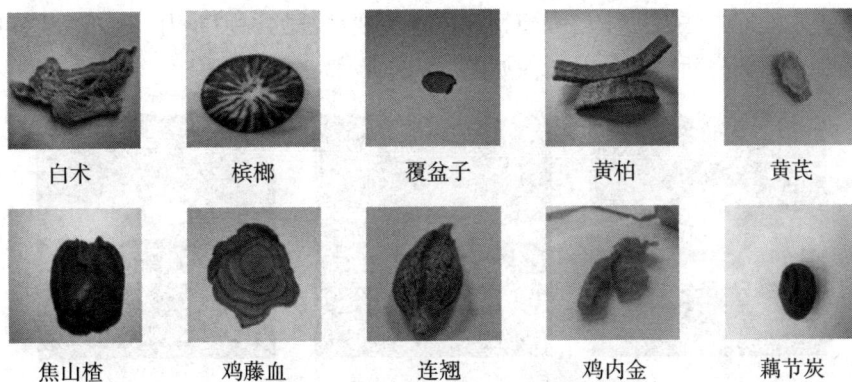

图 10-1 拍摄的中药饮片图像

为增加中药饮片图像的多样性，采用 Python 爬虫技术从互联网自动收集中药饮片图像。百度图片库作为图像资源来源之一，通过编写爬虫脚本可实现批量下载与中药饮片相关的图像数据。

最终得到 1595 张高质量的中药饮片图像，且包含不同的角度、光照和背景，极大地丰富了数据集，为后续的实验提供数据支撑。

（二）数据增强

帮助模型学习更多特征，提高泛化能力。然而，本案例构建的数据集仅包含 1595 张图像，样本量的局限可能影响模型对特征的充分学习，进而对分类性能产生影响。

为了解决这一问题，将对创建的数据集进行数据增强操作，旨在通过不同方式扩充数据集，使模型能够接触到更多样化的数据，从而提取到更丰富的特征。数据增强操作主要包括图像旋转、添加高斯噪声及图像翻转等。

1. 图像旋转

通过对图像进行随机角度的旋转，模拟物体在现实世界中可能出现的不同方向，这样的操作不仅丰富了数据的多样性，更为模型提供了从不同角度观察对象的机会，有助于模型学习到较为全面和深入的视觉特征，从而提高其对方向变化的鲁棒性。旋转后的图像如图 10-2 所示。

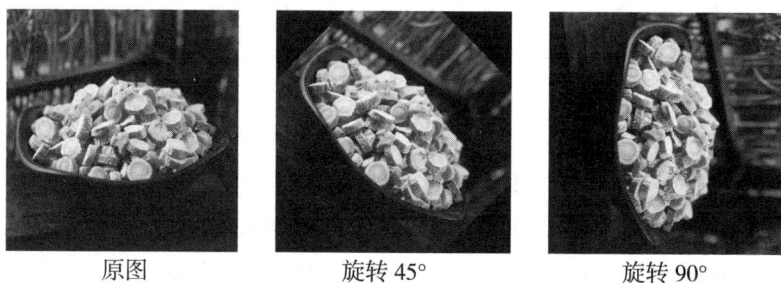

原图　　　　　　　旋转 45°　　　　　　　旋转 90°

图 10-2　图像旋转示例

2. 添加高斯噪声

高斯噪声是一种符合高斯分布的图像噪声，其像素值变化遵循正态分布特性。通过向图像中添加高斯噪声，可模拟真实世界中因光照变化或传感器缺陷等因素引起的图像质量下降。该处理方法有助于增强模型对图像主要特征的识别能力，提升算法对噪声干扰的鲁棒性。添加高斯噪声后的图像如图 10-3 所示。

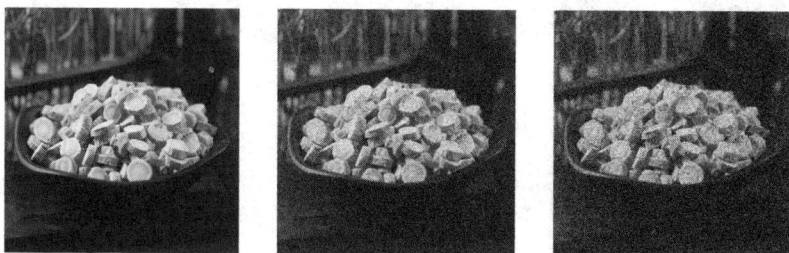

图 10-3　添加高斯噪声示例

3. 图像翻转

图像翻转包括水平翻转和垂直翻转，能够模拟图像的镜像视角，增加数据的多样性。水平翻转是图像在水平方向上的镜像反转，模拟物体在左右方向上的对称性变化。这种操作对于许多自然图像是合理的，因为在实际环境中，物体常以不同方向出现。通过水平翻转，模型可以学习对象在不同方向上的视觉特征，从而提高识别性能。垂直翻转是图像在垂直方向上的镜像反转，虽然在自然场景中相对少见，但对于某些特定任务或数据集仍具有一定价值。它可帮助模型适应更多样化的图像变化，提升对不同视角的适应能力。翻转后图像如图 10-4 所示。

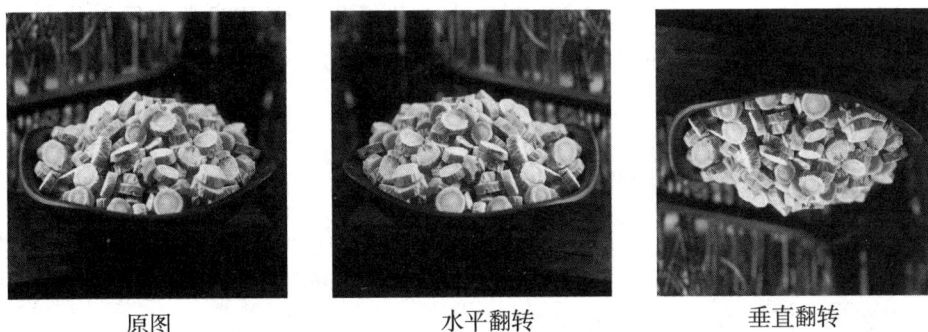

原图　　　　　　　　水平翻转　　　　　　　　垂直翻转

图 10-4　图像翻转示例

结合图像旋转、翻转和添加高斯噪声等数据增强手段，可以有效提高数据的多样性，使模型在训练过程中能够学习到更多可能的变化，有助于减少过拟合，提高模型的泛化能力。经数据增强处理后，数据集图像数量从原先的 1595 张扩充至 6380 张。这不仅显著丰富了数据集的多样性，还为深度学习模型提供了更加充足且多样化的学习材料，有助于模型更有效地学习和理解各种中药饮片的特征。中药饮片图像数量见表 10-1，每种中药饮片的图像数量经数据增强处理后均得到显著增加。这种变化不仅体现在图像数量的提升上，更体现在图像多样性的增强上。通过图像旋转、翻转和添加高斯噪声等操作，成功模拟了真实世界中图像可能出现的各种变化，使模型能够接触到更多样化的数据，从而提取到更加丰富的特征。

表 10-1　中药饮片图像数量表

中药饮片	数据增强前（张）	数据增强后（张）
白　术	143	572
槟　榔	162	648
覆盆子	173	692
黄　柏	157	628
黄　芪	147	588
焦山楂	156	624
鸡血藤	178	712

中药饮片	数据增强前（张）	数据增强后（张）
连　翘	144	576
鸡内金	165	660
藕节碳	170	680
总　数	1595	6380

在本案例的实验中，通过前期预实验训练集和测试集比例对模型预测性能的影响，最终采用 6:4 的比例划分训练集和测试集，其中训练集包含 3828 张中药饮片图像，测试集包含 2552 张图像。这种划分方式不仅有助于模拟实际应用场景中可能遇到的数据分布，还能够评估模型在较少的样本情况下的泛化能力。

三、中药饮片识别神经网络的设计与构建

中药饮片识别神经网络主要结构分为三个部分，分别为数据处理、神经网络模型和分类输出。本案例将使用 PyTorch 工具，以官方提供的卷积神经网络示例实现图像分类为例，讲解每个部分的具体组成和代码。

（一）数据处理

数据处理主要包括数据读取、数据预处理和构建神经网络数据。

（二）数据读取

datasets.ImageFolder() 在图像分类任务中是常用且简单的一个函数，其使用方法如下所示。

```
train_dataset = datasets.ImageFolder(root=os.path.join(image_path, "train"))
transform=data_transform["train"]
```

datasets.ImageFolder() 函数的说明文档如下。

```
class ImageFolder(DatasetFolder):
"""A generic data loader where the images are arranged in this way by default: ::

    root/dog/xxx.png
    root/dog/xxy.png
    root/dog/[...]/xxz.png

    root/cat/123.png
    root/cat/nsdf3.png
    root/cat/[...]/asd932_.png

This class inherits from :class:`~torchvision.datasets.DatasetFolder` sothe same
methods can be overridden to customize the dataset.

Args:
```

root (string): Root directory path.

　transform (callable，optional): A function/transform that takes in an PIL imageand returns a transformed version. E.g，"transforms.RandomCrop"

　target_transform (callable，optional): A function/transform that takes in thetarget and transforms it.

　loader (callable，optional): A function to load an image given its path.

　is_valid_file (callable，optional): A function that takes path of an Image fileand check if the file is a valid file (used to check of corrupt files)

Attributes:

classes (list): List of the class names sorted alphabetically.

class_to_idx (dict): Dict with items (class_name，class_index).

imgs (list): List of (image path，class_index) tuples
"""

该函数对数据集的数据格式要求如图 10-5 所示。

```
data/dogcat_2/
|-- cat
|    |cat.1001.jpg
|    |cat.1002.jpg
|    |cat.1003.jpg
|-- dog
|    |cat.2001.jpg
|    |cat.2002.jpg
|    |cat.2003.jpg
```

图 10-5　datasets.ImageFolder() 函数的数据集格式要求

（三）数据预处理

datasets.ImageFolder() 函数的 transform 参数可用于对输入数据进行预处理（原始图片作为输入，返回转换后的图像）。该参数通常定义如下。

```
data_transform = {
"train": transforms.Compose([transforms.RandomResizedCrop(224)
        transforms.RandomHorizontalFlip(),
        transforms.ToTensor(),
        transforms.Normalize((0.5，0.5，0.5)，(0.5，0.5，0.5))]),
"val": transforms.Compose([transforms.Resize((224，224)),
        transforms.ToTensor(),
        transforms.Normalize((0.5，0.5，0.5)，(0.5，0.5，0.5))])}
```

（四）构建神经网络数据

torch.utils.data.DataLoader() 函 数 接 收 Dataset 格 式 的 数 据 作 为 输 入， 生 成 DataLoader 迭代器，可实现多线程数据读取，并支持批量处理及数据打乱功能。代码如下所示。

```
flower_list = train_dataset.class_to_idx    # 对类别编号
train_loader = torch.utils.data.DataLoader(train_dataset)
batch_size=batch_size, shuffle=True,
num_workers=nw
```

（五）神经网络模型

神经网络模型构建时，关键方法之一是 forward()。该方法专门用于实现前向传播。计算流程会严格按照该方法的定义执行，因此神经网络模型的架构通常会在该方法内明确构建。演示代码如下所示。

```
def forward(self, x):
x = F.relu(self.conv1(x))    # input: 3,32,32; output:16,28,28
x = self.pool1x                 # output: 16, 14, 14
x = F.relu(self.conv2(x))       # output 32, 10, 10
x = self.pool2x                 # output32, 5, 5
x = x.view(-1, 32*5*5)    # output 32*5*5
x = F.relu(self.fc1(x))    # output 120
x = F.relu(self.fc2(x))    # output 84
x = self.fc3x    # output10
return x
```

forward() 方法具有优先执行的特性。当该模型类中包含多个方法时，若不指定调用方法，forward() 方法会被优先调用。完整模型代码如下所示。

```
class LeNet(nn.Module):
    def __init__(self):
    SuperLeNet，self.__init__
    self.conv1 = nn.Conv2d(3, 16, 5)
    self.pool1 = nn.MaxPool2d(2, 2)
    self.conv2 = nn.Conv2d(16, 32, 5)
    self.pool2 = nn.MaxPool2d(2, 2)
    self.fc1 = nn.Linear(32*5*5, 120)
    self.fc2 = nn.Linear(120, 84)
    self.fc3 = nn.Linear(84, 10)
    def forward(self, x):
```

```
x = F.relu(self.conv1(x))
x = self.pool1x
x = F.relu(self.conv2(x))
x = self.pool2x
x = x.view(-1, 32*5*5)
x = F.relu(self.fc1(x))
x = F.relu(self.fc2(x))
x = self.fc3x
return x
```

（六）模型回归

模型的参数回归通常通过梯度下降法实现，具体过程在此不作赘述。在图像分类任务中，模型参数回归主要包含两个环节：训练模型以优化参数，以及验证模型的参数优化性能，即训练模块与验证模块。

（七）训练模块

训练模块包含 4 个核心组成部分：模型预测、计算损失、反向传播和优化器，具体内容不做赘述。训练模块的代码如下所示。

```
net.train()
running_loss = 0.0
train_bar = tqdm(train_loader, file=sys.stdout)
for step, data in enumerate(train_bar):
    images, labels = data
    optimizer.zero_grad()
    outputs = net(images.to(device))
    loss = loss_function(outputs, labels.to(device))
    loss.backward()
    optimizer.step()
    running_loss += loss.item()
    train_bar.desc = "train epoch[{}/{}] loss:{:.3f}".format(epoch + 1, epochs, loss)
```

（八）验证模块

验证模块主要由模型预测和准确率计算组成。代码如下所示。

```
net.eval()
acc = 0.0
with torch.no_grad():
val_bar = tqdm(validate_loader, file=sys.stdout)
for val_data in val_bar:
```

```
val_images, val_labels = val_data
outputs = net(val_images.to(device))
predict_y = torch.max(outputs, dim=1)[1]
acc += torch.eq(predict_y, val_labels.to(device)).sum().item()
```

将本模型命名为 ResNet18_CBAM_Global，完整的网络模型代码和数据可在链接获得：

https://github.com/Wenhua-Zheng/Classification_demo

https://github.com/Wenhua-Zheng/Classification_demo/releases

四、中药饮片识别效果分析

本案例以中药饮片数据作为模型训练数据集，使用 AlexNet、VGG16、GoogLeNet、ResNet18 等经典网络模型与 ResNet18_CBAM_Global 网络模型进行中药饮片图像分类，各模型在数据集上的表现见表 10-2。

表 10-2　ResNet18_CBAM_Global 与经典模型对比

模型	准确率（%）	精确率（%）	召回率（%）	F1 得分（%）
AlexNet	90.31	90.66	90.32	90.49
VGG16	92.70	92.88	92.71	92.79
GoogLeNet	93.50	93.89	93.50	93.36
ResNet18	94.60	94.82	94.60	94.70
ResNet18_CBAM_Global	96.65	96.76	96.64	96.70

根据表 10-2 可以得出，所有模型的准确率、精确率、召回率、F1 得分均达到 90% 以上。其中 ResNet18_CBAM_Global 模型性能表现良好，准确率为 96.65%，精确率为 96.76%，召回率为 96.64%，F1 得分为 96.70%。这表明本次中药饮片图像识别任务已达到预期。

人工智能为中医药赋能具有重要意义。本节从中药饮片特性和发展现状入手，阐述中药饮片识别的重要性，并逐步演示中药饮片识别的基本流程。在技术研究基础上，推动研究成果向实际应用转化是重要方向。未来可开发集成中药饮片图像识别技术的软件系统，为中医药产业提供技术支撑，助力中医药现代化发展。

第二节　中医药方智能煎煮时间决策

一、中医药方煎煮概述

中药是我国医药宝库的重要组成部分，也是中医临床用药的主要形式和手段。煎煮是我国历史悠久且常用的传统制剂方法，起源于商代并沿用至今，具有服用方便、吸收快、载药量大、疗效显著等优点。其临床疗效与煎煮时间、方法及饮片质量等多种因素有关，其中煎煮时间是确保中药疗效的关键环节。煎煮时间不足，某些主要成分溶出不充分；煎煮时间过长，某些成分可能进一步发生变化而丧失药性。合理的煎煮时间能充分提取中药的有效成分，保持药效稳定，确保中药的安全性，并提高临床应用中的个体化治疗效果。

目前，关于煎煮时间的研究多集中在单一汤剂的煎煮工艺优化，通过理化实验确定较佳煎煮时间，过程耗时费力，难以在临床实践中应用于大量中药方剂。当前，智能化煎煮设备在中药煎煮中得到广泛应用，大多数医院和中药代煎中心配有智能煎药设备，但多数设备采用固定煎煮时间，无法反映不同中药方剂间煎煮时间的差异，难以实现个性化煎煮。此外，患者自行煎药时存在操作随意性，如固守"煎煮1小时"等观念。本案例采用的中医电子病历数据包含医生开具的中药方剂及对应煎煮时间，作为模型学习样本具有科学依据。

将自然语言处理领域的文本分类方法应用于中医药方文本中，通过深入分析不同中药的特征及其对煎煮时间的影响，并运用深度学习方法构建中医药方煎煮时间分类模型，有助于实现智能装备"一方一煎"的个性化煎煮方案。中药自动煎煮设备结构见图10-6。

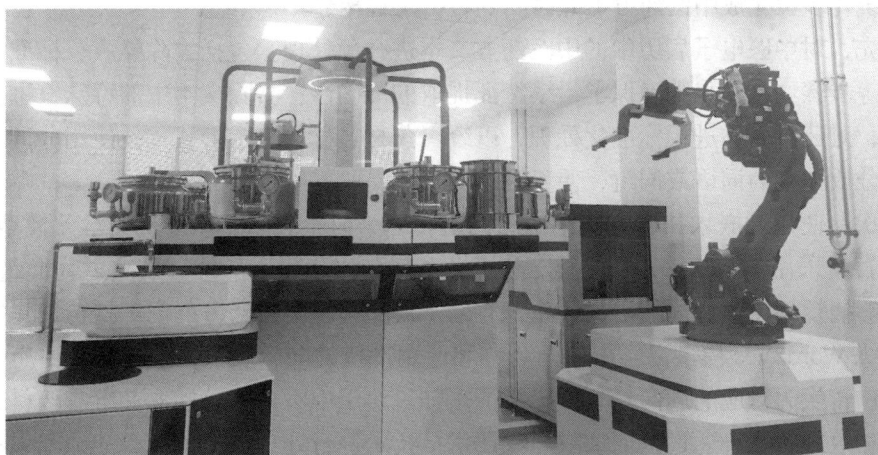

图10-6　中药自动煎煮设备示意图

二、中医药方数据集的选择和标定

本案例使用临床脱敏后的中医电子病历作为原始数据，该病历包含就诊编号、望诊、闻诊、脉诊、舌诊、证候结论及处方信息。由于本案例仅针对中医药方煎煮时间这一特定领域进行研究，故仅采集医师开具的处方数据，并对数据进行预处理：去除标点符号、剔除缺失值与无关数据，最终保留中药名称与煎煮时间信息，形成包含14478首中医药方的数据集，为后续研究提供数据基础，同时为探索中医药方煎煮时间与其他因素的关系提供支撑。

根据《医疗机构中药煎药室管理规范》相关规定，针对不同类别中药，煎煮时间存在相应标准。解表类、清热类、芳香类药物不宜久煎，煮沸后再煎煮15～20分钟；一般类药物煮沸后再煎煮 20～30 分钟；滋补类药物煮沸后，再慢煎 40～60 分钟。实际煎煮中，煎煮时间与规定标准可能因各种因素存在细微差异。为更好理解实际煎煮时间分布，基于已构建的 14478 首中医药方数据，将所含煎煮时间分为三个标签：标签 I（3～20 分钟）、标签 II（20～35 分钟）、标签 III（35～60 分钟）。该分类与煎煮规范标准一致，同时保持临床相关性，最终统计得到标签 I：4988 首、标签 II：5851 首、标签 III：3639 首。不同类别中医药方的煎煮时间分布情况较为均衡，可为临床实践提供参考依据。

三、中医药方的特征工程

中医药方是中医临床治疗的核心组成部分，通过多种药材的协同作用实现治疗效果。煎煮时间是影响中药疗效的重要因素之一。传统煎煮方法存在煎煮时间难以标准化和个性化的问题，这为中医药方的研究带来挑战。中医药方的煎煮时间与其疗效密切相关，因此合理控制煎煮时间至关重要。传统研究方法多集中于单一汤剂的煎煮工艺优化，但在处理大量中医药方时，这种方法效率较低。智能煎药设备虽已广泛应用，但其固定煎煮时间模式难以体现不同复方的差异性，导致个性化煎药需求难以满足。本案例通过系统化步骤完成中医药方煎煮时间的特征工程构建。

首先，对中医电子病历中的中医药方文本进行预处理，包括去除噪声、标准化处理和分词等步骤。这些步骤确保了后续特征提取的准确性：去除文本中的特殊符号和多余的空格；对药材名称进行标准化处理，以统一药材名称的表示形式；并使用分词工具将文本切分成独立的词语或词组，便于后续的特征提取。

其次，使用词嵌入技术将文本中的词语转化为向量表示，以便机器学习模型处理。具体而言，采用 Word2Vec 词嵌入技术，将中药名称和药用部位分别映射为向量表示。向量能够捕捉到词语之间的语义关系，有助于模型理解中医药方的内部结构。具体实现包括训练 Word2Vec 模型以学习中药名称和药用部位的向量表示，并将每个中药名称和药用部位转换为对应的词向量，形成特征矩阵。对于中医药方，提取其组成药材、药用部位及功效等特征，通过特征加权与特征拼接技术进行处理，形成更为准确和丰富的特征向量。例如，某些药材的特定功效在不同煎煮时间下表现存在差异，因此在特征加权时需考虑特性差异。具体步骤包括提取每个中医药方中的药材名称和药用部位，根据文献和专家知识为每种药材及药用部位分配不同权重，将药材和药用部位的特征向量进行加权处理，形成加权特征向量。

四、中医药方智能煎煮时间决策应用

TextCNN（Text Convolutional Neural Network）是由 Kim 首次提出的一种常用于文本分类任务的深度学习模型，其结构类似卷积神经网络。TextCNN 由输入层、卷积层、池化层及全连接层构成。输入层负责将文本数据映射为向量表示，卷积层通过卷积核提取文本的局部特征，池化层对特征进行降维处理。全连接层将压缩后的特征进行非线性变换，最终输出分类结果，其模型结构如图 10-7 所示。

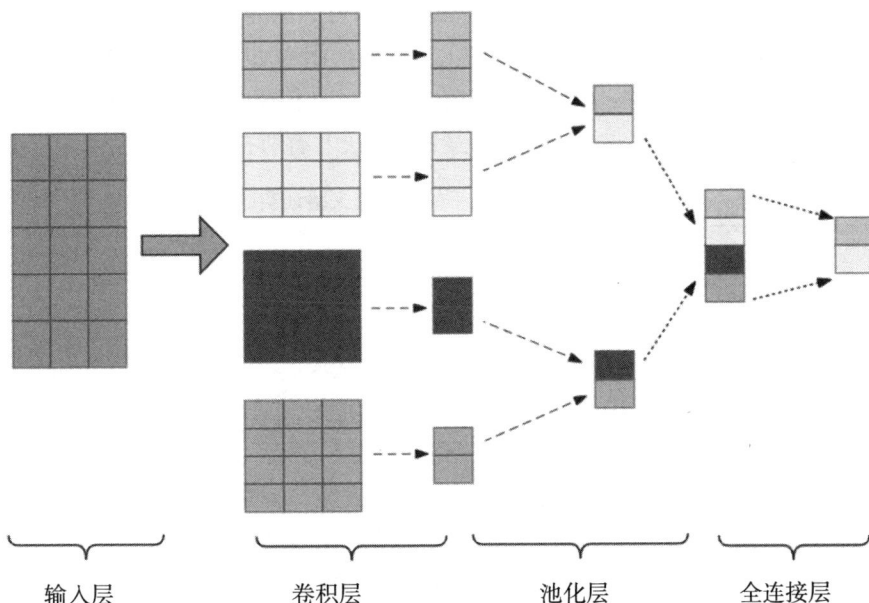

输入层　　　　卷积层　　　　池化层　　　　全连接层

图 10-7　TextCNN 模型结构图

在本案例中，通过使用改进的 TextCNN 模型进行研究，取得了中医药方煎煮分类的有效效果。

首先，通过特征工程获得的中药名称向量（方法Ⅰ）、中药名称与中药药用部位拼接向量（方法Ⅱ）、中药特征加权融合向量（本文方法）分别作为输入，这些向量包含中药及药用部位特征，为后续模型提供分类所需信息。

其次，对向量采用不同尺寸的卷积核进行滑动卷积操作，通过滑动卷积核提取中医药方文本中的向量特征。在 k-max 池化层中选取前 k 个重要特征值，捕获固定长度的高度相关局部特征。随后将提取的特征依次输入 3 个全连接层，在不同层次提取特征，通过学习不同权重和偏置实现特征的组合与互补。

最终，通过 softmax 函数输出分类结果。

实验显示，使用中药特征加权融合向量（本方法，Our method）作为输入，分类准确率较高（表 10-3），主要原因是中医药方文本与公共领域普通文本存在较大差异，仅使用中药名称编码的中药不能全面描述中药特征，因此通过将中药药用部位特征与中药名称特征加权融合，可以丰富中药特征表示，并最终结合各分类器提升预测模型的准确率。

表 10-3　不同向量输入对比实验

Model	Method Ⅰ			Method Ⅱ			Our Method		
	P	R	F1	P	R	F1	P	R	F1
TextCNN	0.7803	0.7743	0.7790	0.8073	0.8036	0.8062	0.8127	0.8115	0.8114

为验证所提出的中药特征加权融合方法的有效性，并消除数据划分的不稳定性与数据分布特异性对实验结果随机性的影响，本案例采用 10 折交叉验证进行训练，结果（P、R、F1）见表 10-4。本案例所提方法在全部 3 个性能指标上均取得较好验证分数，精确率、召回率及 F1 值均超过 0.8，较方法 I 和方法 II 有所提升。

表 10-4　不同输入下的十折交叉验证实验

方法	P	R	F1
Method I	0.7906	0.7865	0.7876
Method II	0.8097	0.8024	0.8052
Our method	0.8156	0.8125	0.8133

本案例主要探讨中药特征构建与煎煮时间分类模型，旨在解决中医药方煎煮时间分类问题，辅助医生及患者设定适宜煎煮时长。实验结果表明，该模型可为个性化与智能化的中药煎煮提供有效参考。中医药方的剂量使用、炮制方法及其升降浮沉等属性特征与煎煮时间存在相关性。后续工作中，可尝试构建新的中药功效特征，并通过数字化量化处理炮制方法及其他属性特征。

第三节　中药制造数字孪生与智能化

"新质生产力"已成中医药现代化产业发展中的热点词汇，"科技创新"正是其重要内涵，而大数据、数字化、智能化等创新技术的发展，也为中医药生产力变革带来发展机遇。随着科技进步和健康关注度提升，中药智造业作为集健康需求与科技创新于一体的新兴产业，正逐渐成为创业者和投资者关注的焦点。

近年来，现代中药领域已有领军企业将数智化技术应用于实际生产，在智能制造和精益生产方面持续投入。通过推进工艺优化、质量标准提升和生产过程数字化，将数字化技术贯穿药品全生命周期管理，有效提高生产效率并降低生产成本，构建形成以现代中药为核心的智能制造技术体系。本节内容从中药制药基本概念与现状切入，系统阐述中药智能制造中的数字基座构建、大数据可视化与数字孪生技术应用，以及智能制造与智能化管理 3 个核心模块。

一、制药行业的信息化、数字化与智能化概述

（一）基本概念

在了解中药智能制造之前，我们首先需要对 3 个基本概念有所了解，即数字化、信息化与智能化。简而言之：

1. 信息化

生产、管理过程中的业务元素以数据形式进行采集、流转、保存，并通过各种信息

系统加工生成新的信息资源，提供给各级各类人员以辅助决策，促进资源合理配置。在信息化阶段，核心工作主要体现在管理和生产环节的数据化，包括数据收集、数据清洗、数据标准化、数据结构化、数据业务流定制等。

2. 数字化

数字化是一种通过将数字技术整合到运营流程、产品、解决方案与客户互动中推动业务创新的战略。这种策略的重点是通过关注数字资产的创造与货币化过程，利用新技术带来的机遇及其对业务的影响。在数字化阶段，核心工作主要体现在数据流与业务流的高度整合。使用者能够通过数字技术手段快速提升办公效率、优化决策规划、降低产品成本、提高产品质量。

3. 智能化

智能化指事物在计算机网络、大数据、物联网和人工智能等技术的支持下，所具有的能满足生产需求的属性。在工业生产领域，智能化是建立在数字化基础上生产制备的全面升级。它意味着工业设备能通过智能技术的应用，逐步具备类似人类的感知能力、记忆与思维能力、学习能力、自适应能力和行为决策能力，按照与人类思维模式相近的方式，根据给定的知识与规则做出生产决策并付诸行动。

从上文可知，信息化、数字化、智能化三者是逐步演进的过程，是人类运用现代化科技手段不断提升生产力的探索实践。信息化、数字化、智能化的关联与关系如图 10-8 所示。

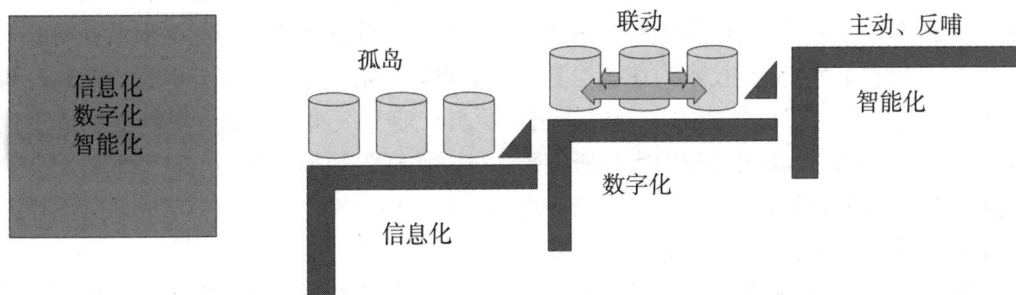

图 10-8　信息化、数字化、智能化的关联与关系

（二）国内外现状

1. 国际

欧美发达地区制药设备生产厂家较多。由于起步早、技术积淀深厚且应用经验丰富，这些企业往往具备为药厂提供整体解决方案的能力，如 IMA 公司、GEA 公司、BOSCH 公司等。此外还存在专注细分领域的专业生产公司，例如生产压片机设备的 FETTE 公司、KILIAN 公司、MANESTY 公司，以及生产制粒设备的 GLATT 公司等。这些企业普遍采用远程设备管理方案：通过互联网连接客户设备，对设备参数及运行监控指标进行远程操控，减少软件工程师和服务工程师的现场工作时间，如 IMA 公司和 GEA 公司的远程设备管理（RDM）解决方案。然而此类解决方案仍处于互联网应用的早期阶段，存在明显不足，例如仅能查看设备设定参数而无法识别真实故障点，且缺乏远程语音视频沟通及维护指导功能。随着互联网技术进步，部分专注虚拟现实（VR）和增强现实（AR）技术应用的非医药设备公司提供了新型技术解决方案。例如安比来科技 2019 年推出的"Remo+ 远程协作系统"通过增强现实（augmented reality，AR）技术实现远程工程师与现场维修人员的实时交互，借助 AR 标注功能指导实地操作；微软的 HoloLens 技术则通过混合现实（MR）眼镜实现远程工程师与现场人员的可穿戴设备交互。但虚拟现实、增强现实及混合现实技术对拍摄角度要求较高，其远程维护可行性依赖于 AR 眼镜能否正常清晰观测设备。此外超高带宽需求导致这些技术在厂房网络条件差、噪音干扰多等实际场景中易出现卡顿、停滞甚至宕机问题。同时由于科技公司缺乏制药行业专项研究，仅能提供通用机械加工方案，针对制药行业的定制化解决方案较少，涉及中药固体制剂设备的专项解决方案更为少见。

2. 国内

在信息技术主导的"中药工业 4.0"时代背景下，促进传统中药产业转型升级成为行业热点。在中药炮制生产过程中，电磁炒药机采用电磁加热技术、微电脑控温技术、智能补温技术及芯片植入技术，可将中药炒制工艺参数植入芯片，实现智能化批量生产与一键自动出料，并区分清炒、炭炒、辅料炒、麸炒、蜜炒、醋炒等多种加工方式，可替代传统加热方式，推动中药饮片标准化生产，同时保证生产过程稳定、安全、便捷且环保；在中药提取过程中，借助自动控制系统和在线检测系统，通过电子计算机或控制器实现生产自动化控制，结合传感器技术实时检测提取、浓缩、醇化、干燥等工艺参数，构建自动控制与实时监测的智能制造体系，有助于改善当前中药制剂水平存在的不足，利用传感器及大数据技术为在线检测信息采集提供基础支撑，提升中药智能制造体系的过程监控与反馈优化能力，为中药制剂原料产业升级奠定基础。在制剂制造过程中，天津天士力制药集团搭建数字化研究平台体系，通过数据系统和信息系统研发高速微滴丸工艺与成套智能设备，监测制剂成型稳定性与均匀性，如采用工业成像与图像识别技术对滴制丸剂形态进行实时分析，精准判定工艺终点。

我国制药设备企业数量、产品品种、规格、产量等均在国际上占有优势，但产品性能的稳定性、精密度、耐用性和创新性与发达国家相比仍存在明显差距。目前，国内实现制药设备生产全过程数字化的企业较少，建有数字化仿真车间的企业则更为有限。多数企业因生产任务压力，主要关注设备的机械质量和运行可靠性。一线主流技术在中药制造领域的应用尚处于蓝海阶段。因此，通过现代信息技术为中药制剂生产设备赋能，实现生产过程的数字化管理，既是所有中药设备制造厂商的期待，也是中药行业升级换代的迫切需求。

（三）中药制剂智能化阻碍因素分析

1. 制药企业销售稳定、利润有保障，改革突破的积极性不强

国内医药企业多为国有企业，且均有大单品作为主力产品在市场销售。销售渠道稳定、利润有保障，甚至存在供不应求的情况。因此，对于绝大多数医药企业而言，保生

产、抓销售仍是其主要工作任务。对于投入成本较高且存在创新风险的数字化改造，其积极性不高，改革意愿不强。

2. 国外相关医药企业技术封锁，设备的智能化、数字化改造成本较高

国内大部分医药企业在建设初期，由于国产设备在精度与耐久性方面与国外产品存在差距，普遍采用进口设备。然而，国外企业对数字化技术实施严格封锁。以中药压片机为例，单台设备采购价格约为 80 万元，但开放全部数字化接口所需的软件授权及使用费用高达 3000 万元。如此高昂且短期内难以见效的技术改造成本，对中药制剂设备的数字化转型形成显著制约。

3. 缺乏平台，难以集工艺、设备、制剂 3 方面人才开展协同攻关工作

中药制剂设备的数字化转型需要工艺、设备、制剂 3 方面人才开展协同攻关，缺一不可。虽然在中医中药领域，全省有专门平台进行医、药、病方面的专项研究，但在数字化中医药方面尚缺少平台、缺少针对性攻关项目。

二、中药制造数字底座的设计与建设

（一）数字底座简介

数字底座指基于数字化技术与互联网技术，通过传感器、网络通信等手段将现实世界中的事物及数据转化为数字形式，进而实现实时监测、管理和控制的设施体系。数字底座能够提供精准数据支持，促进信息共享与交互，助力各领域数字化转型。

数字底座与其他层级的关系如图 10-9 所示，展示了数据底座及其在智能制造体系中的层级位置。从图中可知，数字底座应至少包含以下 4 个方面的内容：

1. 云计算平台

数字化底座需要一个云计算平台来存储和处理数据。这个平台可以是私有云、公有云或混合云。它应该能够提供高可用性、弹性和安全性，以确保数字业务能够顺利运行。

2. 数据存储和管理

数字化底座需要一个可靠的数据存储和管理系统，以确保数据的完整性和可用性。这个系统应当能够支持不同类型的数据，包括结构化数据、半结构化数据和非结构化数据，并具备良好的可扩展性和定制性。

3. 数据集成和处理

数字化底座需构建数据集成与处理系统，以便将多源数据汇聚至统一平台，并完成数据解析及深度挖掘。该系统需具备实时数据流处理能力，从而辅助动态分析及临床决策支持。

4. 安全与风险管理

数字底座需配备安全与风险管理系统，以确保数字业务的安全性和可靠性。该系统应能提供多层次安全控制与风险评估，从而保护数字资产及用户隐私。

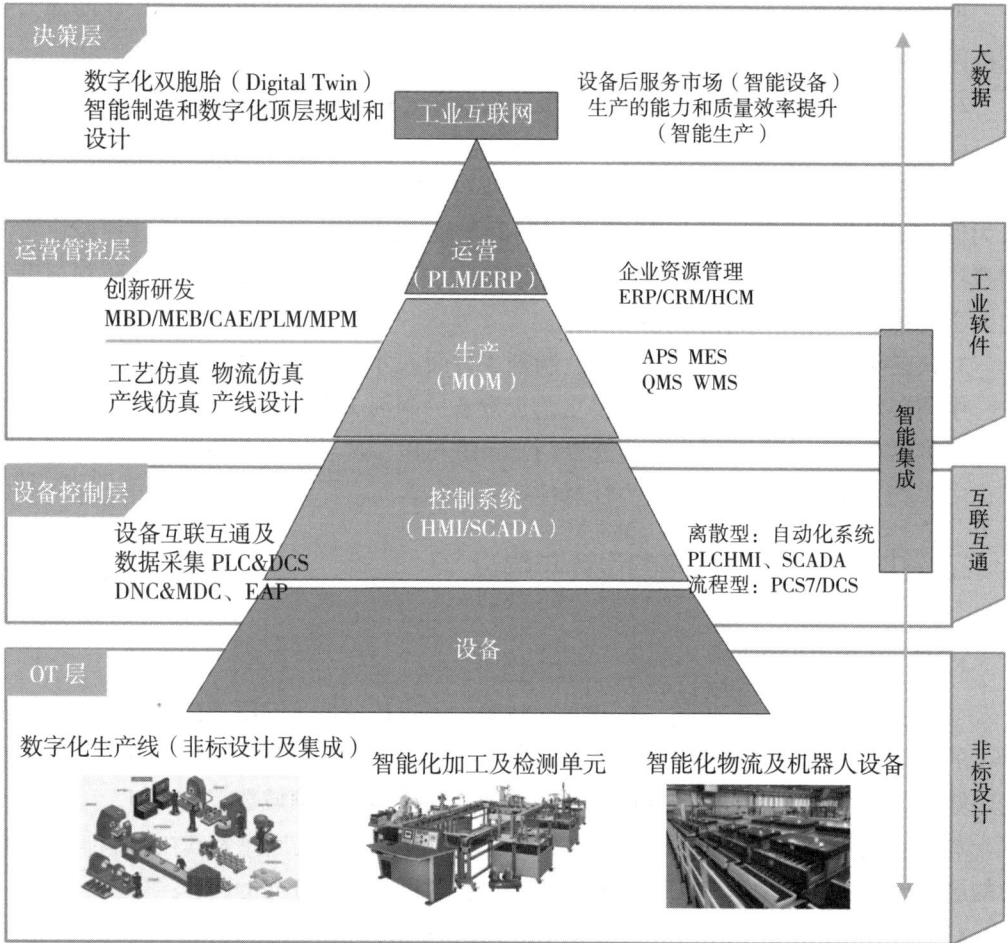

图 10-9　数字底座与其他层级的关系

　　数字基座的主要目的是实现生产、管理过程中各环节的数据采集与存储。对于中药制剂生产而言，从中药制剂特性与生产工艺角度看，需充分利用现代信息技术手段，研究中药制剂充填工艺及设备关键数据采集与监控的技术装置，实时检测和调控与制剂关键质量属性密切相关的关键工艺参数及设备功能参数，对制剂设备进行科技赋能；从中药制剂生产及精细化管理角度看，受限于国外设备的技术保护措施，中药制剂压片过程产生的大量生产数据难以有效收集保存，更难实现生产工艺与设备数据的有机结合与迭代优化。而这些信息是进一步优化生产工艺、处方设计，以及开发适合中药特点的制剂设备的基础。基于上述分析，中药智能制造数字基座的设计研发需重点解决以下两大问题。

　　（1）如何选定中药制剂设备的重点监控部位和中药制剂重点监控指标　选择重点设备部位进行监控时，利用尽可能少的设备参数全面描述设备生产过程，这对设备改造成本、数据存储空间要求和应用程序并发处理都至关重要。这需要首先对中药制剂设备进行重点分析，结合设备运维经验，进而确定压片机的重点监控部件及需重点关注的生产环境参数（如湿度、温度等）。

（2）如何实现数据的实时、无损存储　设备生产过程数据具有数据量大、并发性高、不可缺失等特点，如何在避免影响数据采集的同时防止服务器负载超限，是生产过程数据上云及进一步实现数据价值挖掘的关键问题。一般而言，利用云端与边端的各自优势，实现数据的实时与无损存储是较为可行的选择方式。

（二）中药制造数字底座的设计

数字化底座设计过程中两大研究内容之间的关联如图 10-10 所示，该图列举了需要解决的两大核心问题及其相关子问题。具体解决方案如下。

1. 中药制剂设备数字化改造

以中药制剂设备为例，结合设备维护保养及制剂质量管控经验，研究并明确特定型号制剂设备的关键部件、需采集的生产参数、重点监控指标及其采集频率。

（1）制药设备重点监控部位及参数选择　中药制药设备属于精密机械加工设备，其组成零件多且复杂，故障点难有规律可循，故障发生时间、发生点与生产环境密切相关。在设计研发过程中，从中药制剂质量控制经验、设备运行维护经验及生产工艺管控经验 3 个方面着手，选择重点设备部位进行监控，并以中药固体制剂制造技术国家工程研究中心现有国产化制剂设备为蓝本进行数字化改造与升级，实现设备重点部件的数据采集与监控。

（2）设备生产过程数据监控指标设定　每台设备在生产过程中需监控的指标众多，监控频率因指标重要性不同而差异较大。部分指标需实时采集，要求秒级采集与监控；部分指标虽重要却无需实时监控。设定设备指标的监控频率与存储频率，不仅影响数据存储量，更是高并发"写"策略设计的前提，其设置直接关系到设备数字孪生应用的可行性。

2. 设备数据采集与存储策略研究

以中药制剂设备为例，高并发、海量的设备生产数据实现无损高效存储，是后续所有数据应用与分析的前提。项目将采用边缘端与云端相结合的方式，以满足数据实时应用与长期存储的需求。

（1）生产过程数据"边端"实时存储　中药制剂设备生产运行参数类型多（每个监控部位有 10 余种参数，每种中药制剂监控指标亦达 10 余种）、采集频率密集（基本为秒级数据采集）、单点并发量高（所有在用设备的监控指标数以千计），若所有设备集中向服务器写入数据，可能导致服务器拥塞甚至宕机。在具体操作时，可通过增加边端设备，将可编程逻辑控制器（programmable logic controller，PLC）数据进行短时实时存储，即在既有制剂设备基础上配置"简配电脑"。

（2）生产过程数据"云端"永久存储　中药制剂设备在生产过程中将产生海量过程数据，边端的"简配电脑"无法实现海量数据的长期存储。通过实现边端"简配电脑"与云端"高频服务器"的有机整合，可完成边端数据定时向云端的发送与存储。该方案既可解决海量数据的存储空间问题，也能应对高并发、高频次"写"操作需求。

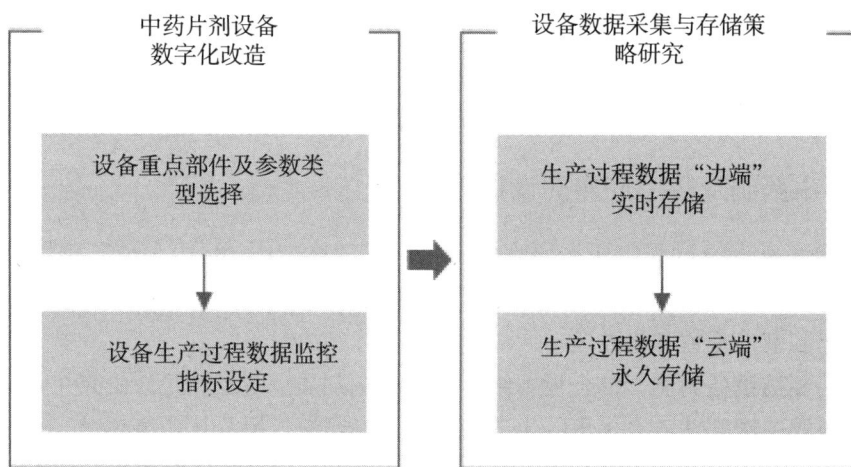

图 10-10　数字化底座设计过程中两大研究内容之间的关联

三、中药制造过程的数据可视化与数字孪生应用

设备的数字化能够使各级生产管理人员对设备运行情况有全面、直观的了解。将生产工艺数据与设备运行数据有机结合，可进一步实现生产数据的价值挖掘与深度应用。中药制造过程的数字孪生与大数据可视化主要包含两方面内容。

（一）设备生产过程大数据可视化

通过对片剂设备关键指标的监控，实现符合中药生产特点并满足中药片剂个性化需求的设备数据采集与监控系统（SCADA）可视化应用。

（二）"设备+工艺"的数字孪生应用

将生产工艺和设备数据进行有机结合是对生产数据的深化应用，从工艺角度对设备数据进行利用与分析，可为药品质量提供"实时技检"支持，是中药制剂数字化生产进一步研究和技术攻关的重点。该内容的核心在于如何建立工艺和设备参数的阈值，以及多参数融合的综合判定标准。这是目前数字孪生应用的主要探索性工作，也是对数据价值挖掘后的主要应用成果。

中药制造过程的大数据可视化从规模级别而言可分为三级，即整厂级大数据可视化、车间级大数据可视化和设备级大数据可视化。

四、中药制造过程的智造单元的设计与智能化管理

智能生产单元是一种模块化、集成化、互联互通的数字工厂实践模式，可定位为数字化工厂的基本工作单元。针对中药制剂行业离散加工场景，通过将功能相近的加工设备与辅助设备进行模块化、集成化、一体化改造，实现数字化工厂各项功能的接口互联，形成具备多品种小批量（单件）产品生产能力的组织模块。

（一）为什么要推行智能生产单元

1. 保护前期投资，延续管理理念

智能生产单元的基本价值观是，工厂现有的投资需要得到有效保护与合理延续。这意味着既往投入的设备等资产在未来可被重复使用。一方面，生产自动化的柔性显著提升；另一方面，智能生产单元可将车间人工作业单元作为能力中心，整合纳入车间或公司的智能生态系统。由于重用性提高，既有设备的投资能够得到有效保护，而在整体智能生态下，现场设备的效率和效能也能有效提升。这种运维方式通过智能生产单元实现，体现了自动化、模块化与数字化的协同效应。

2. 自由组合生产设备，灵活满足生产需求

通过硬件、软件和模块化组合，智能单元可实现自由配置，形成分区域、分阶段、分设备的在线切换模式，对同一工厂内不同设备或同一条产线的设备进行"设备解列"与"设备入列"操作，从而适应不同生产需求。

3. 实现生产过程的"全感知、全连接、全场景、全智能"

"智能生产单元"作为数字化工厂的最小单元，实现了功能结构模块化、场景异构柔性化、数据输出标准化、软硬件一体化，为制造行业数字化转型提供了低门槛、低风险、低成本的转型升级路径，能够实现新老设备及生产全流程的实时监控，通过数字化技术助力企业智能制造转型升级。

（二）如何通过信息技术手段实现智能制造单元

智能制造单元的建设是一项复杂且专业技术要求较高的工作，对实施工程师的专业技能有较高要求。但这并不影响我们对其工作原理的理解与掌握。本部分将以智能压片机为例，阐述压片智能单元的设计与实现原理。

1. 现状分析

中药片剂是临床使用最多的一种剂型，压片机作为片剂不可或缺的生产工具，各中药片剂厂商均有配置。同时，各中药片剂厂商因业务发展、工艺优化、质量要求提高等需求，会在不同时期购进不同供应商的压片机，生产车间压片机的新老年限跨度可达10年、10余年，甚至数十年。生产管理过程中，每一批压片机均需配备相应人员进行操作与维护，特别是老式机器运维成本居高不下，且存在技术人员断层现象。

2. 需求分析

将不同年代、各型号压片机设备进行统一化与数字化管理。管理人员可远程直观查看压片机运行参数并进行异常分析，同时可设定设备核心运行指标的阈值参数，当监测值超出阈值时触发生产预警。对于部分可调控指标，设备可实现自动参数调整，确保片剂生产参数维持在合理阈值范围内。

3. 数字化改造

数字化改造的目的是将新、老设备进行标准化数据采集，构建统一的数据层，以实现规范化的集中管理平台。在设计过程中需要根据管理和生产两方面需求，针对性地对设备运行参数、生产环境参数及能源参数进行提取，通过各类传感设备（如压力传感器、电流传感器、温度传感器、湿度传感器等），将数据实时上传至数字化应用服务器。

4. 智能化设计与实现

智能单元的设计与智能化管理一般分为 3 个阶段，即设备的数字化改造、生产运行过程的数据存储、数智化应用研发，以智能压片机的综合应用为例进行构建演示。压片智能单元构建示意图如图 10-11 所示。

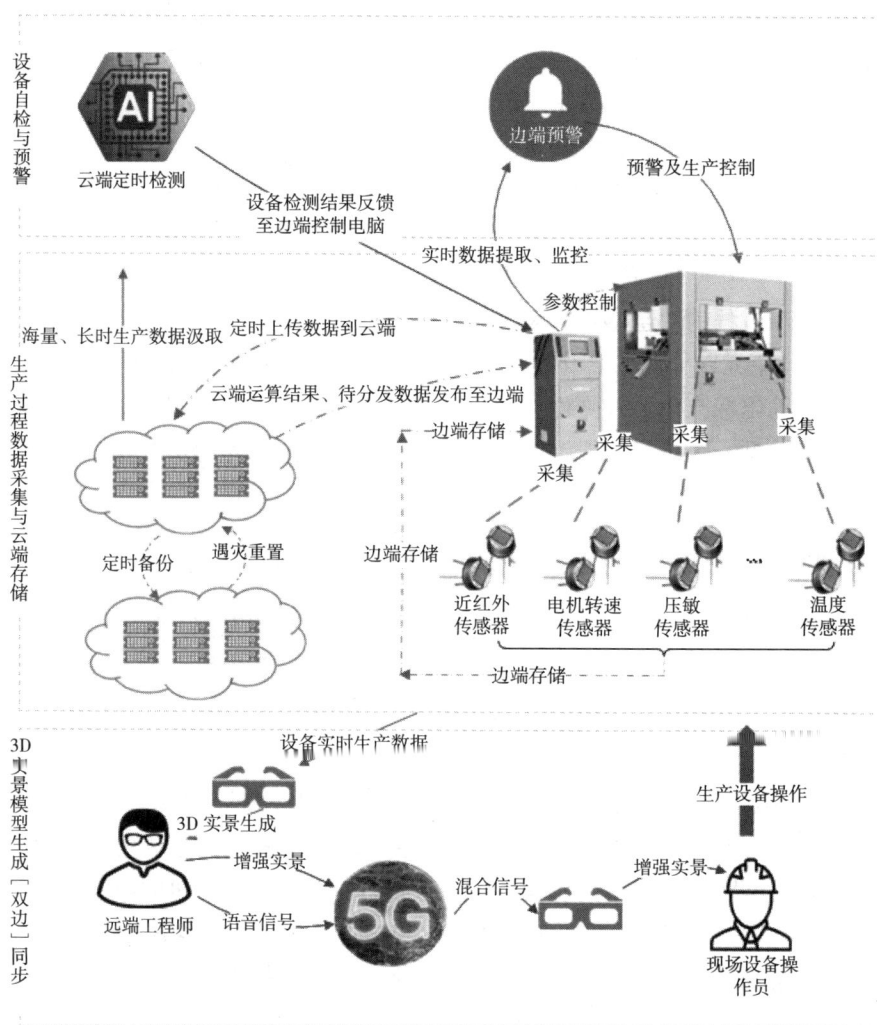

图 10-11　压片智能单元构建示意图

（1）设备的数字化改造　压片机属于精密机械加工设备，其组成零件多且复杂，故障点难有规律可循，故障发生时间与位置均与生产环境密切相关。选择重点部位进行监控，利用尽可能少的设备参数反映生产运行过程是核心步骤。压片机关键部件监控如图 10-12 所示，通过 6 幅小图分别展示了冲盘温度、冲头温度及电流、电压的传感器增设示意图。需要指出的是，药剂设备的数字化改造并非传感器数量越多越好，应在保障设备正常运行且改造成本可控的前提下实施。

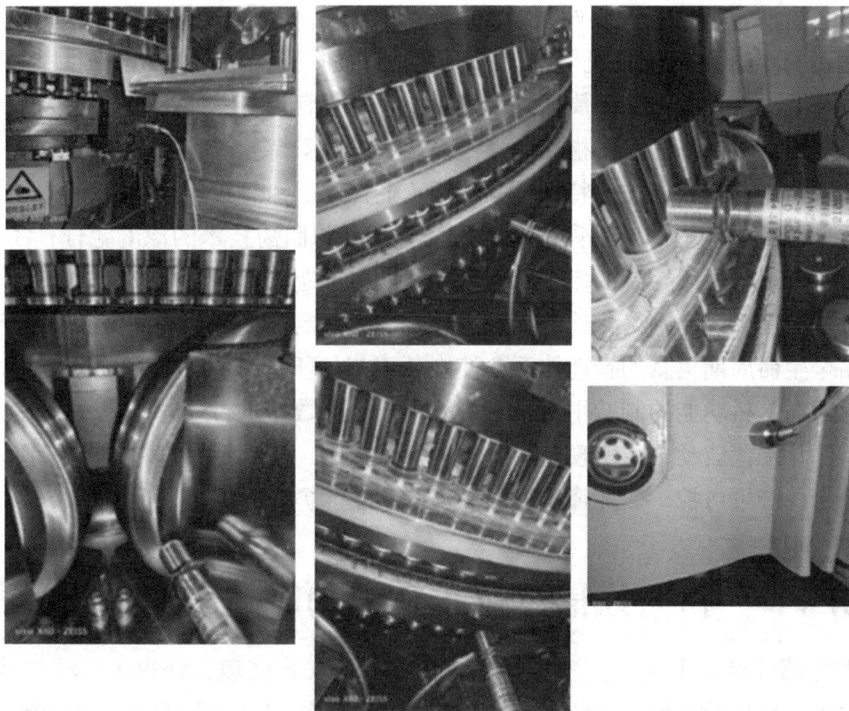

图 10-12 压片机关键部件监控

（2）生产运行过程数据存储　在数据采集完毕后，为保障数据在服务器端的无损存储，主流的做法是通过"智慧网关+PLC"方式进行数据提取。其中"智慧网关"以边端形式接收 PLC 传递的数据，并在本地进行存储；再通过调用服务器接口，逐条将数据存储至数据服务器（制造执行系统服务器）。设备数据存储如图 10-13 所示。

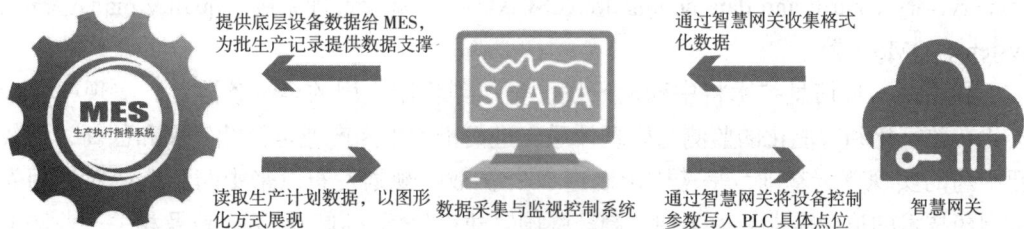

图 10-13 设备数据存储

（3）数智化应用研发　数智化应用可根据生产厂商需求进行定制化开发，通常包含生产主动预警、故障预测排除和数字孪生应用三个模块。以生产主动预警为例：对于存在明确判定标准的故障（如压片机运行中出现单个或多个参数超限，或中药片剂关键监控指标超出阈值范围），一般基于规则（阈值）判断即可完成预警，无需复杂计算。在边端部署计算复杂度低、判断准确率高的实时预警模型，有助于实现突发故障的及时识别；在故障预测排除方面：通过深度神经网络提取设备时序深度特征，预测核心部件乃至整机的性能衰退周期，可为压片机精准维护、故障预防和损耗控制提供技术支撑。由于深度神经网络训练存在耗时较长、稳定性要求高、算力需求大等特点，此类计算宜通过云端服务资源定期执行设备健康监测，从而保障生产连续性；在数字孪生应用方面：通过关键运行参数重构压片机三维动态模型，可使厂商高级技术人员实时掌握设备工况。该技术既支持设备全生命周期的集中监控与垂直管理，又能突破空间限制，通过可视化共享实现远程设备的安装指导、操作培训与维修支持。

中药智能制药的主要技术特征是，利用工业传感器、过程检测仪表及过程分析仪器等构建覆盖制药全流程的感知网络，通过信息技术与制药技术的深度融合，实现人员、设备、生产管理与过程控制的多维度互联互通。借助制药设备、生产管理、质量检测等环节与过程控制系统的网络化连接，形成整合原料、制药生产、药品流通及临床使用等中药产品全生命周期信息的智能体系，使制药工艺各环节具备数据化调控能力。通过构建具备学习与分析功能的制造平台，对多源中药工业数据进行整合挖掘，揭示数据关联与规律，优化工艺波动，既实现制药过程的精准控制，又满足管理精细化需求，最终达成质量稳定、产量可控、能耗降低、环境友好、效能提升的制药目标。

第四节　新一代信息技术在中药制造中的应用思考

在中医药领域，中药以其独特的疗效和深厚的文化底蕴，获得了广泛的认可与应用。随着现代科技的发展，传统中药制造行业面临着转型升级的需求。中药制造涉及药材采集、炮制、制剂等环节，其生产过程复杂且质量要求严格。传统生产方式多依赖人工操作与经验判断，存在生产效率较低、质量稳定性不足、成本较高等问题。同时，中药制造企业还需应对市场需求变化快、产品更新频繁等挑战。为此，中药制造企业引入新一代信息技术手段，实时采集生产数据并进行监控调度，确保按既定工艺流程实施。例如生产管理系统（manufacturing execution system，MES）、数据采集与监视控制系统（supervisory control and data acquisition，SCADA）、质量管理系统（quality management system，QMS）等。

利用新一代信息技术将中药从研发、生产到临床应用的全链条连接，实现中药标准化、数字化和智能化的监测与管理体系，进而推动中药产业可持续发展和创新，为数智中药的实现奠定基础，是《中国制造2025》战略规划发布以来中药制造业对采用先进制药技术的迫切需求。为实现"制药强国"建设目标，制药制造企业及相关产业链上下游部门均以更高站位和更宽视野谋划中药制药工程科技创新发展战略，推动中药产业技术升级，建立全面提高国家药品标准的支撑技术体系。本节内容将以制造执行系统（MES）在中药制剂制造中的应用为例，分别从人、机、料、法、环五个方面阐述新一代信息技术在中药制造中的应用实例。

一、人员管理

中药智能制造中的"智"突出了生产过程中的自动化与自主化，旨在减少一线生产工人重复性劳动的工作量，同时为车间管理人员及生产决策者提供实时生产信息反馈。在整个生产活动中，各级各类人员不仅是必要的组成部分，更是智能制造过程的核心要素。在《药品生产质量管理规范》（Good Manufacturing Practice，GMP）中，首要要求是对人员实施精益化管理，其内容不仅涵盖个人基本信息管理，还应包括人员所属部门、所在岗位、承担角色及信息系统操作权限等。此外，所有从业人员必须了解并遵守相应操作规程、行为准则，完成业务培训并通过上岗资格认证，以确保生产过程免受人为因素干扰。因此，人员管理应至少包含以下功能模块：人员基本信息管理、组织结构管理、岗位角色管理、培训考核管理，具体人员管理关系如图 10-14 所示。

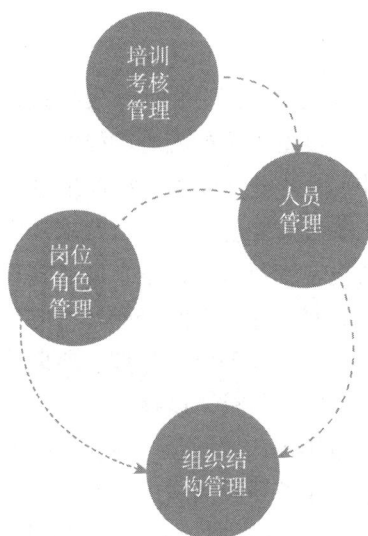

图 10-14　人员管理关系图

需要特别注意的是，中药生产与制造是一个极为复杂且精细的过程，在整个过程中涉及的应用系统众多且复杂。图 10-14 中涉及的 4 个功能模块应是各应用系统的基础信息和核心数据，是系统单点登录（一套用户名密码登录所有系统）、集中控制、垂直管理，以及后续实现分布式应用的关键。

对于组织结构管理而言，该功能不仅体现部门层级关系，更是数据可见性与可控范围的管控关键。如 A 班组仅能查看本班组相关数据，不得跨班组查阅 B 班组数据，亦不可越级查看所属车间的数据。此外，组织结构应作为其他核心数据的承载基础，包括岗位角色信息与人员信息，即岗位角色和人员均须隶属于具体部门。

对于岗位角色管理而言，其作用不仅是用以标记并规范化全体工作人员的身份，更是统一授权、统一赋码的基础信息单元。例如，某大型医药企业有 2000 人，为每位员工单独进行权限授予将面临极大工作量。现有岗位角色通常可明确划分，如董事长、总经理、车间主任、产线经理、一线生产员工等。通过为不同角色配置相应系统操作权限，再将角色赋予员工，可显著降低系统授权复杂度。这正是"基于角色的权限管理（role based access control，RBAC）"的核心思想。

对于人员管理而言，需要根据业务需要，将人员的属性尽可能设计详细，如除姓名、性别、出生年月、籍贯、民族、政治面貌、身份证号外，还应包括与生产管理紧密相关的工号、入职时间、岗位角色、归属部门、GMP 证书号（用于判断一线生产人员是否具备上岗资格，是《药品生产质量管理规范》中的必要条件）、上次完成培训时间（系统可根据此时间，自动提醒或预警培训到期人员进行再培训）等。

对于培训考核管理而言，这不仅是 GMP 对医药企业从业人员的必要要求，也是人员管理应用中的一个实例。GMP 要求从业人员必须持证上岗，同时在一定期限内必须完成必要培训。其他与人员管理相关的应用需求，各医药企业可根据自身管理要求进行设计，如考勤管理、奖惩管理、工资绩效管理、技能比武管理等。

二、设备管理

设备管理是新一代信息技术在中药制造行业中发挥效能的重要应用管理功能。通过数字化信息技术构建智造单元是设备管理的核心功能之一。此外，随着新版《药品生产质量管理规范》（GMP）与国际相关规范接轨，对直接参与药品生产的制药设备做出了指导性规定，如设备设计、选型及安装应符合生产要求，便于清洁、消毒与灭菌，利于生产操作和维修保养，并能防止差错及减少污染。设备管理属于系统工程，传统人工管理、操作及运维方式成本较高，借助新一代信息技术手段，从 GMP 要求出发，将设备全生命周期纳入综合管理范畴，覆盖设备资产管理、前期管理、使用维护管理、故障管理等环节，是实现设备使用提质增效的重要途径。

设备管理功能模块结构图如图 10-15 所示，列举了设备管理的核心功能模块（各药企单位会根据自身管理规范和业务开展形式进行调整）。

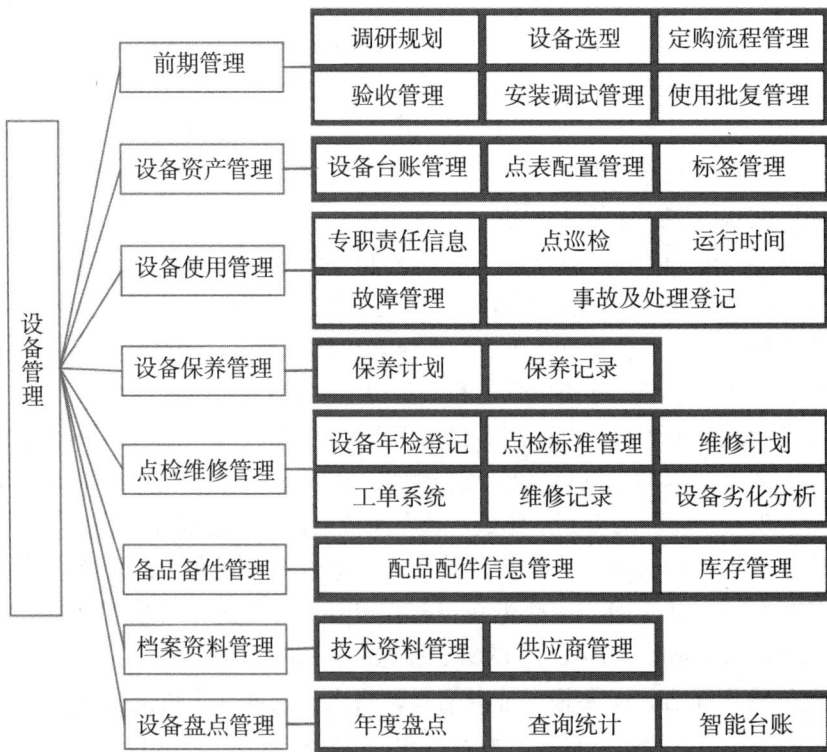

图 10-15　设备管理功能模块结构图

（一）设备前期管理

设备管理涵盖从调研、规划、选型、筛选、合同订购、安装调试到投产的全过程。URS（用户需求规格）与设备验证及验收是设备前期管理的核心内容。

（二）设备资产管理

设备资产管理是系统的基本组成部分，可对企业与设备维护工作相关的各项资源（设备档案、备件、配件、折旧、维修、保养、润滑、报废等）进行设备资产全寿命周期的标准化管理。目前基于计算机化的设备资产管理和维护系统（computerized maintenance management system，CMMS）可降低维护成本，合理安排维修周期，减少不必要的维修次数；提高设备管理部门的有效工作时间；降低备件库存，提高备件库存的准确率；减少设备宕机时间；提高设备使用效率，延长设备的生命周期。

（三）设备使用与维护管理

设备使用准备、清洁、检查、维护环节可保证正确操作运行设备、合理进行技术维护、充分发挥设备技术性能，延长设备使用寿命，确保设备经济效益。在《药品生产质量管理规范》（Good Manufacturing Practice of Medical Products，GMP）实施过程中，一个显著特点是推行标准操作规程（standard operation procedures，SOP）管理，即在药品生产过程中，任何与之相关的工作都必须严格按SOP执行。这样既可提高工作效率，又能避免人为因素导致工作失误而影响药品质量。在设备日常管理中推行SOP管理，可规范工作方法及工人的操作、维修流程，便于跟踪管理并提升操作与维修技能。制药设备使用中应强化预防性维护，注重日常保养，严格执行SOP管理。为更好地满足药品生产需求，降低生产过程中对人力的依赖程度，保障药品质量稳定，提升生产效率和产品质量，在条件允许时可对设备实施技术改造，提高机电一体化水平，同时注重新技术、新设备的信息收集与技术资料储备，结合企业生产实际提升技术装备水平。

（四）设备维护管理

设备维护管理包括设备日常维护、定期维护和事先维护。设备日常维护由设备及生产管理人员负责，要求操作人员按照设备维护保养标准操作规程（SOP）执行，并做好点检记录。设备定期维护由设备管理部门以计划形式下达，由操作及维修人员按照设备维护保养标准操作规程（SOP）执行。对于设备大修、中修计划，设备管理部门应与生产计划部门协商，根据设备运行记录和设备状况，每年年初制定合理且完善的年度设备大修、中修计划，并根据维修计划提前做好设备备件购置和加工工作，确保设备大修、中修计划顺利实施。设备事先维护即通过技术手段对设备各部位进行状态监测，提前发现设备故障发生趋势，在故障未发生时采取措施排除隐患。目前国内制药企业设备维修主要以事后维修为主，即设备发生故障后才实施维修，其代价轻则中断药品生产，重则导致药品返工或报废，严重影响药品质量。为满足《药品生产质量管理规范》（GMP）

要求及科学技术发展，逐步以事先维护替代事后维护已成为发展趋势。在实际设备管理中，确定维护管理目标时可首先针对药品生产过程中的关键设备、关键部位及联动生产线进行状态监测，开展事先维护，并逐步推广至所有设备。

其他设备相关功能，包括设备盘点、设备资料、备品备件等，主要目的是通过新一代信息技术手段记录设备生产、使用全过程信息，同时为用户提供快速查询、统计及分析功能。

三、物料管理

随着企业规模的扩大和生产流程的复杂化，物料管理成为企业运营中不可忽视的一环。物料管理是对企业在生产过程中使用的各种物料进行采购、保管、发放等环节的计划、控制等管理活动的总称，主要实现收料管理、物料仓储管理和发料管理三个基本功能。其管理对象主要包括以下三类：物料、中间产品和在制品、最终产品。

通过新一代信息技术，将物料管理方法和流程转化为线上工作流，有助于提高企业物料管理的效率和准确性。通过物料分类编码、采购入库、出库发料、追溯退料及盘点调整等环节的协同配合，实现物料管理的全程可控与追溯，其管理流程如图10-16所示。企业可根据自身需求，结合制造执行系统（MES）的功能特点，制定适宜的物料管理方案，从而提升竞争力和降低运营成本。

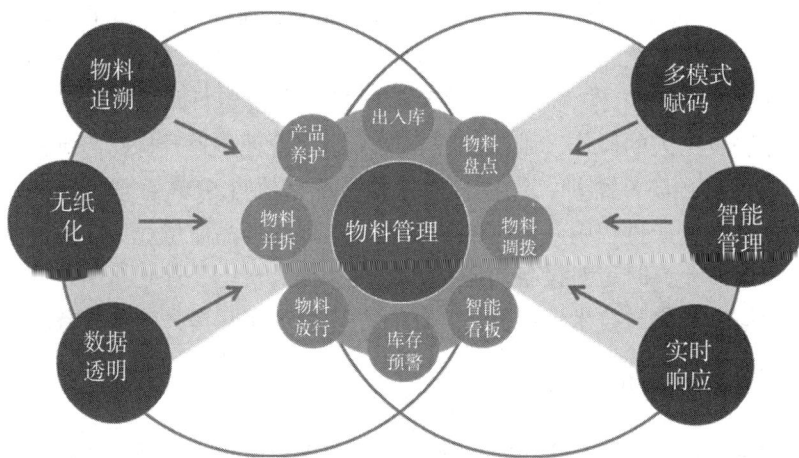

图10-16　物料管理

物料管理是企业运营的重要支撑，通过科学合理的物料需求预测、严格的供应商管理、精细的采购计划与执行、高效的库存管理、规范的物料分类与编码、严格的物料验收与入库、有序的物料发放与配送及完善的物料跟踪与追溯能力，可有效提升物料管理水平，降低运营成本，提高市场竞争力。物料管理的功能模块会因不同医药企业的管理方式而存在差异，但均需满足《药品生产质量管理规范》（GMP）对物料管理的相关要求。

（一）物料分类与编码

根据物料的用途、性质、来源等因素进行分类，便于管理和查询。确保每个物料具有唯一识别码，实现信息化管理与全流程追溯。

（二）供应商评估体系

建立供应商评估体系，包括质量评估、价格评估、交货周期评估、服务评估等多个维度，定期开展复审与动态调整。依托新一代信息技术，对供应商实施多维度量化排名，为管理、运营及生产决策人员提供有效数据支撑。

（三）物料采购计划与执行

根据生产需求预测结果，结合库存情况、生产计划等因素制订详细采购计划，包括采购数量、时间及预算。物料采购计划通常需与库存系统关联，调取库存信息后根据结余数量制定采购计划数量。

（四）物料验收与入库

物料使用企业可根据自身管理需要制定物料验收标准，对到货物料进行质量检验、数量核对、包装检查等，确保物料符合采购要求。由专人（一般是企业的质量保证人员或质量控制人员）进行抽样验收，验收合格的物料应及时办理入库手续并更新库存信息，确保库存数据准确。

（五）物料流转与使用

根据生产计划、领料单等文件，按需发放物料，严格控制领料数量和频次，避免浪费。随着科技发展，部分药企已尝试采用自动导向车（automated guided vehicle，AGV）替代人工，实现物料在生产过程中的流转。

（六）物料的跟踪与追溯

建立物料跟踪系统，记录物料从采购至使用的全过程信息，便于问题追踪与责任追溯。当出现质量问题或事故时，可快速定位问题源头并采取相应措施，从而降低损失。

四、工艺管理

严格受控的中药生产工艺是保障中药质量和安全的重要措施。采用现代化生产设备、技术及新一代信息技术，加强原材料质量控制，建立科学的制剂工艺流程，强化质量管理体系，推进中药生产标准化，加强信息化建设等措施，可有效提高中药产品的质量和安全性，促进中药行业的可持续发展。实现中药生产工艺各环节的严格管理和数字化管理，确保各环节生产信息可查询、可追溯，是中药生产制造行业发展的必然趋势，也是中医药文化传承的重要支撑。

《药品生产质量管理规范》（Good Manufacturing Practice，GMP）对工艺规程的编制、应用、变更和修订要求如下。

（一）生产工艺规程的编制

1. 生产工艺规程应根据上级相关部门批准的技术文件及本企业实际情况制定，其启用需经过审批。

2. 生产工艺规程应由生产负责人组织相关技术人员起草，并经生产技术、质量等部门人员充分讨论、征求意见后定稿。

3. 定稿后的生产工艺规程报送车间技术负责人、企业技术负责人和质量负责人审核后签字批准。

（二）生产工艺规程的应用

1. 生产工艺规程实施前应组织相关操作人员、技术人员和质量管理人员学习，在充分理解和掌握生产工艺规程后，方可进行操作。

2. 各级操作人员和管理人员必须严格执行已批准的生产工艺规程，任何人不得擅自更改。一旦启用不能随意修改，更不能在生产指令下达后修改。

3. 技术、质量等部门在药品生产过程中应有效监控生产工艺执行情况，确保按照既定工艺生产的产品达到预期质量标准，同时持续跟踪改进、优化生产工艺规程，使其逐步提升合理性、稳定性与可行性。

（三）生产工艺规程的变更和修订

1. 当生产工艺规程需要修订时，由相关部门提出书面修订申请报告，须经生产、质量等相关部门审议批准，应说明是否影响已验证的工艺过程，是否需要进行相关的验证。

2. 经验证（若需要）确认不影响产品质量后（视情况可在生产时进行同步验证），可按生产规程规定的程序签字批准。

3. 新版生产工艺规程生效后，应将上一版生产工艺规程原件加盖"作废"印章永久存档，收回全部复印件并由两人在场监督销毁。停用、变更均需经过审批，系统中未设计"变更"和"修订"功能模块，如需变更或修订，需重新启动新工艺制定流程，通过版本号进行管理。

4. 新文件修订后，应注明修订日期、修订内容、理由及版本号。（为所有流程保留档案，包括电子文档扫描件等多种形式。）

片剂生产工艺流程图如图 10-17 所示。以某制药企业片剂生产流程为例，展示了片剂生产工艺的各个环节。需要注意的是，不同药品都有与之对应的工艺流程。药品工艺可以优化迭代，但在某一具体时间段，一种药品只能对应一个工艺流程。药品的工艺流程是生产过程管理系统（manufacturing execution system，MES）核心功能之一，电子批生产记录根据工艺规程中的执行步骤生成。由于每个药厂生产的每种药品都有特定的工艺规程，系统需为用户提供灵活的工艺配置功能，以及移动端与 PC 端功能的无缝协同。MES 中的工艺管理流程通常包括以下步骤。

（1）工艺制定和发布　制定标准化的工艺流程，并将其发布到 MES（制造执行系统）中。

（2）工艺计划和排程 根据订单需求和设备可用性，制订工艺计划，并将其排程到MES（制造执行系统）中。

（3）过程控制和监控 通过制造执行系统（MES）监控生产过程中的关键参数和指标，以确保工艺的正确执行。

（4）质量管理 在生产过程中进行质量检查和控制，包括原材料检验和工艺过程质量控制。

（5）物料管理 跟踪和管理生产中使用的原材料和组件，包括库存管理和补充计划。

（6）生产数据分析和报告 通过制造执行系统（MES）收集和分析生产数据，生成相关报告及分析指标，为持续改进和决策支持提供依据。

（7）过程改进和优化 基于制药数据和分析结果，进行工艺改进和优化，以提升生产效率与产品质量。

（8）产品追溯和溯源 通过 MES 系统实现产品的追溯和溯源，包括对产品生产信息、工艺参数及相关原材料信息的追踪。

（9）与其他系统的集成 将 MES 系统与其他企业系统［如企业资源计划（enterprise resource planning，ERP）、数据采集与监控系统（supervisory control and data acquisition，SCADA）等］进行集成，以实现更高效的生产管理和业务流程。

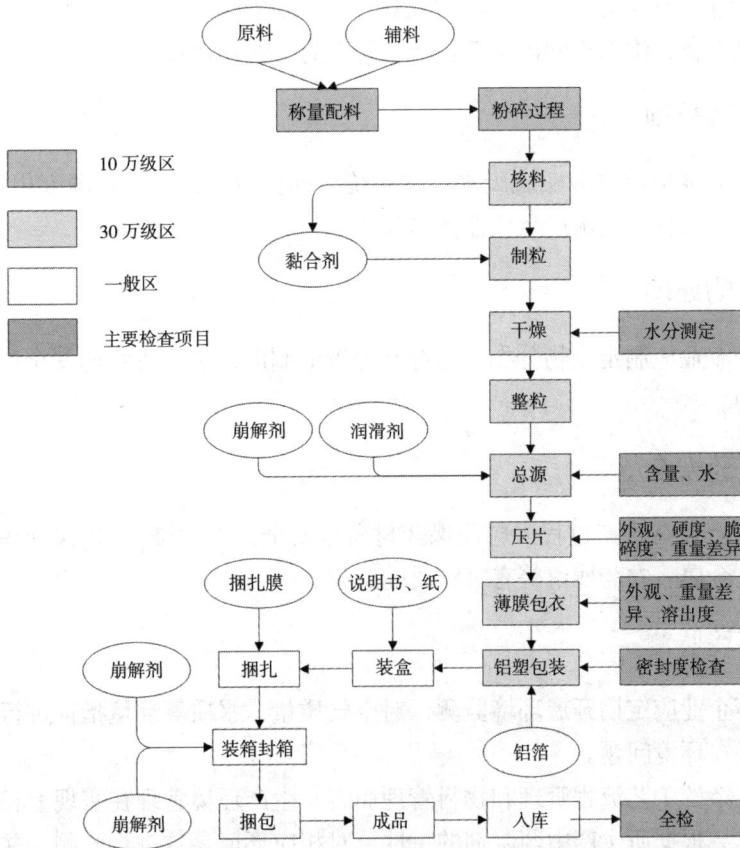

图 10-17 片剂生产工艺流程图

五、环境管理

优化药物生产环境是确保中药质量的关键因素之一。良好的生产环境可对中药生产过程进行控制和监测，从而保障药品质量与安全性。同时，清洁、有序、高效的生产环境有助于提升员工工作效率及工作积极性。中药制药环境管理主要包含以下方面：

（一）地理环境

中药制药企业应选择远离工业污染源、交通干线及人口密集区域的地点建厂，确保生产环境空气质量、水质和土壤条件符合相关标准。

（二）厂区布局

中药制药企业应合理规划厂区布局，根据生产环节划分不同区域，并设置相应隔离设施以避免交叉污染。同时需确保厂区周边配备完善的垃圾处理设施及排污系统等基础设施。

（三）空气质量控制

中药制药企业应采取有效措施，控制生产车间内的粉尘、气味等污染物排放。例如，安装通风设备，确保车间内空气流通，降低有害物质浓度。

（四）水质控制

中药制药企业应建立并实施废水处理系统，确保废水排放符合国家相关排放标准，同时强化对生产过程中废水产生的监测与控制。

（五）废物处理

中药制药企业应制定废物分类、储存和处置的制度，确保废物的安全处理，避免对环境造成污染。

（六）用药安全

中药制药企业在生产过程中应确保药材质量安全，采购符合国家标准的优质药材，避免使用含重金属、农药残留等有害物质的药材。

（七）环境监测

中药制药企业应定期开展环境监测，对空气质量、水质等环境指标进行监测，及时发现并解决潜在环境问题。

相对于复杂的工艺流程管理和物料管理而言，生产环境管理在实现上相对简单，各中药生产企业会根据所生产中药制剂的特性，对相应环境参数进行监测，并通过新一代信息技术主动发现环境异常并发出预警。

六、综合应用

将中药制剂批量化生产与《药品生产质量管理规范》（GMP）要求结合，建设生产执行系统（MES）和数据采集与监控系统（SCADA），实现生产数据的全自动采集与监控，通过计算机系统进行高效、准确、持续的数据汇总，解决传统手工记录方式容易产生的生产数据滞后、缺失和出错等问题。实时监控药品生产数据，可随时调取企业生产各环节生产工艺流程的实时监控画面，确保按照 GMP 规范要求对关键环节数据监控全面覆盖。这是新一代信息技术与中药制造相结合的成功案例，诸多中药制剂生产厂商已通过信息技术实现生产管理水平的显著提升。

新一代信息技术在中药制造领域中的综合应用。根据生产、管理的层级不同，一般分为 4 层。

（一）数据层

通过各级各类传感器、设备终端将生产环境、设备数据、过程数据实时采集、清洗、汇总，通过数据采集与监控系统对各级各类生产大数据进行全程监控。各生产车间通过工业互联网对产品生产流程数据进行监控，积累生产相关数据，为其他信息化系统提供基础数据。同时，在数据采集及统计基础上对关键监控点进行趋势报警分析，保证生产过程趋势实时监控及产品质量稳定，构建中药制造企业的数据中台和数字化基座。

（二）厂区应用系统层

由生产监控层、制造执行层和资源管理层构成的智能化综合集成应用平台，包括智能检测仪表、传感器、可编程逻辑控制器、制造执行系统、企业资源计划、数据采集与监控系统等智能装备和核心软件，实现 MES 与 PLC、ERP 等系统的协同集成，提升生产制造过程的工艺和质量管控水平，并对生产过程及设备实现全程追溯和监控；实现产品生产、经营管理等产品全产业链的数字化管控；建立资源计划、制造执行、生产监控等系统交互集成的一体化管控体系，逐步实现信息自感知、优化自决策、控制自执行等目标，形成中药制药智能制造新模式及应用示范。

（三）业务平台层

将数据中台与业务中台进行融合，实现中药制剂质量监控、仓储原辅料数量监控、设备劣化分析与健康评估、排产计划设计等系列原需人工完成的工作，通过系统提供合理化建议，实现半自动化及自动化相结合的智能化业务管理。

（四）智能运营层

全方位整合生产、运营、管理数据，构建中药制造企业的智能决策系统。

习近平总书记指出："要遵循中医药发展规律，传承精华，守正创新，加快推进中医药现代化、产业化，坚持中西医并重，推动中医药和西医药相互补充、协调发展，推动中医药事业和产业高质量发展，推动中医药走向世界，充分发挥中医药防病治病的独特优势和作用，为建设健康中国、实现中华民族伟大复兴的中国梦贡献力量。"这就要求中药产业发展必须与新兴科技融合，持续推进中药客观化、标准化、现代化，将凝聚中华文明智慧的中医药瑰宝推向世界。

思考题

1. 通过人工智能技术实现中药饮片自动识别有哪些优势？
2. 为什么要通过智能技术完成中药的煎煮工作？
3. 阻碍中药制造智能化的原因，除书本介绍的之外，还有哪些？
4. 简述人工智能时代中药智能制造的必要性。
5. 简述最新技术在中药制造领域的应用。

第十一章　中医药人工智能的挑战与展望 ▷▷▷▷

本章对中医药领域在应用人工智能技术过程中面临的挑战进行深入剖析，并展望其未来发展趋势。随着大数据和人工智能技术的广泛应用，中医药行业在享受技术益处的同时，也面临数据隐私安全、信息安全及伦理考量等多方面挑战。首先，本章从数据隐私与信息安全角度出发，分析了中医药领域在数据收集、处理、存储和传输过程中可能存在的风险，并提出相应的保护措施。随后，探讨人工智能技术在中医药应用中涉及的伦理问题，强调透明度和可解释性的重要性。在技术应用层面，总结当前中医药人工智能技术的创新与跨学科融合现状，展望未来技术发展方向及其对中医药现代化和国际化进程的推动作用。同时，关注中医药人工智能应用场景的拓展及其社会影响，分析了技术、社会等层面的挑战，并提出应对策略。最后，强调可持续发展和长期规划在中医药人工智能领域的重要性，指出在推动技术发展的同时，需兼顾环保节能、资源利用效率及长期社会效益，以保障技术持续进步与社会和谐发展。本章通过探讨，旨在为中医药人工智能领域的研究者、从业者及政策制定者提供全面视角与深入洞察，共同推动该领域的健康发展。

第一节　数据隐私与信息安全

一、数据隐私的定义与重要性

在当今信息化高速发展的时代背景下，数据已成为驱动社会进步的关键资源。随着大数据、人工智能等技术的广泛应用，个人信息泄露风险显著增加，这对个人安全与合法权益形成重要影响。中医药领域作为传统与现代交汇的独特领域，同样面临数据隐私安全挑战。本节系统探讨数据隐私的定义内涵，阐明其在中医药领域的重要价值，提出加强数据隐私保护的具体措施，并结合中医药领域特性，研究制定适配性保护策略。

（一）数据隐私的定义

根据《中华人民共和国个人信息保护法》及相关法律法规，数据隐私包括但不限于以下内容。

1. 个人信息

个人信息指能够单独或者与其他信息结合识别特定自然人身份的各种信息，如姓名、出生日期、身份证件号码、生物识别信息、住址、电话号码、电子邮箱、健康信息、行踪信息等。

2. 隐私

隐私指自然人私人生活安宁和不愿为他人知晓的私密空间、私密活动、私密信息。

3. 数据隐私

数据隐私指个人或组织要求保持私密性的信息，包括但不限于健康状况、生活习惯、财务状况、家庭情况等敏感内容。其保护范围涵盖数据采集、处理、存储及传输全过程的保密性、完整性和合规性。在法律层面，个人信息被定义为能够直接或间接识别特定自然人的数据，如姓名、身份证号码、电话号码、电子邮箱等。数据隐私的范畴既包含直接识别性信息，如生物识别特征、地理位置等，也涉及可能间接泄露个人隐私的敏感数据及网络行为轨迹，包括浏览记录、购物信息等。

（二）数据隐私在中医药领域的重要性

在中医药领域涉及大量患者敏感信息，如健康史、诊断记录、治疗方案、药物不良反应等。这些信息既是医生开展诊疗工作的重要依据，也是科研机构进行医学研究的基础数据。但若发生信息泄露，可能侵犯患者个人隐私权，并对患者造成较大损失。

在大数据环境下，数据的流通与共享加剧了个人隐私泄露的风险。数据隐私泄露包括信息被非法获取、滥用及未经授权分享给第三方等。这些风险可能导致患者遭受经济损失，甚至对个人安全构成威胁。例如，患者的健康数据被泄露后，可能被用于非法营销、诈骗等活动，给患者带来经济和精神上的双重压力。部分敏感的健康信息若被恶意利用，还可能对患者的人身安全造成威胁。例如，某些不法分子可能利用患者的疾病信息实施针对性诈骗或恶意攻击。

（三）数据隐私的保护措施

为有效应对数据隐私泄露风险，需采取相应措施加强数据隐私保护。

1. 技术应用是数据隐私保护的重要手段

加密、匿名化、授权访问控制等技术的应用可以有效防止数据被非法获取和滥用。

（1）加密技术　是一种将数据转换为密文的过程，只有拥有解密密钥的人才能将数据还原为明文。在中医药领域，加密技术可应用于患者数据的传输和存储过程，确保数据传输和存储过程中的保密性。即使数据被窃取，也难以被轻易解读，从而有效保护患者隐私。

（2）匿名化技术　是一种将数据中的个人标识信息去除或替换的过程，使数据无法直接关联到具体个体。在中医药领域，匿名化技术可应用于患者数据分析与利用，保护患者身份隐私。通过匿名化处理，研究人员能在不暴露患者身份的情况下进行数据挖掘和分析，从而探索疾病规律及治疗方法，同时保障患者隐私权益。

（3）授权访问控制　是一种通过身份验证与权限管理限制数据访问的技术。在中医药领域，授权访问控制可应用于患者数据的访问管理过程，确保仅经授权人员能接触敏感信息。借助该技术，医疗机构可建立规范的数据访问权限体系，降低未授权人员获取或泄露数据的风险。

2. 增强员工的安全意识是保护数据隐私的重要措施

员工作为数据处理的关键环节，其安全意识直接影响数据安全。应定期对员工开展数据安全培训，提升其安全意识和操作技能。培训内容涵盖数据隐私政策、数据安全操作规程、应急响应措施等。通过培训使员工充分理解数据隐私的重要性，掌握正确处理和保护患者数据的方法。同时应建立规范的数据安全管理制度，明确员工职责权限，保障数据处理过程的安全性。数据安全管理制度需包含数据分类标识、存储传输、访问使用、备份恢复等内容。通过制度制定与执行，医疗机构可构建系统的数据安全管理体系，切实维护患者数据的安全性与保密性。

3. 法律法规的完善是数据隐私保护的重要环节

在中国，中医药领域对数据隐私的重视体现在多部法律法规中。《中华人民共和国个人信息保护法》作为专门针对个人信息保护的立法，旨在规范个人信息处理活动，促进个人信息合理利用，并保护自然人的个人信息权益。该法明确规定任何组织和个人不得侵害自然人的个人信息权益，同时确立了处理个人信息的基本原则与义务。

4.《中华人民共和国网络安全法》和《中华人民共和国数据安全法》是中医药领域必须遵守的重要法律

这些法律不仅适用于国内的数据处理活动，还涉及跨境数据传输的安全要求，确保数据在存储和传输过程中的安全性和保密性。在具体实施方面，《国家健康医疗大数据标准、安全和服务管理办法》等文件也对中医药领域的数据隐私提出了明确要求。例如，第二十七条指出，责任单位在实施健康医疗大数据管理和服务时，应当遵循医学伦理原则，保护个人隐私。同时，各级中医药主管部门和统计业务支撑机构需要严格执行上述法律法规，落实数据分类分级保护制度，加强对关键信息基础设施和重要数据资源的重点保护。

综上所述，数据隐私保护不仅是技术问题，更是涉及伦理、法律和社会责任的综合性问题。由于中医学采用独特的诊疗方法、具有深厚的文化背景，数据隐私保护显得重要且复杂。因此，需从技术、法律、伦理等多维度深入探讨与实践，形成适应中医药领域特点的数据隐私保护体系。在技术层面，除应用加密、匿名化及授权访问控制等现有技术外，还需持续探索差分隐私、动态加密等新手段。在伦理层面，需加强中医药数据隐私保护的伦理研究与教育，提升从业者的伦理意识与责任感。需明确的是，数据隐私保护是一项长期且艰巨的任务。

二、信息安全技术与策略

在信息技术快速发展的今天，中医药领域正经历着数字化转型。这一转型既提升了医疗服务的质量与效率，也带来了新的信息安全挑战。信息安全技术作为保护数据免受未经授权访问、使用、披露、中断、修改或破坏的关键措施，在中医药数据保护中具有重要作用。本部分将阐述信息安全技术的基本概念，分析现有信息安全策略的实施现状，探讨这些策略在防范数据泄露与篡改等方面的实际效果，并说明当前面临的主要挑战及应对方案。

（一）信息安全技术的基本概念

信息安全技术是一系列用于保障信息系统及其数据处理过程中机密性、完整性、可用性的方法与工具的总称。在中医药领域，这些信息包括患者病历、药物研发数据、临床试验结果等敏感信息，需严格保护。

1. 机密性确保信息不被未授权的个人或系统获取，涉及保护患者隐私及商业机密，是信息安全的重点要求之一。

2. 完整性保障信息在传输或存储过程中不被篡改，对于中医药研究数据而言，维护其原始性对保障研究结果的准确性至关重要。

3. 可用性确保授权用户在需要时访问信息，这对提供及时有效的医疗服务尤为关键，因为任何延迟都可能对患者的健康造成严重影响。

（二）中医药数据保护的信息安全技术

应用于中医药数据保护的信息安全技术主要包括加密技术、访问控制、安全审计与监测、数据脱敏与匿名化处理及安全隔离与备份等。

1. 加密技术

在中医药数据的传输与存储过程中，采用先进的加密算法（如 AES、RSA）对敏感信息进行加密已成为行业标准。这不仅保护了患者隐私，还能防止数据在传输过程中被截获后的滥用。例如，患者的电子病历通过网络发送给医生时，加密技术可以确保这些数据在传输过程中不会被黑客窃取或篡改。对于特别敏感的数据，如患者个人信息和药物研发数据，宜采用较高安全级别的加密标准。通过制定数据加密政策，明确需要加密的数据类型及对应加密级别，并定期对加密密钥进行更新和管理，可有效降低因密钥泄露导致的数据安全风险。

2. 访问控制

实施基于角色的访问控制（role based access control，RBAC）和最小权限原则，确保每位用户仅能访问其完成工作所必需的数据。例如，医生可以查看患者的全部医疗记录，而研究人员可能仅被授权访问匿名处理后的临床数据。这种策略有助于防止未经授权的访问和修改，维护数据的完整性。另外，采用多因素认证（multi-factor authentication，MFA）技术提升用户身份验证的安全性。在实施策略方面，制定详细的访问控制列表（access control list，ACL），明确每个角色可访问的数据范围，并定期审查调整用户权限，确保权限分配的合理性和有效性。同时加强员工安全培训，提升安全意识和操作规范性。

3. 安全审计与监控

部署入侵检测系统（intrusion detection system，IDS）和安全信息与事件管理系统（security information and event management，SIEM），实时监控网络活动，及时发现并响应潜在的安全威胁。同时，定期进行安全审计，确保所有安全措施得到有效执行。这些措施为及时发现并应对安全事件提供了可能，缩短了安全漏洞被利用的时间窗口。在实施策略方面，建立安全监控中心，集中管理和分析来自不同安全系统的日志与警报信息，制订应急响应计划，明确发生安全事件时的处理流程和责任人。同时，加强与其他安全团队及机构的合作交流，共同提升安全防护能力。

4. 数据脱敏与匿名化

对于非必要披露的敏感数据，采用数据脱敏技术进行处理，如替换、掩码或删除敏感字段。对于用于研究和分析的数据，采用匿名化技术处理个人信息，确保无法识别到具体个体。在实施中需制定数据脱敏和匿名化政策，明确需处理的数据范围及对应方法。同时，建立数据脱敏和匿名化的标准化操作流程及配套工具，保障数据处理的准确性与效率。

5. 安全隔离与备份

采用物理或逻辑隔离技术，将敏感数据与系统其他部分隔离开来，防止未授权访问和泄露。定期对敏感数据进行备份，并存储在安全性高的存储介质中，以便在数据丢失或损坏时及时恢复。实施过程中需制定数据隔离和备份策略，明确隔离范围与备份频率，选用安全性高的存储介质及备份方案，确保备份数据完整性和可用性。同时定期开展备份数据验证及恢复演练，保障备份数据可恢复性。

上述策略在防止数据泄露与篡改方面展现出显著成效。然而，安全措施并非绝对可靠，其有效性需结合实际情况持续评估与优化。面对不断演进的新型攻击手段，中医药机构仍面临诸多挑战。

（三）挑战与应对策略

1. 挑战

（1）新型攻击手段的出现　随着技术的发展，黑客与恶意软件也在不断进化，如高级持续性威胁、零日攻击等。这些新型攻击方式往往能够绕过传统的安全防御机制。因此，中医药机构需要持续更新安全技术，采用更先进的防御手段，如人工智能和机器学习技术检测并预防攻击。

（2）技术更新的滞后性　信息安全技术的研发与应用常滞后于攻击技术的发展。这意味着即使在良好实践下，也可能存在未知的安全漏洞。为应对这一挑战，中医药机构需建立持续的安全监控与更新机制，确保及时应用安全补丁和更新。

（3）内部威胁　除外部攻击外，内部人员的误操作或恶意行为也是需要关注的风险源。员工培训不足、安全意识薄弱可能导致无意的数据泄露。因此，中医药机构需加强员工安全培训，强化安全意识，并通过实施严格的安全政策和程序降低内部威胁。

（4）合规性与隐私保护　随着《中华人民共和国个人信息保护法》《中华人民共和国网络安全法》《中华人民共和国数据安全法》等法律法规的出台，中医药机构需遵循更加严格的合规要求。为此，中医药机构应建立完善的合规体系，确保在收集、存储、处理和传输敏感信息时符合相关法律法规，并定期开展合规性审计。

2. 应对策略

面对上述挑战，中医药机构需要从以下几个方面实施改进策略，提升数据安全防护能力，保障患者隐私与商业秘密安全，为中医药数字化发展提供有效保障。

（1）制定全面的信息安全政策　明确信息安全的目标、原则、责任和措施，为信息安全工作提供指导和依据。

（2）加强组织管理和人员培训　建立健全的信息安全管理组织体系，明确各级管理人员的职责和权限。加强员工的信息安全培训和教育，增强员工的安全意识和操作规范性。

（3）定期评估和改进　定期对信息安全状况进行评估和检查，发现存在的问题及漏洞并及时改进。应关注新技术和新威胁的发展动态，及时调整并完善信息安全策略和措施。

（4）加强合规性管理　遵守相关法律法规和行业标准对信息安全的要求，建立完善的合规性管理体系，定期开展合规性审计与检查，确保各项安全措施符合法律法规及行业标准要求。

（5）推动技术创新与合作　关注信息安全技术发展动态，积极引进及应用新技术与工具以提升防护能力。加强同其他行业、企业及研究机构的合作交流，共同推进信息安全技术的研发与推广。

信息安全技术与策略在中医药数据保护中具有重要作用。通过实施加密技术、访问控制、安全审计与监控等措施，可有效提升数据的机密性、完整性与可用性。面对新型攻击手段、技术更新滞后、内部威胁及合规要求提升等挑战，中医药机构需持续探索实践，优化信息安全管理体系。

三、跨机构数据共享与隐私保护

在医疗健康领域，高质量数据资源是推动科学研究、优化临床决策、提升医疗服务质量的重要因素。中医药作为中华民族传统医学的重要组成部分，其研究与发展同样需要数据支撑。单一机构的数据通常难以满足复杂多变的科研需求，跨机构数据共享因而成为中医药领域的重要发展方向。如何在促进数据流通的同时有效保护个人隐私和数据安全，是需要重点解决的问题。本部分将探讨跨机构数据共享的概念、在中医药领域的应用场景、隐私保护策略、面临挑战及未来发展趋势，以期为构建安全高效的跨机构数据共享体系提供参考。

（一）跨机构数据共享的概念

跨机构数据共享指不同组织或机构之间基于共同的研究目标、业务需求或公共利益，通过特定技术手段和政策安排，实现数据资源互通与协同利用的过程。其核心理念在于消除信息壁垒，促进数据资源的合理配置，提升数据使用效率与应用价值。

跨机构数据共享依赖于信息技术的发展，特别是云计算、大数据、区块链等新兴技术的应用。这些技术为数据的存储、处理、传输提供了强有力支持，使跨地域、跨组织的数据交换成为可能。同时，数据标准化、数据质量控制、数据权限管理等机制的建立，也是实现高效、安全的数据共享的重要保障。

（二）中医药领域中的应用场景

包括临床研究与疗效评估、药物研发与安全性监测、中医药标准化与规范化等。

1. 临床研究与疗效评估

中医药的临床研究与疗效评估需要大量真实的病例数据作为支撑。通过跨机构数据共享，不同医院、诊所的病例数据得以整合，形成庞大的数据库。研究人员可以基于这些数据，运用统计学方法、机器学习算法等工具，深入分析中医药在不同疾病和人群中的治疗效果，为优化诊疗方案、制定循证医学指南提供科学依据。例如，针对某种慢性病的中医药治疗方案，通过整合多家医疗机构的患者数据，可以评估该方案的有效性、安全性及经济性，为临床决策提供支持。

2. 药物研发与安全性监测

中医药药物研发是复杂而漫长的过程，涉及化合物筛选、药效学评价、毒理学研究等环节。跨机构数据共享在药物研发中具有重要作用：通过共享已有药物筛选数据、药效学实验数据等，可加速新药发现进程；利用真实世界数据（real-world data，RWD）和真实世界证据（real-world evidence，RWE）对药物上市后安全性进行持续监测，有助于发现并处理潜在安全风险。例如某中药新药上市前虽通过严格临床试验验证其疗效与安全性，但上市后仍需关注真实世界中的使用情况。通过跨机构共享患者用药数据、不良反应报告等信息，可及时评估药物的长期安全性和有效性。

3. 中医药标准化与规范化

中医药的标准化与规范化是推动其现代化、国际化的重要途径。通过整合不同机构、地区的中医药服务数据（如诊断、治疗、用药记录等），可分析中医药服务的现状、问题和发展趋势，为制定统一的中医药服务标准和规范提供依据。例如，针对中医诊断术语不统一的问题，可通过跨机构共享诊断数据，分析不同术语的使用情况、诊断准确率等指标，逐步建立统一、规范的中医诊断术语体系。

（三）跨机构数据共享下的隐私保护

在跨机构数据共享过程中，为保障个人隐私和数据安全，需采取相应隐私保护策略，其中包括法律法规遵从、技术手段应用、访问控制与审计、数据治理与合规性评估等。

1. 法律法规遵从

必须严格遵守国家及地区有关个人信息保护的法律法规要求，包括但不限于数据收集、存储、处理、传输、共享等环节的合规性要求。例如，欧盟《通用数据保护条例》与中国《个人信息保护法》均对数据保护提出明确标准和要求。跨机构数据共享应当遵循相关法律法规规定，确保数据处理活动的合法、正当、必要。

2. 技术手段应用

可运用多种技术手段保护个人隐私和数据安全。如数据加密，对敏感数据进行加密处理，确保数据在传输和存储过程中的安全性。即使数据被窃取或泄露，未经授权的第三方也难以获取原始信息；数据脱敏：在共享数据前对数据进行脱敏处理，去除或替换敏感信息（如姓名、身份证号码、联系方式等），降低数据泄露风险；匿名化处理：通过技术手段将数据中的个人标识信息去除或替换为伪标识信息，使处理后的数据无法直接关联到具体个人；差分隐私：在数据分析和共享过程中引入随机噪声，以保护个人隐私同时保持数据的统计特性。

3. 访问控制与审计

建立规范的访问控制机制，依据最小权限原则分配数据访问权限。仅授权用户可访问限定范围内的数据资源。同步实施数据访问行为的实时监控与审计，及时识别并处置异常访问行为。例如，可部署数据访问日志系统，记录用户访问时间、访问内容、操作类型等信息，为后续审计与责任追溯提供依据。

4. 数据治理与合规性评估

建立健全数据治理体系，明确数据所有者、管理者、使用者的职责与权限。定期对数据共享活动开展合规性评估和风险评估，及时发现并消除潜在安全隐患。同时加强数据质量管理，确保共享数据的准确性、完整性及时效性。

（四）跨机构数据共享的发展趋势

展望未来，跨机构数据共享将呈现以下发展趋势。

1. 推动数字技术融入中医药发展

随着国家中医药管理局与国家数据局联合发布的《关于促进数字中医药发展的若干意见》（2024 年 7 月 19 日）的实施，大数据、人工智能等前沿数字技术将在 3 ～ 5 年逐步融入中医药传承创新的全链条各环节。这一趋势旨在促进中医药数据的共享、流通与复用，实现全行业、全产业链、全流程数据的贯通，进而构建"数智中医药"体系，为数字中国建设提供中医药智慧，并为中医药现代化发展提供支撑。该意见着重阐述通过夯实数字基础与数字化赋能，释放中医药数据价值，推动其高质量发展。

2. 构建统一规范的数据资源体系

《"十四五"中医药信息化发展规划》强调，逐步完善统计直报体系，建立与卫生健康统计信息共享机制。加强综合统计人才队伍建设，构建统一规范的国家中医药数据标准和资源目录体系，建设国家、省级中医药综合统计信息平台，建立统计数据定期发布机制，稳步推动数据资源共享开放。

3. 加强信息安全与隐私保护

国家中医药管理局在《关于推进中医药健康服务与互联网融合发展的指导意见》中明确，必须加强信息标准和网络安全建设，增强信息安全意识，妥善处理应用发展与保障安全的关系，有效保护国家利益、公共安全、商业秘密、个人隐私。

4. 传统知识保护与国际化布局

根据国家知识产权强国建设工作部际联席会议办公室发布的《2024 年知识产权强国建设推进计划》，中医药传统知识保护被列为重点任务，包括推进相关保护条例的立法进程，以及开展传统知识项目的系统收集与筛选评价工作。同时，商务部与科技部通过修订《中国禁止出口限制出口技术目录》，加强了对中药材资源、中药炮制技术、中医诊疗技术等传统知识的保护措施，展现了全球化背景下中医药传统知识与技术的独特价值和战略意义。

跨机构数据共享在推动中医药研究与发展方面具有重要作用，同时面临着诸多挑战。通过深入理解跨机构数据共享的概念与原理、明确其在中医药领域的应用场景、采取有效的隐私保护策略并紧跟未来发展趋势，我们有望构建一个既高效又安全的跨机构数据共享体系，为中医药的现代化与国际化进程注入持续动力。

第二节　人工智能在中医药中的伦理考量

一、伦理原则在人工智能中的应用

在 21 世纪科技迅猛发展的浪潮下，人工智能技术正深刻重塑着人类世界。其应用范围从自动驾驶汽车延伸至智能医疗诊断，从个性化推荐系统拓展至智慧城市管理，展现出广泛的应用前景与显著潜力。然而随着人工智能技术进步，相关伦理问题逐渐显现。如何在技术迭代过程中坚守伦理原则，确保人工智能技术服务于人类福祉而非构成潜在威胁，已成为社会关注的重要议题。本部分将探讨人工智能领域的伦理原则应用，特别是在中医药这一兼具文化内涵与学科特性的领域。通过案例分析与专业阐释，揭示相关伦理问题的复杂性。

（一）中医药领域伦理原则概述

在中医药领域，伦理原则是指导医疗实践和研究的重要准则，它们保障了患者利益的维护、医疗行为的公正性与科学性。我们将从不同角度探讨中医药领域的伦理原则。

1. 传统中医伦理思想强调以人为本、以德为崇、以技为精、以诚为美。这些原则体现了中医文化对医者道德品质的重视，以及对患者整体福祉的关注。此外，中国传统医学伦理思想的现代价值在于培养医务工作者的职业观念、提升职业理想、改善医患关系，以及推动医德医风建设。

2. 随着全球化和市场经济的影响，中医药领域也面临着伦理挑战。一些学者提出，应合理借鉴西方医学伦理学原则，如四原则（有益、不伤害、自主、公正），并结合中国本土文化和实际情况进行调整和应用。然而，也有观点认为，直接采用西方的伦理框架可能难以完全适应中医药的特点和需求。因此，探索基于普遍价值观的道德框架，如关怀、尊重、诚实和公平，可能更符合中医药领域的特点。

3. 在临床科研方面，中医药临床科研工作应当遵循伦理学原则，并建立完善的伦理审查制度，以保障受试者的合法权益。中医药伦理审查应具有其自身特色，包括基于中医理论的中草药复方制剂等药物疗法，以及针灸、拔罐、推拿等非药物疗法。因此，制定既能体现国际通行原则又具有中医药特色的伦理审查规范和标准十分重要。

4. 中医药基本公共卫生服务的伦理问题也不容忽视。相关机构和人员应遵循相应伦理原则，如公正公开、普同一等、仁心仁术和标本相得原则，同时加强行政服务监管职能，推动构建中医药基本公共卫生服务伦理规范体系。

综上所述，中医药领域的伦理原则涵盖了从传统医德到现代伦理规范的各个方面，旨在保障患者权益、维护医疗行为的公正性与科学性，并应对全球化背景下的新挑战。

（二）中医药领域中的人工智能伦理挑战

中医药作为中华民族的传统医学瑰宝，其理论与实践蕴含着深厚的文化底蕴和哲学思想。人工智能技术在中医药领域的应用，为传统医学的现代化与国际化提供了新契机，但同时也伴随着诸多伦理挑战，这些挑战不仅关乎技术本身的发展路径，更涉及医学伦理、患者隐私、医疗公平等深层次问题。

1. 数据伦理

中医药人工智能系统的精准性高度依赖于高质量的医疗数据，但数据的收集、存储、分析等环节均涉及患者隐私保护问题。确保数据使用的合法性、透明性和安全性，避免患者隐私泄露，是中医药人工智能应用的重要伦理挑战。此外，数据的共享与利用也是需要解决的问题：在推动中医药研究与创新的同时，需平衡数据提供者的权益与公共利益，实现数据价值的合理利用。

2. 算法伦理

算法是人工智能系统的核心，其设计与实现直接影响系统决策结果。由于训练数据不平衡、算法设计者主观偏见等因素，人工智能系统可能产生歧视性结果。在中医药领域，这可能导致部分患者群体被忽视或误诊，影响医疗公平性。为减少算法偏见，中医药人工智能系统开发者需在算法设计阶段融入公平性考量，通过收集多样化数据集、采用算法优化技术等方式降低固有偏见。同时应建立算法审计与评估机制，定期开展公平性测试与评估，保障算法决策的合理性与公正性。

3. 责任伦理

当人工智能系统参与中医药诊疗决策时，一旦出现不良后果，责任归属成为复杂的问题。医护人员、人工智能开发者、医疗机构等各方都可能卷入责任纠纷。如何界定各方责任边界并合理分配风险与责任，成为中医药人工智能应用中亟待解决的伦理难题。

（三）伦理原则在人工智能系统设计与应用中的融入实践

面对中医药领域中的人工智能伦理挑战，国内外已有多项实践尝试将伦理原则融入人工智能系统设计与应用中。这些实践不仅为技术伦理发展提供了实践经验，也为未来人工智能技术可持续发展奠定了基础。

1. 建立全面伦理审查机制

在人工智能项目启动前开展系统化伦理审查是保障研究符合伦理规范的关键环节。通过组建跨学科伦理审查委员会，对项目数据使用、算法设计、责任归属等方面进行综合评估与审核，有助于控制潜在伦理风险。同时建立持续性伦理监督机制，对实施过程中出现的伦理问题进行动态追踪与反馈，确保项目全程遵循伦理规范要求。

2. 强化数据保护与隐私安全措施

在中医药人工智能应用中，数据保护与隐私安全是伦理原则的重要内容之一。通过采用加密技术、匿名化处理等手段保护患者隐私信息；建立严格的数据访问控制机制及审计流程，确保数据在合法合规的前提下合理使用；同时加强数据备份与恢复能力，降低数据丢失或损坏对患者隐私造成的影响。

3. 推动算法透明性与可解释性研究

算法透明性与可解释性是减少算法偏见与歧视的重要途径之一。通过推动人工智能算法的可解释性研究与技术应用，可以使算法决策过程更加透明化和易于理解；同时建立算法审计与评估机制，定期对算法进行公平性测试与评估；加强与公众、监管机构等利益相关方的沟通与协作，共同推动算法透明性与可解释性的提升。

4. 建立多方共担责任的风险管理机制

为明确中医药人工智能应用中各方责任边界并合理分配风险与责任，可建立多方共担责任的风险管理机制。通过签订责任协议明确各方责任范围与义务；建立风险预警与应对机制以识别并处理潜在风险；加强跨学科合作与信息共享，促进各方协同应对复杂伦理问题；同时鼓励保险机构开发针对人工智能技术的保险产品，为各方提供风险保障支持。

（四）面临的挑战与未来展望

尽管已有诸多实践尝试将伦理原则融入中医药人工智能系统并取得一定成效，但在实际操作中仍面临诸多挑战与不确定因素。未来随着技术进步与应用拓展，需要持续关注并解决这些问题，以保障中医药人工智能技术的可持续发展和合理应用。

1. 技术伦理冲突的持续探索

随着技术持续进步与应用范围扩大，新的伦理问题不断显现。如何在技术发展与伦理原则间寻求平衡，成为需要解决的问题。需加强跨学科研究与合作，共同探索技术伦理新路径；同时关注国际伦理标准与法规动态变化，及时调整完善自身伦理框架，以适应技术发展的需求与挑战。

2. 患者隐私权与公共利益平衡的新思考

在中医药人工智能应用中，如何平衡患者隐私权与公共利益是复杂问题。需要通过完善法律法规体系，明确数据使用的边界和条件；加强技术手段创新，在保护隐私的前提下实现数据共享；同时开展公众教育，提高公众对个人隐私保护的重视程度，促进隐私保护与公共利益之间的和谐共生。

3. 伦理教育的普及与深化发展

加强人工智能从业者及中医药领域专业人士的伦理教育是推动伦理原则在人工智能技术中深入应用的重要途径之一。应通过开设伦理课程、举办伦理研讨会等方式普及伦理知识，提升从业者的伦理素养与责任意识；同时鼓励学术界与产业界加强合作交流，共同深化伦理教育建设，以适应技术发展的需求与挑战；此外还需加强国际交流合作，借鉴先进经验，提升国内伦理教育的创新发展水平。

综上所述，伦理原则是人工智能技术的道德基石与灵魂所在。在中医药这一充满文化底蕴与独特性的领域中，将伦理原则融入人工智能系统的设计与应用中，不仅是对患者隐私的尊重和保护，更是对医疗公平与公正的坚守与追求。面对未来可能出现的挑战与机遇，我们需要不断探索与实践伦理原则在人工智能中的有效融入方式，通过加强跨学科研究与合作、完善法律法规体系、推动技术手段创新等方式，共同推动中医药人工智能技术的可持续发展与广泛应用，为构建更加和谐、可持续的人工智能生态贡献力量。

二、透明度与可解释性的提升

在中医药领域，人工智能的应用正逐渐成为推动该领域现代化与创新的重要力量。然而，随着人工智能技术的深入应用，其透明度与可解释性问题也日益凸显，尤其在中医诊断与治疗中的应用。本部分将探讨透明度与可解释性在中医药人工智能中的重要性，分析当前提升两者的技术方法及其实践效果，最后讨论面临的挑战与未来发展方向。

（一）透明度与可解释性的核心概念与重要性

1. 透明度与可解释性的核心概念界定

（1）透明度　指人工智能系统运作过程的清晰性与可观测性，即用户能够理解并验证系统处理输入数据及生成输出的机制。其核心在于人工智能系统需对外呈现内部决策逻辑、数据处理流程及模型参数等信息，以保障运行过程的可追溯性。

（2）可解释性　侧重于系统决策的逻辑清晰度和用户可理解性，即人工智能系统应当以人类可理解的方式阐述和解释其决策结果。这要求人工智能系统能够提供充分信息，使用户能够理解决策背后的原因与逻辑。

2. 透明度与可解释性在中医药人工智能中的重要性

中医药作为一门强调整体观念、辨证论治和个体化治疗的医学体系，其与人工智能技术的结合旨在通过大数据分析、机器学习等方法辅助医生进行更精准的诊断、制定更个性化的治疗方案及加速药物研发进程。然而，这些目标的实现都建立在使用者对人工智能系统充分信任的基础上。透明度与可解释性的提升，正是构建这种信任体系、促进中医药知识与人工智能技术深度融合的关键。

（1）对于医生而言，透明度与可解释性的提升有助于他们更有效地理解和接受人工智能系统的决策结果，从而更倾向于将人工智能系统建议纳入诊疗决策中。这不仅有助于提升诊疗效率，还能降低因误解或不信任引发的医疗纠纷。

（2）对于患者而言，透明度与可解释性的提升可以增强其对治疗方案的接受度和依从性，从而改善治疗效果。当患者能够清晰理解治疗方案背后的逻辑和依据时，其遵循医嘱并配合治疗的意愿可能相应提高。

此外，透明度与可解释性的提升有助于促进中医药知识与人工智能技术的深度融合，为中医药现代化和国际化发展提供有力支持。通过增强人工智能系统的透明度和可解释性，能够更有效地将中医药传统知识与现代科技相结合，推动中医药的创新与发展。

（二）提升透明度与可解释性的技术方法

为了提升中医药人工智能系统的透明度与可解释性，研究人员和开发人员不断探索和实践各种技术方法。这些方法大致可以分为以下几类：

1. 模型简化与可解释模型构建

通过简化模型结构或使用具有可解释性的模型（如决策树、规则集等）来降低模型复杂度并提高可解释性。这种方法旨在使人工智能系统的决策逻辑更加清晰易懂，从而便于用户理解与验证。

2. 特征重要性与贡献度分析

通过分析特征对模型预测结果的影响程度，揭示关键特征对模型决策的作用，辅助用户理解模型基于输入特征的决策机制。该方法可提供模型决策过程的详细信息，有助于提升用户对模型的可信度。

3. 局部解释与基于案例解释

针对特定输入样本提供局部解释或基于案例解释来说明模型对该样本做出特定预测的机理，增强用户对模型决策过程的理解。这种方法能够使用户更深入地了解模型在特定情况下的决策逻辑和依据。

4. 可视化技术

利用可视化工具将人工智能系统的内部工作机制、数据分布、特征关系等信息以图形化方式呈现给用户，帮助理解复杂模型的工作原理和决策逻辑。这种方法通过直观方式展示人工智能系统内部运作过程，从而提升用户的理解程度和接受程度。

（三）面临的挑战与应对策略

尽管当前在提升中医药人工智能系统透明度与可解释性方面已取得一定进展，但仍面临诸多挑战。

1. 技术复杂性挑战

随着人工智能技术的不断进步和发展，模型结构日益复杂且高度非线性化，这使模型的内部工作机制和决策逻辑变得难以理解和解释。为应对这一挑战，可采取以下策略：一是加强跨学科合作与交流，共同攻克技术难题；二是鼓励研究人员开发更加简洁、高效且具有良好可解释性的新模型；三是优化算法设计和训练策略以降低模型复杂度并提高可解释性。

2. 法规遵从性与数据安全挑战

随着人工智能技术在医疗领域的广泛应用，各国政府相继出台相关法规要求人工智能系统具备充分的透明度与可解释性以保障患者权益和数据安全。然而，如何在满足法规要求的同时保护患者隐私和数据安全成为亟待解决的课题。针对这一挑战，建议采取以下策略：一是持续关注国际国内法规动态，及时优化系统设计与实施路径；二是强化数据加密及隐私保护技术研究；三是建立完善的数据使用规范与审计机制；四是深化与监管机构的协作，促进中医药人工智能合规发展。

展望未来，随着技术持续进步和法规逐步完善，中医药人工智能系统的透明度与可解释性有望获得提升。这将促进中医药知识与人工智能技术的深度融合，推动中医药现代化进程；同时有助于增强用户信任度，拓展人工智能技术在中医药领域的应用范围及价值空间。需要认识到透明度与可解释性的提升是持续演进的过程，需通过探索实践新技术方法与策略来应对不断出现的新挑战和新需求。在此过程中，跨学科协作、用户参与及法规遵循将成为促进中医药人工智能技术良性发展的重要支撑要素。

第三节　中医药人工智能的未来展望

一、技术创新与跨学科融合

人工智能技术在中医药领域的创新与跨学科融合具有重要作用。它有助于提高中医药的临床准确性与有效性，并为中医药现代化和国际化发展提供新动能。随着技术持续进步与市场需求增长，参与"人工智能＋中医药"领域的企业和研究机构数量将持续增多，促进中医药在新时代实现创新发展。本部分将探讨技术创新与跨学科融合在中医药人工智能领域的关键作用，分析发展趋势，阐明其对中医药人工智能发展的促进效应。

（一）技术创新与跨学科融合的核心概念及重要性

1. 技术创新与跨学科融合的定义及内涵

（1）技术创新　指在现有技术体系基础上，通过研发、改进或整合等手段，创造出新的、更具效率或效果的技术手段或方法。在中医药人工智能领域，技术创新涉及算法优化、数据处理技术提升、新型智能设备研发等多个方面，是推动中医药智能化发展的重要力量。该过程既可提高中医药数据处理的准确性，又能优化智能诊断算法，从而提升中医药服务的效率与质量，适应现代医疗健康需求。

（2）跨学科融合　指不同学科间的知识、理论、方法和技术相互渗透、交叉，形成新学科增长点或研究领域的过程。在中医药与人工智能结合中，涉及计算机科学、数学、生物学、医学等学科的交叉融合，是中医药智能化发展的重要基础。跨学科融合可突破学科界限，将不同学科知识方法系统整合，形成新研究思路与方法，为中医药智能化发展创造更多可能性。

2. 中医药人工智能的重要性

（1）技术创新是中医药人工智能发展的引擎　通过持续开展技术创新，能够解决中医药数据处理、智能诊断等关键技术问题，提升中医药服务效率与质量，适应现代医疗健康需求。例如，优化算法可提升中医药数据处理的精确性，进而更精准地分析患者病情并制定个体化诊疗方案。

（2）跨学科融合是中医药人工智能深入发展的必要条件　中医药理论体系与现代科学体系存在显著差异。要实现中医药与人工智能的深度融合，需跨越学科界限，将不同学科知识方法有机结合。这种融合不仅有助于解决中医药智能化进程中的关键问题，还可为中医药现代化与国际化提供新思路。

（二）中医药人工智能领域的技术创新趋势与跨学科融合现状

1. 技术创新趋势

近年来，中医药人工智能领域的技术创新趋势显著。

（1）大数据和机器学习技术的快速发展，使中医药数据的挖掘和利用效率显著提升。通过算法优化，中医药智能诊断与智能推荐等应用得以实现，为中医药智能化服务提供了新工具和新方法。例如，基于大数据的智能诊断系统能够根据患者的症状和体征，快速给出诊断参考方案，有助于提升诊疗效率。

（2）新型智能设备的研发为中医药智能化服务提供了技术支持。智能穿戴设备可实时监测患者生理指标，为中医药个性化诊疗提供数据支持；远程医疗设备可突破地域限制开展远程诊疗，使更多患者获得中医药服务。这些设备的应用提升了中医药服务的便捷性与效率，并为中医药推广开辟了新路径。

2. 跨学科融合现状　在跨学科融合方面，中医药与人工智能的结合已取得显著成果。计算机科学为中医药研究提供了强大的数据处理和智能分析能力，使中医药研究更加科学化、精准化。通过计算机科学的应用，中医药数据挖掘和利用效率显著提升，为中医药智能化服务提供了有力支持。

（1）数学方法的应用　数学方法为中医药的量化研究和模型构建提供基础。通过数学建模与统计分析等方法，可对中医药疗效进行量化评估，为中医药现代化及科学化提供依据。同时，数学方法亦可用于制定中医药个性化治疗方案，改善治疗效果并提升患者满意度。

（2）生物学和医学的支持　生物学和医学为中医药的理论验证和临床应用提供科学依据。通过生物学和医学的研究方法及技术，可对中医药的疗效与安全性进行科学评估和验证，为中医药国际化推广提供支持。同时，生物学和医学知识可用于中医药新药研发及疾病治疗方案的制定，促进中医药创新与发展。

以中医药智能诊断系统为例，该系统结合了计算机科学、数学和医学等多个学科的知识与方法。通过大数据分析和机器学习算法，该系统可对患者的症状、体征等数据进行智能化处理，给出个性化诊断建议和治疗方案。这一创新成果有助于提升中医药服务的效率与质量，并为中医药现代化发展提供新路径。

（三）技术创新和跨学科融合对中医药人工智能发展的推动作用

1. 提升中医药研究的科学性

技术创新和跨学科融合使中医药研究更加科学化。通过大数据分析和机器学习算法，中医药的疗效评估、药物作用机制等研究能够更加精准开展。这不仅提高了研究的客观性和准确性，也为中医药的现代化发展提供了支持。例如在中医药疗效评估方面，传统方法往往依赖于医生的经验和患者的反馈，存在主观性和不确定性的局限。通过大数据分析和机器学习算法，可对大量临床数据进行挖掘分析，得出更为客观、准确的疗效评估结果。这不仅为中医药的疗效验证提供了科学依据，也为中医药的国际化推广奠定了基础。

2. 推动中医药服务的智能化

技术创新和跨学科融合推动了中医药服务的智能化。智能诊断系统、个性化推荐系统等应用的出现，使中医药服务更加便捷、高效。这不仅提升了患者的就医体验和治疗效果，也为中医药的普及推广提供了新途径。以智能诊断系统为例，该系统可通过分析患者的症状、体征等数据，生成个性化诊断建议和治疗方案。这既节省了医生的时间精力，又提升了诊断准确性和效率。同时，该系统还能结合患者的病史及用药记录提供个体化用药指导，有助于减少药物误用风险。这种智能化服务模式不仅提高了中医药服务的效率与质量，也为患者就医体验带来显著改善。

3. 拓展中医药的应用领域

通过技术创新和跨学科融合，中医药的应用领域得到拓展。例如，在远程医疗、健康管理、疾病预防等方面，中医药与人工智能的结合展现出潜力。这不仅为中医药的现代化发展提供新方向，也为人类健康事业作出贡献。

（1）在远程医疗方面　通过中医药与人工智能的结合，可实现远程诊疗、在线咨询等服务。这不仅打破了地域限制，让更多患者享受到中医药服务，也为中医药国际化推广提供了新途径。患者可通过智能设备实时监测自身生理指标，并将数据传输给医生进行远程诊断和治疗。这种方式既提高了医疗资源利用效率，也为患者带来更便捷高效的就医体验。

（2）在健康管理方面　中医药与人工智能的结合可为人们的健康生活提供有效支持。通过智能设备的监测和数据分析，可实时了解身体状况与健康风险，并提供个性化健康管理建议及治疗方案。这种个性化健康管理服务有助于提升健康水平与生活质量，同时为中医药普及推广提供新途径。

（3）在疾病预防方面　中医药与人工智能的结合展现出显著潜力。通过大数据分析和机器学习算法，可对人群健康数据进行挖掘与处理，识别潜在健康风险及疾病趋势，并采取相应预防措施实施干预。这种基于数据的疾病预防模式既有助于提升公众健康水平和生活质量，也能为中医药在疾病预防领域的应用拓展新思路与方法。

综上所述，在中医药领域，人工智能技术的创新与多学科融合是当前研究发展的重点方向。这一趋势不仅有助于优化传统中医诊疗模式的局限性，还能为中医药现代化和国际化进程注入新动能。

二、应用场景的拓展与社会影响

人工智能在中医药领域的应用拓展了多种应用场景，对社会产生了正向影响。从提升诊疗效率到助力中医药现代化，再到推进数据共享与国际传播，人工智能技术为中医药发展注入活力。本部分将探讨中医药人工智能应用场景的拓展及其社会影响，分析其对中医药领域和社会发展的作用，并讨论面临的挑战与应对策略。

（一）应用场景拓展的内涵与战略价值

1. 应用场景拓展的内涵

在中医药领域，应用场景拓展特指人工智能技术被应用于更多实际场景中，解决更广泛的实际问题，从而提升中医药服务的效率和质量。这涵盖疾病诊断、药方推荐、疗效评估、健康管理等多个关键环节。具体而言，通过人工智能技术的应用，医生可以更准确、快速地诊断病情，推荐更具个性化的治疗方案和药方，以提高治疗效果和患者满意度。同时，人工智能技术还可应用于中医药研发和生产领域，辅助科研人员发现新药物和治疗方法，促进中医药的创新与发展。

2. 应用场景拓展的战略价值

应用场景的拓展对于中医药人工智能发展具有重要战略价值。这一过程既体现技术成熟度与实用性，又是推动中医药现代化的关键路径。借助人工智能技术，可促进传统中医药理论与方法的创新发展，从而增强中医药科学性与国际化程度。同时，应用场景的拓展作为中医药产业发展的重要推动力，将催生新型产品与服务，为产业升级注入活力。具体而言，应用场景的拓展将推动中医药服务向个性化、精准化方向延伸，满足患者多元化需求；还将深化中医药与现代科技的融合，促进产业转型升级与创新发展。

（二）当前应用场景的拓展现状与社会效应

1. 应用场景的广泛拓展

近年来，中医药人工智能的应用场景持续拓展，取得显著成效。在疾病诊断方面，人工智能技术可辅助医生实现较为准确且快速的诊断。例如，基于深度学习的图像识别技术已应用于中医舌诊、面诊等领域，通过对患者舌象、面相的精细分析，辅助医生准确判断病情，从而制定更为合适的治疗方案。在药方推荐方面，人工智能技术可根据患者病情和体质推荐个性化治疗方案，有助于实现药方的精准匹配。在疗效评估方面，人工智能技术通过深入分析治疗过程数据，能够客观评估治疗效果，为调整治疗方案提供依据。此外，在健康管理方面，人工智能技术可通过监测分析健康数据，提供个性化健康管理建议，帮助患者进行健康管理。

2. 显著的社会效应

中医药人工智能应用场景的拓展对社会产生了积极影响。首先，该技术有效提升了中医药服务的效率与质量。通过人工智能技术应用，医生能够更准确、快速地诊断病情，推荐个性化治疗方案和方剂，从而改善治疗效果并提高患者满意度。这不仅增强了患者对中医药的信任度，也为中医药发展奠定基础。其次，该技术推动中医药现代化与国际化进程。人工智能技术的应用促使传统中医药理论方法得到创新发展，提升了中医药科学性与国际认可度，为中医药全球推广提供技术支撑。最后，该技术有效促进中医药产业升级。随着中医药人工智能技术广泛应用，智能诊断系统、个性化治疗方案推荐系统等新产品与服务相继涌现，既丰富了中医药市场产品结构，也为产业发展注入新动能。

（三）应用场景拓展的贡献与潜力

1. 对中医药领域的贡献

应用场景的拓展对中医药领域具有重要贡献。首先，它将推动中医药理论的创新和发展。通过人工智能技术的应用，可对传统中医药理论进行更深入、全面的研究和挖掘，从而发现新的治疗方法和药物组合，为中医药创新发展提供新思路。其次，它将提升中医药服务的科学性和精准性。通过人工智能技术的应用，可实现对患者病情更准确、全面的评估分析，进而推荐个性化治疗方案和用药方案，提高治疗效果和患者满意度。最后，它将促进中医药产业的转型升级。随着中医药人工智能技术的应用，远程医疗、智能健康管理等新产品和服务模式将应运而生，这为中医药产业发展带来新机遇，推动中医药产业向更高水平发展。

2. 对社会发展的重要潜力

中医药人工智能技术应用场景的拓展对社会发展具有重要潜力。首先，该技术能有效提升医疗健康服务的效率与质量。通过中医药人工智能技术应用，可实现医疗健康数据的高效分析与精准处理，进而提高医疗健康服务效能，为人们的健康生活提供更有效保障。其次，该技术可推动医疗健康产业的创新与发展。中医药人工智能技术应用将促进新型医疗健康产品与服务模式的形成，包括智能诊疗设备、个性化健康管理方案等，为医疗健康产业转型升级注入新动能。最后，该技术有助于实现资源优化配置。通过中医药人工智能技术应用，可提升医疗健康资源利用效率，降低医疗成本与环境负荷，促进社会可持续发展。

（四）面临的挑战与应对策略

1. 面临的挑战

尽管中医药人工智能应用场景的拓展具有显著潜力和价值，但也面临诸多挑战。首先，技术普及程度是亟待解决的问题。当前中医药人工智能技术的应用仍处于初级阶段，技术普及率较低，需进一步强化技术推广与应用实践，提升技术覆盖范围和应用效能。其次，社会认知度亦需重点关注。因中医药人工智能技术涉及医疗健康领域，公众对其安全性与有效性存有疑虑，故需加强技术宣传与科学普及工作，增进公众对技术的理解与信任，从而提高社会认可度。此外，数据获取与处理、算法优化与迭代、法律法规建设与完善等领域的挑战仍需持续应对。

2. 应对策略

为应对上述挑战，需采取有效措施。首先，应加强技术研发与推广。通过加大研发投入和推广力度，可提升中医药人工智能技术的普及程度与应用水平，使更多医疗机构和患者受益。具体而言，可加强与科研机构的合作交流，共同推动技术研发创新；通过举办技术研讨会、学术交流等活动促进技术推广。其次，应强化宣传与科普工作。通过开展技术讲座、科普活动等形式，增进公众对中医药人工智能技术的认知，减少疑虑，提升社会接受度。具体而言，可邀请专家开展技术讲座与科普宣传，阐释技术原理与应用效果；通过媒体宣传、社交网络等渠道扩大技术影响力。此外，需提升数据获取处理能力、优化算法体系，为中医药人工智能技术的应用发展提供支撑保障。

三、可持续发展与长期规划

人工智能技术在中医药领域的应用不仅提升了诊疗效率和准确性，还为中医药现代化与高质量发展提供了新动能。要实现中医药领域的可持续发展，需克服技术和管理层面的挑战，并在政策保障与资金投入方面获得必要支持。通过系统推进相关工作，中医药将在新时代持续发挥特色优势，为人类健康事业作出积极贡献。本部分将探讨可持续发展与长期规划在中医药人工智能领域的重要性，梳理当前发展态势，并对未来趋势进行前瞻性分析。

（一）可持续发展与长期规划的内涵及其重要性

1. 可持续发展的内涵

可持续发展是指在满足当前需求的同时，不损害后代满足其需求的能力。在中医药人工智能领域，这一概念具有重要指导意义。它要求我们在推动中医药人工智能技术发展的同时，注重其长期效益，确保技术持续进步与社会和谐发展相协调。具体而言，可持续发展在中医药人工智能领域意味着技术的研发与应用需综合考虑环境影响、资源利用效率及长期社会效益。

2. 长期规划的内涵

长期规划是对未来发展目标、路径和措施的系统安排。在中医药人工智能领域，长期规划需要具有远见卓识，制定科学合理的发展战略，以确保技术能够按照既定方向稳步推进。这包括明确技术发展路线图、阶段性目标及实现这些目标所需的资源与策略。

3. 重要性分析

可持续发展与长期规划在中医药人工智能中的重要性主要体现在以下方面。

（1）保障技术持续进步　通过长期规划，可为中医药人工智能技术发展设定明确目标与方向，确保技术持续进步及创新。例如，制订长期技术研发计划，明确各阶段技术突破点与创新方向，有助于科研人员针对性开展研究，促进技术稳步发展。

（2）促进产业健康发展　可持续发展要求我们在推动中医药人工智能技术应用的同时，注重产业健康发展，避免过度竞争和资源浪费。通过长期规划，可以引导产业向有序、高效的方向发展，确保产业长远发展。例如，规划中医药人工智能产业发展布局，明确各地区的产业定位和优势，有助于避免重复建设和资源浪费，促进产业协同发展。

（3）满足社会长远需求　通过考量未来世代的需求，可确保中医药人工智能技术的发展更好地服务社会，适应公众日益增长的健康需求。例如，在研发中医药智能诊断系统时，可结合未来人口老龄化趋势，开发适用于老年群体的智能诊断设备与服务，从而保障技术发展的可持续性。

（二）中医药人工智能发展的可持续性与长期规划现状

当前，中医药人工智能在可持续发展和长期规划方面已取得阶段性进展，但仍面临诸多挑战。

1. 可持续性方面

中医药人工智能技术的研发和应用更加注重环保和节能。例如，部分智能诊断系统通过优化算法和模型降低了对计算资源的需求，进而减少能源消耗。同时，部分中医药企业开始关注生产过程中的环保问题，采用智能化技术减少废弃物排放，提升资源利用效率。然而，仍有部分技术的研发和应用缺乏长远规划，过度追求短期效益，造成资源浪费和环境污染。

2. 长期规划方面

政府和相关机构已制定系列发展战略与规划。例如，国家层面出台的中医药发展长期规划中明确提及中医药与人工智能技术结合事项。部分地方政府也出台相应政策，鼓励支持中医药人工智能技术研发与应用。此外，若干中医药企业和研究机构已着手制定长期发展规划，明确技术发展方向与目标。然而当前中医药人工智能在长期规划方面仍存在不足。例如，部分规划缺乏系统性与科学性，导致技术发展方向不明确或频繁调整；部分规划内容过于宏大却缺乏具体可行的实施路径与措施。

（三）面临的挑战及建议与策略

尽管可持续发展和长期规划对中医药人工智能的未来发展具有重要意义，但必须面对一系列挑战，其中资源投入和技术瓶颈是关键问题。

1. 资源投入方面

中医药人工智能技术的研发和应用需要大量资金、人才及物质资源。然而，当前部分企业及机构在资源投入方面仍存在不足，导致技术研发进展缓慢或应用效果欠佳。为解决该问题，建议政府及相关机构加强中医药人工智能技术投入力度，提供更多资金支持与政策扶持。例如，政府可设立专项基金支持相关技术研发与应用；同时提供税收减免等优惠政策，鼓励更多企业及机构参与中医药人工智能技术研发与应用。

2. 技术瓶颈方面

除资源投入和政策支持外，中医药人工智能在可持续发展和长期规划方面仍面临技术瓶颈的挑战。为突破技术瓶颈，建议科研机构与企业加强合作交流，共同推进中医药人工智能技术的研发创新。例如建立产学研用协同创新体系，促进科研机构、企业、医疗机构等主体间的合作交流；同时加强与国际先进机构的合作交流，引进国外先进技术经验，推动中医药人工智能技术的持续创新与进步。

思考题

1. 数据隐私在中医药人工智能中的重要性体现在哪些方面？

2. 分析远程医疗在中医药领域的应用前景及面临的主要技术与社会挑战。

3. 如何平衡中医药人工智能应用中的透明度、可解释性需求与患者数据隐私保护之间的关系？

4. 分析中医药人工智能在提升中医药服务质量与效率方面的具体途径。

5. 从技术、伦理维度，综合评估中医药人工智能的未来发展趋势，并提出潜在研究方向。

第十二章　中医药人工智能实验 ▷▷▷▷

实验一　基于随机森林的乳腺癌疾病预测

一、项目背景

21 世纪以来，乳腺癌的发生与发展形势令人担忧。女性乳腺癌的发病率在 2020 年攀升至全球肿瘤发病率的首位，其病死率也位居全球女性癌症病死率第 1 位。在我国，其发病率与病死率也居高不下，同时在最常见的癌症类型中，女性乳腺癌仅次于肺癌居于第 2 位。随着生活方式的变化和人口老龄化趋势的加速，我国女性乳腺癌的发病和死亡人数预计持续上升。但由于乳腺癌发病机理和病情难以确认，早期乳腺癌很容易被患者忽视。近年来，随着计算科学及医疗技术的发展，数据量也随之快速增长，因此越来越多的研究人员利用机器学习算法进行乳腺癌疾病诊断。

本项目的数据集来源于 UCI 机器学习库，乳腺癌数据集（部分数据）见表 12-1，该数据集共有 569 个样本、30 个属性，其中类别标签为诊断结果，标签值 B 表示良性，M 表示恶性。为准确地对乳腺癌进行诊断，对每个细胞核计算 10 个实值特征，分别为半径（从中心到周边各点的平均距离）、纹理（灰度值的标准差）、周长、面积、平滑度（半径长度的局部变化）、紧密度、凹性（轮廓凹陷的严重程度）、凹点（轮廓凹陷数量）、对称性、分形维数。分别统计上述 10 个特征的平均值、标准误差和最差值，以此构建乳腺癌数据集的 30 个属性，分别用 X1 ～ X30 表示。如 X1 为半径（从中心到周边各点的平均距离）的平均值，X11 为半径（从中心到周边各点的平均距离）的标准误差，X21 为半径（从中心到周边各点的平均距离）的最差值。

表 12-1　乳腺癌数据集（部分数据）

序号	X1	X2	X3	X4	…	X28	X29	X30	诊断结果
1	11.41	14.92	73.53	402		0.06296	0.1811	0.07427	B
2	14.64	16.85	94.21	666		0.07828	0.2455	0.06596	B
3	13.4	20.52	88.64	556.7		0.2051	0.3585	0.1109	M
4	11.34	21.26	72.48	396.5		0.08278	0.2829	0.08832	B
5	13.46	28.21	85.89	562.1		0.05781	0.2694	0.07061	B
6	14.54	27.54	96.73	658.8		0.1712	0.4218	0.1341	M

序号	X1	X2	X3	X4	…	X28	X29	X30	诊断结果
7	11.2	29.37	70.67	386		0	0.1566	0.05905	B
…									

随机森林（Random Forest，RF）是一种集成学习（Ensemble Learning，EL）方法，由里奥·布雷曼（Leo Breiman）等人在2001年提出。它通过结合多个决策树（Decision Tree，DT）的预测结果来改进单一决策树可能存在的过拟合问题，并提升模型的预测准确性和稳定性。随机森林因具有高效、灵活且易于实现的特点，在分类、回归等多种机器学习任务中得到广泛应用，因此适用于医学领域。本项目采用IBM SPSS Modeler（国际商业机器公司统计产品与服务解决方案模型器）数据挖掘软件，运用随机森林算法对乳腺癌数据进行判别分析。

二、实验环境准备

SPSS Modeler是一款较为成熟且应用广泛的商业数据挖掘产品，其采用图形化界面设计，便于用户操作。该软件提供多种数据挖掘算法，具有操作便捷、分析结果可视化程度高、图形处理功能完善等特点，支持与数据库进行数据及模型交互，可辅助用户高效完成数据挖掘工作。SPSS Modeler的操作流程与数据挖掘基本步骤相契合。常规数据分析包含数据采集、数据预处理与可视化、模型构建、模型评估等阶段。SPSS Modeler通过模块化节点设计，将各分析环节转化为可视化数据流，直观展现数据在挖掘流程中的动态传递过程。

实验准备前期需要安装SPSS Modeler数据挖掘软件，该软件支持多种操作系统，包括Windows、Linux等。SPSS Modeler可以在Windows 7及以上版本运行。该软件安装没有严格硬件要求，但考虑到运行效率，建议根据实际使用情况配置合适的硬件资源。安装过程需从官方网站下载安装程序，以管理员身份运行并按指示操作。安装成功后SPSS Modeler主界面如图12-1所示。

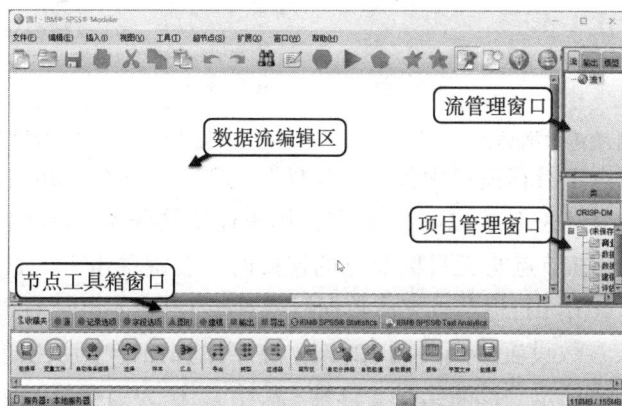

图12-1　SPSS Modeler主界面

三、实验步骤

实验步骤包括数据源建立、数据理解、数据准备、模型构建及结果分析，具体流程如下。

第一步：在节点工具箱窗口找到"源"选项卡，选择 Excel 节点并双击或拖拽至数据流编辑区（图 12-2）。右键单击 Excel 节点，选择"编辑"按钮，在数据导入界面中选择乳腺癌数据集（图 12-3），其余参数保持默认设置；在"类型"选项卡中单击"读取值"按钮，结果如图 12-4 所示。依次单击"应用"和"确认"按钮完成数据读入。

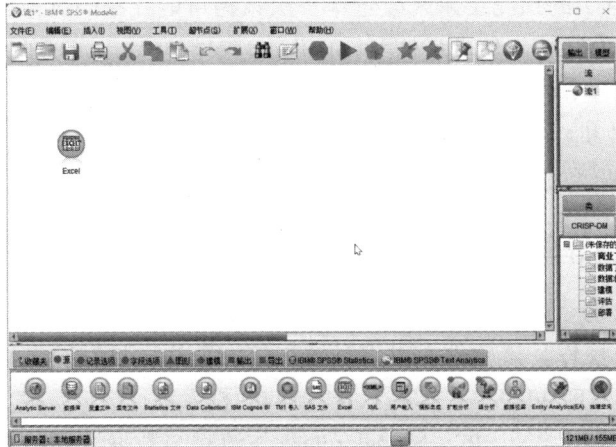

图 12-2 乳腺癌数据源准备

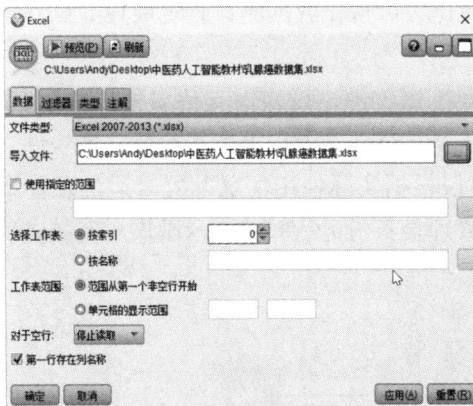

图 12-3 乳腺癌数据导入

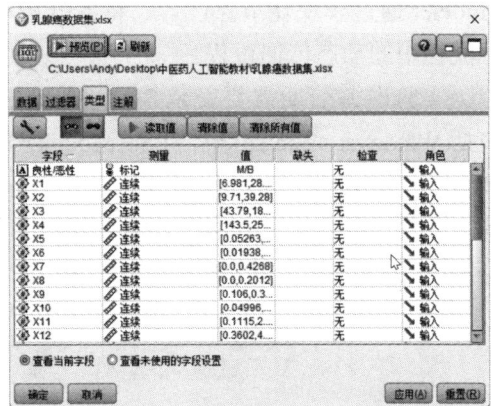

图 12-4 乳腺癌数据集读取值

第二步：在节点工具箱窗口中找到"建模"选项卡，定位 Random Trees 节点并双击或拖拽至数据流编辑区（图 12-5）。该节点因未连接数据和设置参数，故显示名称为"无目标"。建立 Excel 节点与无目标节点的连接时，右键单击 Excel 节点选择"连接"功能，生成箭头后点击无目标节点完成数据模型对接（图 12-6）。右键单击无目标节点选择"编辑"进入参数设置界面（图 12-7）。在字段选项卡中启用定制字段分配，于目标栏点击右侧按钮选定"诊断结果（良性/恶性）"作为因变量，在输入栏选择 X1、X2、X3、X4～X30 共 30 项自变量（图 12-8）。

　　在"构建选项"选项卡中，可根据随机森林算法理论基础选择适当参数，本次实验均保留默认参数，如随机森林中决策树个数（默认为100个），如图12-9所示。在"模型选项"选项卡中，可为构建的随机森林模型自定义命名，选择"定制"后输入名称"随机森林实验结果"，如图12-10所示。最后依次点击应用和运行按钮即可完成模型建立。

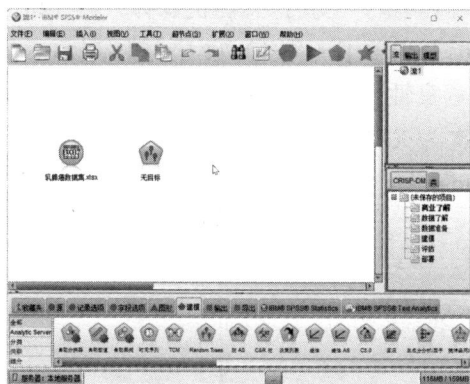

图12-5　随机森林模型

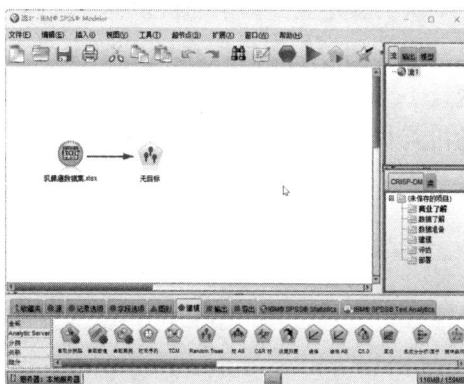

图12-6　乳腺癌数据连接

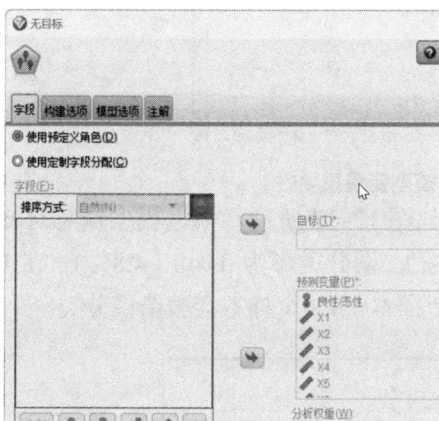

图12-7　随机森林模型变量选择

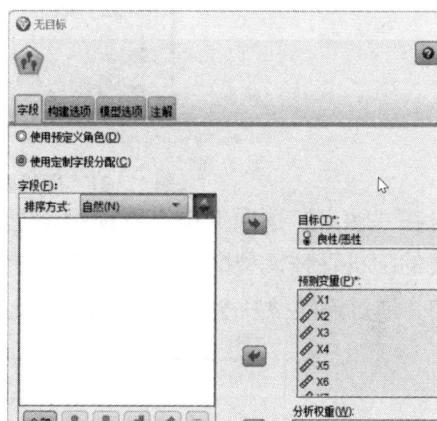

图12-8　随机森林模型变量选择结果

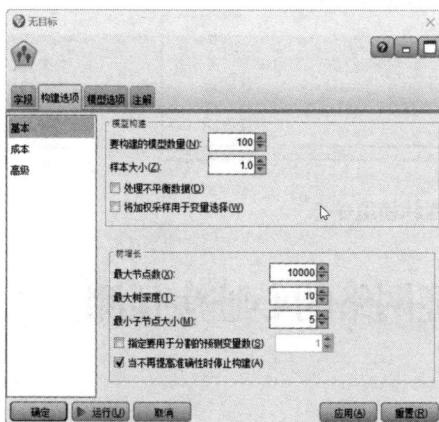

图12-9　随机森林构建参数设置

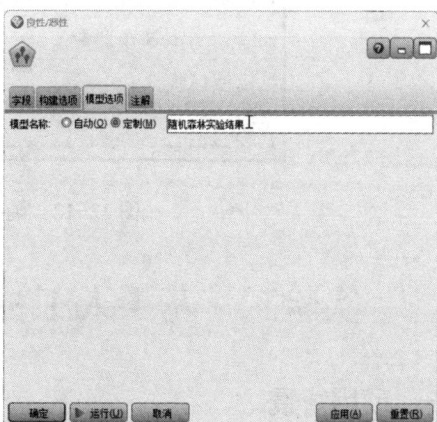

图12-10　随机森林模型参数设置

第三步：在流管理窗口中，右击"随机森林实验结果"节点，点击"浏览"按钮，即可显示本次实验的全部结果。

四、实验结果

本次实验建立了基于随机森林的乳腺癌预测模型，主要探索随机森林分类模型的精度及变量的相对重要性。在结果中找到"输出"选项卡（图 12-11），该图展示了不同自变量（细胞核计算 10 个实值特征）对乳腺癌良性 / 恶性结果的贡献程度。结果显示，对随机森林分类模型具有重要贡献的属性依次为 X28、X2、X14、X9 等，分别对应凹点最差值、纹理平均值、面积标准误差和对称性平均值等特征。

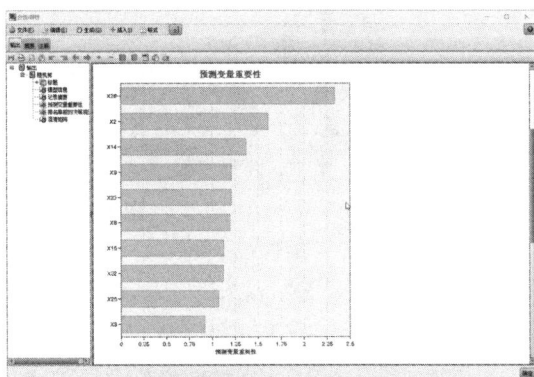

图 12-11　随机森林模型变量重要性

可在"输出"选项卡中查看模型信息，如图 12-12 所示。根据模型信息可知，本次构建的随机森林模型准确率为 0.952（95.2%），误分类率为 0.048（4.8%）。在 100 个样本中，通过该模型判断可正确分类约 95.2 个样本，4.8 个样本会被错误分类。

模型信息	
目标字段	良性 / 恶性
模型构建方法	Random Trees Classification
输入的预测变量数	30
模型精确性	0.952
误分类率	0.048

图 12-12　随机森林模型信息

实验二　基于人工神经网络的心脏病预测

一、项目背景

心脏病是一种常见的慢性疾病，分为多种类型，如先天性心脏病、心律失常、冠心病等。世界卫生组织（WHO）关于全球十大死亡原因的报告中指出，心脏病是"全球死亡原因的首要因素"。在我国，心脏病也属于主要致死疾病之一，《中国卫生健康统计年鉴（2022）》显示，2020—2021 年心脏病死亡人数较往年显著上升，据统计，这两年新增死亡人数较 2019 年增加 40 余万例。相比 2019 年，2021 年城市居民心脏病死亡率上升 19.8%。同年心脏病死亡人数首次超过恶性肿瘤，成为城乡居民首位死因。上述数据表明，心脏病已成为重大公共卫生问题，早发现、早治疗可有效降低生命风险。

本项目的数据集来源于 UCI（University of California, Irvine）机器学习数据库，部分数据见表 12-2。该数据集共有 303 个样本、13 个属性，其中类别标签为心脏病分类等级：标签值 0 代表未患心脏病，1 ~ 3 代表心脏病的不同严重程度。为准确预测诊断心脏病，选取年龄、性别、胸痛类型（CP 值）、入院时静息血压、血清胆固醇、空腹血糖（若空腹血糖＞ 120mg/dL 则属性取值为 1，否则为 0）、静息心电图结果、最大心率、运动诱发心绞痛（有心绞痛为 1，否则为 0）、运动相对于休息引起的 ST 段压低、运动 ST 段峰值斜率、荧光染色显示的主要血管数量（取值 0 ~ 3）及 thal 值。为方便后续实验，分别以 X1、X2、…、X13 表示上述属性。

表 12-2　心脏病数据集

序号	X1	X2	X3	X4	…	X11	X12	X13	诊断结果
1	63	1	1	145		2.3	3	0	0
2	67	1	4	160		1.5	2	3	2
3	67	1	4	120		2.6	2	2	1
4	37	1	3	130		3.5	3	0	0
5	41	0	2	130		1.4	3	0	0
6	56	1	2	120		0.8	1	0	0
7	62	0	4	140		3.6	3	2	3
…									

神经网络（Neural Network, NN）是一种模拟人类大脑神经元工作方式的计算模型，是深度学习和机器学习领域的基础。它由大量节点（或称为"神经元"）组成，这些节点在网络中相互连接，能够处理复杂数据输入并执行分类、回归等任务。神经网络的基本组成包括节点、层次、权重、偏置和激活函数，这些组件通过协同工作使网络具备学习和模拟复杂非线性关系的能力。本项目运用 IBM SPSS Modeler 数据挖掘软件，采用神经网络算法对心脏病数据进行判别分析。

二、实验环境准备

实验准备前期需要安装 SPSS Modeler 数据挖掘软件，该软件是功能较强的数据挖掘工具，充分结合计算机系统的运算处理能力与图形处理能力，将数据挖掘方法、应用与工具有机融合。其可提供涵盖决策树、人工神经网络、支持向量机、Logistic 回归、判别分析、贝叶斯网络及聚类分析等经典数据挖掘方法的解决方案。建议根据实际使用需求配置相应硬件资源以保障运行效率。安装时需通过 IBM 公司官方网站获取安装程序，以管理员权限执行并按指引完成操作。

三、实验步骤

本实验步骤仍按建立数据源、理解数据源、准备数据、建立模型及模型结果分析的流程进行。具体步骤如下。

第一步：在节点工具箱窗口找到"源"选项卡，选择 Excel 节点，双击或拖拽至数据流编辑区，如图 12-13 所示。右击 Excel 节点，选择编辑按钮，在数据导入界面选择心脏病数据集，如图 12-14 所示，其余参数保持默认；在类型选项卡中点击读取值按钮，结果如图 12-15 所示。最后依次点击应用和确认按钮完成数据读入。

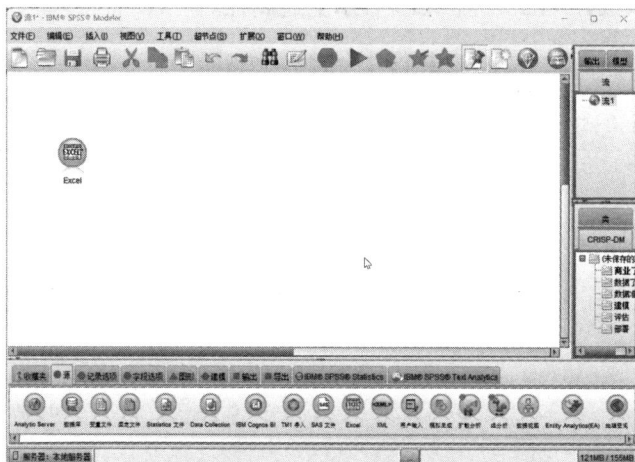

图 12-13　心脏病数据源准备

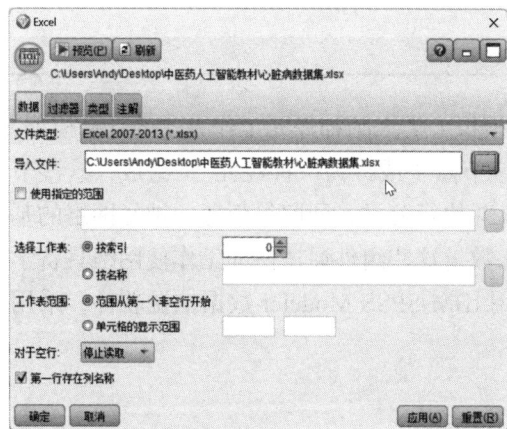

图 12-14　心脏病数据导入

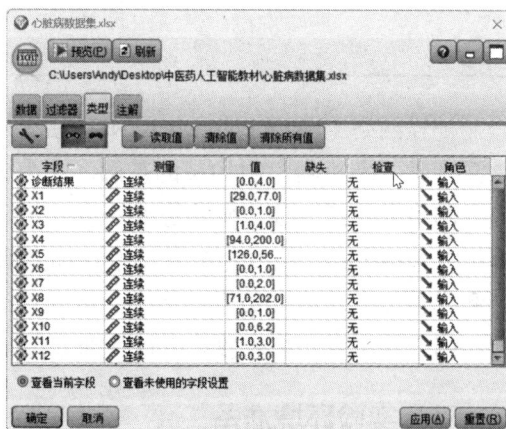

图 12-15　心脏病数据读取

第二步：在节点工具箱窗口中找到"建模"选项卡，定位类神经网络节点，双击或拖拽至数据流编辑区。如图 12-16 所示，该节点因未连接数据及设置参数，显示名称为无目标。建立 Excel 节点至无目标节点的连接时，右击 Excel 节点选择"连接"功能，生成箭头后点击无目标节点完成数据与模型的对接，连接效果如图 12-17 所示。右击无目标节点选择"编辑"进入参数设置界面（图 12-18），在字段选项卡中选择"使用定制字段分配"，点击目标栏右侧的按钮将选定的"诊断结果"作为因变量，在输入栏依次选择 X1、X2、X3、X4、X5、…、X13 作为自变量，具体配置见图 12-19。

在"构建选项"选项卡中，根据神经网络模型的理论基础选择适当参数，点击左侧"目标"栏后选择构建新模型或创建标准模型；点击左侧"基本"栏后设定神经网络模型隐藏层的节点数量，以体现多层感知机思想，将隐藏层 1 和 2 均设置为 3 个网络节点（图 12-20）；左侧"中止规则"栏、"整体"栏、"高级"栏均保持默认参数。在"模型选项"选项卡中选择"定制"后，输入名称为"神经网络模型"，在模型评估中勾选计算预测变量重要性（图 12-21），其余参数保持默认设置。最后依次点击应用和运行按钮完成模型建立。

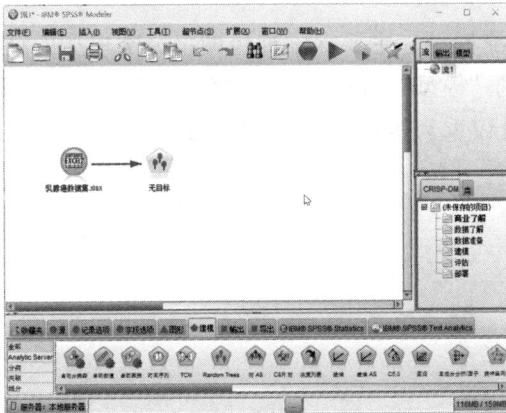

图 12-16　神经网络模型

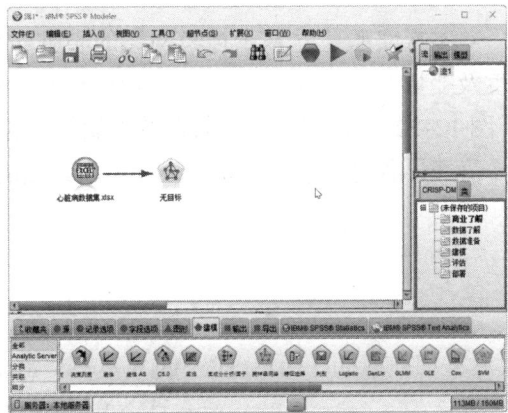

图 12-17　心脏病数据连接

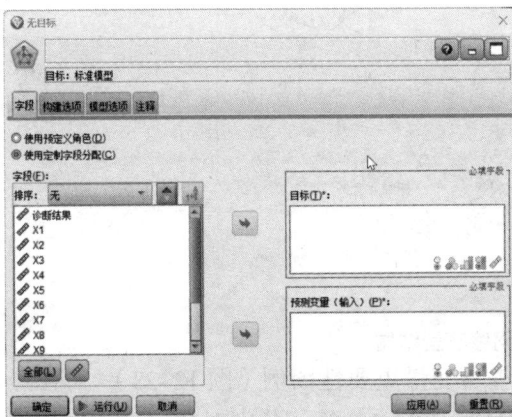

图 12-18　神经网络模型变量选择

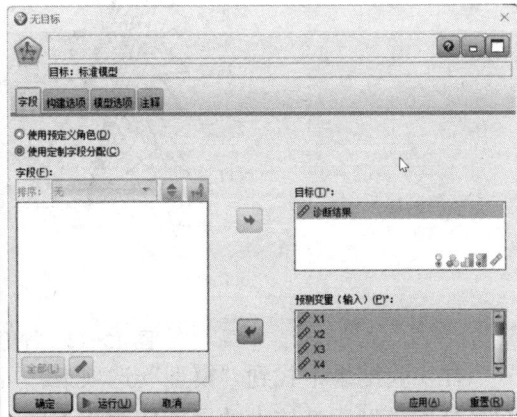

图 12-19　神经网络模型变量选择结果

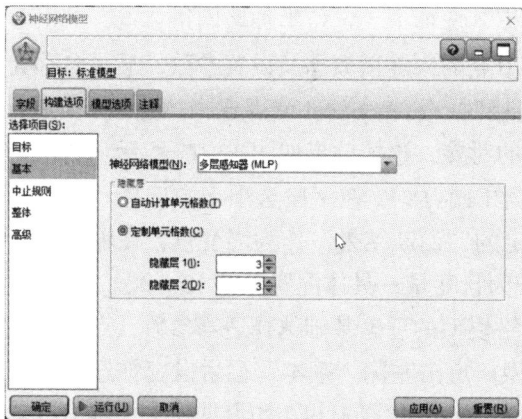

图12-20　神经网络构建选项参数设置　　**图12-21　神经网络模型选项参数设置**

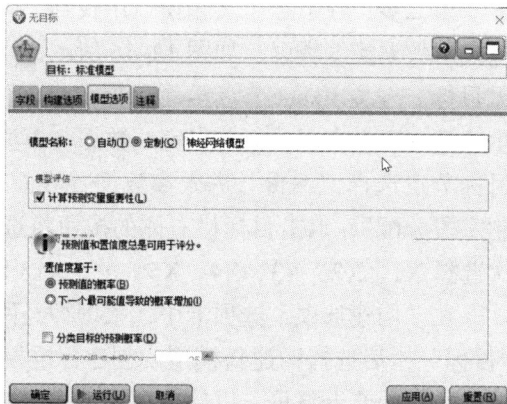

第三步：在流管理窗口中，右键单击"神经网络模型"节点，选择"浏览"按钮，即可显示本次实验的全部结果。

四、实验结果

本次实验建立基于神经网络的心脏病预测模型，主要探索神经网络分类模型的精度及变量的相对重要性。在实验结果中可找到"模型"选项卡，其中包含网络结构图例（图12-22）。该图显示参与训练的属性名称及权重，连接线段的粗细反映其重要性，两个隐藏层各含3个神经元，该设置由参数决定。

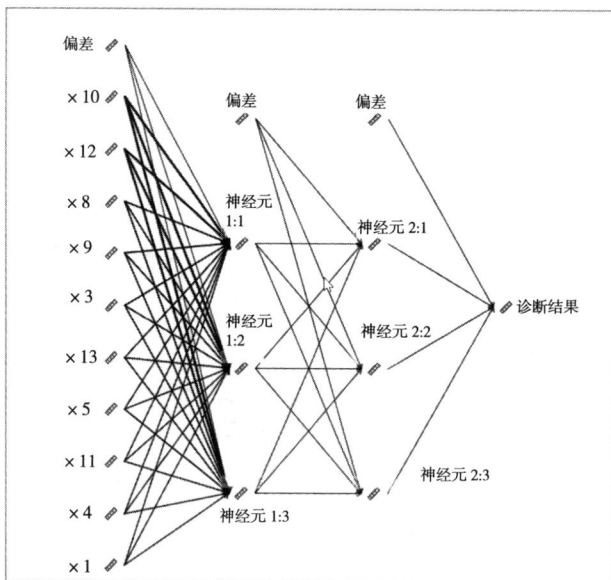

图12-22　神经网络模型结构

在实验结果中找到"模型"选项卡，可查看变量重要性图例（图12-23）。对神经网络分类模型贡献较大的属性依次为X10、X12、X8、X9等，分别对应运动相对于休息引起的ST段压低、灌注染色的主要血管数量、最大心率及运动诱发心绞痛等指标。

性别、空腹血糖和静息心电图结果 3 个属性未参与建模，其重要性为 0，故未在神经网络结构中体现。

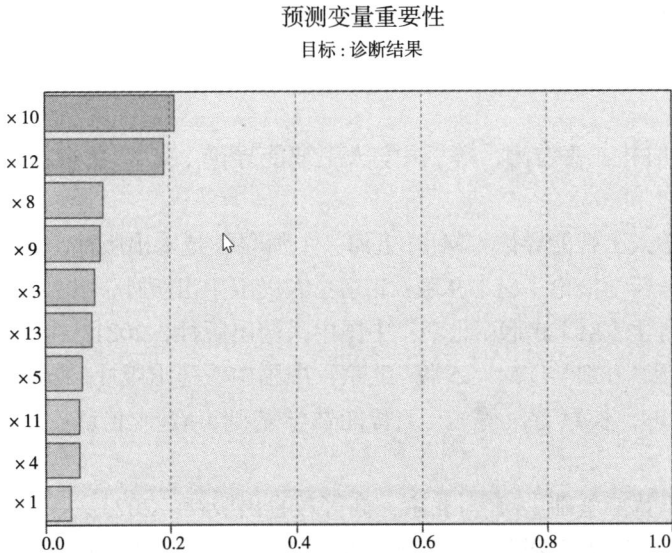

图 12-23 神经网络模型变量重要性

在实验结果中找到"模型"选项卡，可查看"模型概要"图例（图 12-24）。根据模型概要信息可知，本次构建的神经网络模型准确率为 57.2%，错误分类率为 42.8%，即在 100 个样本中，经模型判断，约有 57.2 个样本分类正确。研究者可通过调整模型参数提升神经网络模型的分类准确率。

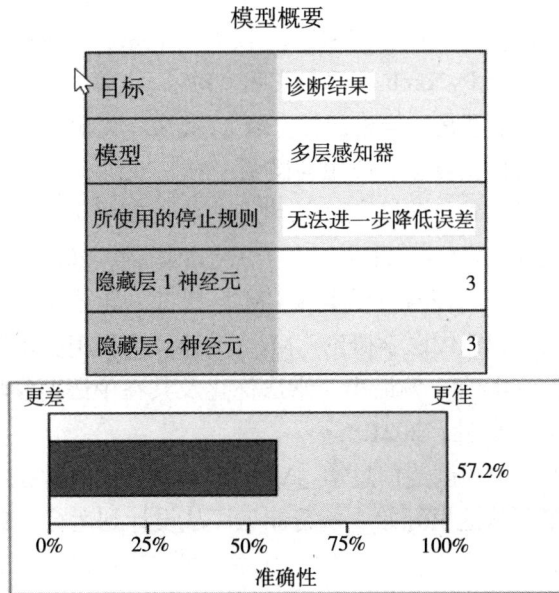

图 12-24 神经网络模型概要

主要参考书目

［1］李兰娟，张伯礼，曹雪涛，等．医学人工智能导论［M］．北京：北京科学技术出版社，2024.

［2］唐子惠．医学人工智能导论［M］．上海：上海科学技术出版社，2020.

［3］秦旭华．中医药学概论［M］.9 版．北京：人民卫生出版社，2022.

［4］钟赣生．中药学［M］.5 版．北京：中国中医药出版社，2021.

［5］李冀，左铮云．方剂学［M］.5 版．北京：中国中医药出版社，2021.

［6］唐宇迪，李琳，侯惠芳，等．人工智能数学基础［M］．北京：北京大学出版社，2020.

［7］刘向东．人工智能基础［M］．北京：高等教育出版社，2023.

［8］周庆国，雍宾宾．人工智能技术基础［M］．北京：人民邮电出版社，2021.

［9］莫宏伟，徐立芳．人工智能导论［M］．北京：人民邮电出版社，2024.

［10］王昊奋，漆桂林，陈华钧．知识图谱方法、实践与应用［M］．北京：电子工业出版社，2019.

［11］陈华钧．知识图谱导论［M］．北京：电子工业出版社，2021.

［12］王文广．知识图谱认知智能理论与实战［M］．北京：电子工业出版社，2022.

［13］王东．机器学习导论［M］．北京：清华大学出版社，2021.

［14］唐文超．人工智能与中医信息技术导论［M］．北京：中国中医药出版社，2023.

［15］陈云．深度学习框架 PyTorch 入门与实践［M］．北京：电子工业出版社，2018.

［16］黄佳.GPT 图解大模型是怎样构建的［M］．北京：人民邮电出版社，2023.

［17］刘兆峰．多模态大模型算法、应用与微调［M］．北京：机械工业出版社，2024.

［18］熊涛．大语言模型基础与前沿［M］．北京：人民邮电出版社，2024.

［19］张成文．大模型导论［M］．北京：电子工业出版社，2024.

［20］杨青．大语言模型：原理与工程实践［M］．北京：电子工业出版社，2024.

［21］田贵华，商洪才．智能中医学概论［M］．北京：人民卫生出版社，2021.

［22］杜建强，聂斌，熊旺平．偏最小二乘法优化及其在中医药领域的应用研究［M］．北京：清华大学出版社，2021.

［23］吴志生，乔延江．中药制造信息学［M］．北京：中国科学技术出版社，2024.

［24］李俊杰．智能工厂从这里开始——智能工厂从设计到运行［M］．北京：机械工业出版社，2022.

［25］杜建强，胡孔法．医药数据库系统原理与应用［M］.3 版．北京：中国中医药出版社，2023.

［26］杨宇洋·宋欣阳.中医药国际化研究［M］.上海：上海科学技术出版社，2023.

［27］成生辉，丁家昕，陈淮，等.医疗大数据分析与应用［M］.北京：机械工业出版社，2023.

［28］马克·考科尔伯格.人工智能伦理学［M］.上海：上海科学技术出版社，2023.